超音波ガイド下
脊柱管・傍脊椎
ブロック

DVD付

○編集

小松　徹（愛知医科大学病院参与/愛知医科大学名誉教授）

佐藤　裕（五所川原市立西北中央病院副院長・麻酔科長）

白神 豪太郎（香川大学医学部麻酔学講座教授）

瀬尾 憲正（美術館北通り診療所院長/昭和大学医学部客員教授/
　　　　　　香川大学医学部臨床教授）

廣田 和美（弘前大学大学院医学研究科麻酔科学講座教授）

克誠堂出版

執筆者一覧

編　集

小松　　徹	愛知医科大学病院参与／愛知医科大学名誉教授
佐藤　　裕	五所川原市立西北中央病院副院長・麻酔科長
白神豪太郎	香川大学医学部麻酔学講座教授
瀬尾　憲正	美術館北通り診療所院長／昭和大学医学部客員教授／香川大学医学部臨床教授
廣田　和美	弘前大学大学院医学研究科麻酔科学講座教授

（五十音順）

執筆者

堀田　訓久	自治医科大学医学部麻酔科学・集中治療医学
瀬尾　憲正	美術館北通り診療所／昭和大学医学部／香川大学医学部
北山　眞任	弘前大学医学部附属病院麻酔科
佐藤　　裕	五所川原市立西北中央病院麻酔科
廣田　和美	弘前大学大学院医学研究科麻酔科学
石田　亮介	島根大学医学部附属病院集中治療部
佐倉　伸一	島根大学医学部附属病院手術部
橋本　　篤	愛知医科大学医学部麻酔科学
山内　正憲	札幌医科大学医学部麻酔科
柴田　康之	名古屋大学医学部附属病院麻酔科
林　　英明	独立行政法人労働者健康福祉機構 関西労災病院麻酔科
中川　美里	三鷹痛みのクリニック
藤原　祥裕	愛知医科大学医学部麻酔科学
中本　達夫	独立行政法人労働者健康福祉機構 大阪労災病院麻酔科
土井　克史	埼玉医科大学医学部臨床医学部門麻酔科
原　かおる	松江生協病院麻酔科
橘　　信子	札幌医科大学医学部麻酔科
原戸美佐子	社会福祉法人聖霊会 聖霊病院麻酔科
伊藤　　洋	愛知医科大学医学部麻酔科学

（執筆順）

序　文

　1922年にLabatは，区域麻酔は解剖を直視下にできればすべてが解決できると述べている。その後の20世紀約80年間は，区域麻酔に必要な解剖の全体像を見ることなく，体表ランドマークを目印にしてブロック針・神経の位置はパレステジア，神経刺激法，X線などにより確認する，いわゆるブラインド法が行われてきた。

　21世紀になり末梢神経を中心に区域麻酔は神経ブロックに必用な解剖，ブロック針，局所麻酔薬の広がりを超音波画像上で視認できるようになった。超音波は神経を直接描出すると同時に神経周辺組織の血管，骨，筋肉，筋膜，腱を描出する。ブロック施行者は超音波画像をリアルタイムに見ながら神経ブロックを行うことができるようになった。しかし，脊柱管・傍脊椎ブロックなどの深部神経ブロックは超音波機器性能の制約のため対象外であった。

　ここ数年の超音波機器の急速な発展により，深部組織の画像描出が可能となった。脊柱管周辺ブロックも超音波ガイド下に施行することにより，安全性，成功率改善が期待できる。ペインクリニック領域などで超音波ガイド下に脊柱管・傍脊椎ブロックが試みられるようになった。このような環境の変化により，われわれは，超音波ガイド下に行う脊柱管領域・傍脊椎領域の神経ブロックの臨床応用の可能性を考えるようになった。

　2009年4月に世界で初めて香港で脊柱管・傍脊椎周辺の超音波画像に関するシンポジウム「International Symposium on Spine and Paravertebral Sonography for Anaeshtesia and Pain Medicines」が開催された。このシンポジウムに参加して，これまで困難と考えられた脊柱管・傍脊椎周辺の超音波画像描出とリアルタイム神経ブロックの臨床応用の可能性におおきな希望をもった。日本に帰り，超音波ガイド下末梢神経ブロックのテキストブック「超音波ガイド下神経ブロック法ポケットマニュアル」制作に参加したメンバーを中心にRound Table Meeting Phase 2を組織して，脊柱管・傍脊椎領域の神経ブロックの研究を開始した。研究会で行われたヒトモデルを対象とした超音波画像，ピックラボでの神経ブロックで得られた多くの成果が昨年出版した「超音波ガイド下脊柱管・傍脊椎ブロックと超音波画像ポケットマニュアル」と本書の基礎となっている。

　研究の過程で明らかになったのは，脊柱管・傍脊椎領域の超音波ガイド下神経ブロックは従来のブラインド法の神経ブロックとは，ブロック針の刺入部位，穿刺方向，局所麻酔薬を投与する部位が異なるという点である。理由は，(1) 超音波画像上でブロック針を視認しながらブロックを遂行する必要があること，(2) 超音波画像は軟部固有組織を明確に区別できるが，この領域の最も大きな組織は脊椎という骨組織であるということ，(3) 組織の中で神経の位置が解剖上確認できるようになったことである。

　本書に紹介されている「脊椎水浸模型(water phantom)」を用いた超音波画像シミュレーションは画期的である。この脊椎水浸模型と添付されたDVD動画は読者が脊柱管・傍脊椎の超音波画像を学ぶのに大きな力となると考える。

　本書が脊柱管・傍脊椎領域の超音波ガイド下神経ブロックの標準的手技確立の第一歩になるとともに，読者の神経ブロック手技の進歩に役立つことを願う。

2011年9月15日

愛知医科大学病院参与／愛知医科大学名誉教授　小松　徹

Contentsu

I 総 論

1 超音波ガイド下脊柱管・傍脊椎領域ブロックの歴史・発展 ── 堀田　訓久, 瀬尾　憲正 …… 3
2 脊椎と傍脊椎領域の超音波画像 ── 北山　眞任, 佐藤　　裕, 廣田　和美 …… 7
3 筋・骨格の超音波画像 ── 石田　亮介, 佐倉　伸一 …… 23
4 脊椎水浸模型の超音波画像 ── 橋本　篤 …… 30
5 超音波ガイド下リアルタイム脊柱管麻酔法 ── 山内　正憲 …… 35

II 各 論

1 頸椎と傍頸椎領域

1 星状神経節ブロック（前方アプローチ） ── 柴田　康之 …… 43
2 星状神経節ブロック（側方アプローチ） ── 橋本　篤 …… 52
3 浅頸神経叢ブロック ── 林　英明 …… 57
4 深頸神経叢ブロック ── 中川　美里 …… 63
5 頸神経根ブロック ── 藤原　祥裕 …… 68
6 頸椎椎間関節ブロック ── 柴田　康之 …… 73
7 大後頭神経ブロック ── 北山　眞任, 佐藤　　裕, 廣田　和美 …… 81

2 胸椎と傍胸椎領域

1 傍脊椎（肋間神経）ブロック ── 柴田　康之 …… 89
2 硬膜外ブロック（胸部手術） ── 山内　正憲, 中本　達夫 …… 97
3 硬膜外ブロック（腹部手術） ── 山内　正憲 …… 104

3 腰椎と傍腰椎領域

1 硬膜外ブロック・脊髄くも膜下ブロック ── 土井　克史, 佐倉　伸一, 原　かおる …… 111
2 腰神経叢ブロック（大腰筋筋溝ブロック） ── 中本　達夫 …… 119
3 腰椎椎間関節（脊髄神経後枝内側枝）ブロック ── 藤原　祥裕 …… 129
4 腰神経根ブロック ── 堀田　訓久 …… 133

4 仙骨と傍仙骨領域

1 仙骨ブロック ── 橘　信子, 山内　正憲 …… 141
2 経仙骨孔ブロック ── 山内　正憲 …… 147
3 仙腸関節ブロック ── 佐藤　　裕 …… 154
4 坐骨神経ブロック（傍仙骨アプローチ） ── 原戸美佐子, 伊藤　洋 …… 159

5 小児の脊柱管領域

1 腰部硬膜外ブロック ── 堀田　訓久 …… 165
2 仙骨硬膜外ブロック ── 堀田　訓久 …… 172
索引 …… 181

I 総論

1 超音波ガイド下脊柱管・傍脊椎領域ブロックの歴史・発展

2 脊椎と傍脊椎領域の超音波画像

3 筋・骨格の超音波画像

4 脊椎水浸模型の超音波画像

5 超音波ガイド下リアルタイム脊柱管麻酔法

1 超音波ガイド下脊柱管・傍脊椎領域ブロックの歴史・発展

はじめに

　末梢神経ブロックに超音波画像を利用した最初の報告は，1980年にCorkら[1]が皮膚から腰椎硬膜外腔までの距離を計測したものであり，脊柱管領域における超音波の活用の歴史は古い。一方，1989年にTingら[2]が腕神経叢ブロック腋窩法における局所麻酔薬の広がりを報告しており，また，1994年にはKapralら[3]が，超音波ガイド下の腕神経叢ブロック鎖骨上法を報告している。今日の超音波画像装置は，神経および筋，血管，胸膜，脂肪といった軟部組織をかなり明瞭に描出することが可能であり，また，超音波ガイド下の神経ブロックは，X線透視下やCTガイド下のブロックと比べて，ベッドサイドで簡単に施行できる。また，超音波画像の描出にはほとんど侵襲がないといった利点がある。その結果，これまで体表ランドマーク法や神経刺激法で行われてきた多くの神経ブロックが超音波ガイド下に施行できるようになり，標準的な手技となりつつある。超音波ガイド下の神経ブロック手技が発展した背景には，情報処理技術の進歩に伴う超音波画像装置の性能向上によって，解像度の高い画像が描出できるようになり，神経のみならず，周囲組織やブロック針さらには局所麻酔薬の広がりをリアルタイムに描出できるようになったことが大きく寄与している。

　現在，四肢末梢の神経ブロックでは，超音波ガイド下法が広く普及した手技となったが，その一方で，脊柱管および傍脊椎領域のブロックは，超音波画像の描出が四肢末梢と比べて制約が多く，超音波ガイド下法は広く普及した手技にはなっていない。その理由の一つとしては，脊椎のアコースティックシャドウ（音響陰影）によって脊柱管内部の描出が妨げられ，また，超音波の減衰により深部組織の画質が低下するためである。しかしながら，近年，新しい超音波画像装置の開発や，新しい描出方法の研究が進み，脊柱管および傍脊椎領域における超音波ガイド下神経ブロックの手技や，その有効性を示す報告が増えてきている。2009年には香港でInternational symposium on spine and paravertebral sonography for anaesthesia and pain medicineが開催された。脊柱管および傍脊椎領域のブロックにおける超音波画像装置の活用は，現在最も注目される領域の一つである。

1 おもな神経ブロックにおける超音波ガイド下法の歴史

　脊椎および傍脊椎領域のおもな神経ブロック手技における超音波ガイド下法の歴史と，その臨床的な意義について述べる。

1 硬膜外ブロック

　硬膜外ブロックは，術後鎮痛やペインクリニックで行われる最も頻度の高いブロックの一つである。同ブロックにおける超音波の活用の歴史は古く，1980年にCorkら[1]が報告をしている。彼らは腰椎の矢状断面および横断面の超音波画像を描出して，画像上で皮膚から硬膜外腔までの距離を計測したところ，実際のブロック針の刺入長との間に高い相関（$r = 0.98$）が見られた。1984年にはCurrie[4]も同様に，超音波を用いて硬膜外腔の深さを計測し，ブロック針の刺入長との間の相関関係を報告している。また，Wallaceら[5]は1992年に肥満妊婦における体表から硬膜外腔までの距離を，超音波を用いて計測し，穿刺の際に有用であったと報告している。2000年代に入ると高画質の超音波画像装置が普及

して，さまざまの末梢神経ブロックで超音波画像の活用が報告されるようになる。超音波画像の詳細な評価が可能となり，Grauらは脊椎周囲組織の視認性や，硬膜外ブロックにおける超音波の有用性を再検証し，数多くの報告を行っている[6〜10]。脊柱管内部を描出するための最適な走査方法[6]や，皮膚から硬膜外腔までの距離とブロック針の刺入長との間の相関関係[7]，さらに穿刺困難症例における有用性[8]などが明らかにされた。

小児患者の硬膜外穿刺手技においても，超音波画像情報は非常に有用である。特に年少児における画像描出性は良好であり，脊柱管内部のより詳細な画像情報が得られる。穿刺前評価として画像情報を活用するほかにも，プランジャーの抵抗消失と同時に薬液が硬膜外腔に広がる様子や，硬膜外カテーテルを観察することが可能である[9,11]。

一方，成人の硬膜外ブロックにおいては，超音波画像の活用は手技の一部に限られることが多い。ブロック針の先端が硬膜外腔に刺入されるまでを，すべてリアルタイムに描出するのは容易でない。その理由としては，ブロック針の刺入角度が急峻なために，超音波の反射が少なく針の視認性が低下することや，脊椎に囲まれた脊柱管内部の描出性が低いことが挙げられる。現時点では，超音波ガイド下にリアルタイムに行う硬膜外ブロックは標準的な手技でないものの，これまでにGrauら[10]やKarmakerら[12]が，リアルタイムの超音波ガイド下穿刺手技を報告している。

❷ 仙骨硬膜外ブロック

仙骨は脊椎の中でも大きく形態が異なり，仙骨裂孔から硬膜外腔までの距離は短いので，仙骨硬膜外腔の超音波画像描出は比較的容易である。仙骨硬膜外ブロックにおける超音波画像の活用は，2004年にChenら[13]が成人患者を対象として報告しており，ブロック針が仙骨硬膜外腔に到達する様子をリアルタイムに観察している。骨癒合の完成していない小児患者では，仙骨管内部の描出や，投与した薬液の観察は，成人よりも容易である[14]。仙骨硬膜外ブロックの確認法であるwhooshテストは，ブロック針から注入した空気を腰部で聴診して判定する方法で，swooshテストは空気の代わりに局所麻酔薬を使用する方法である。超音波画像所見による硬膜外腔の確認は，whooshテストやswooshテストよりも客観的で確実性が高く，有用である。また，穿刺前評価として仙骨管の長軸像を描出すれば，ブロック針の刺入経路および刺入角度を事前に見積もることができる[15]。ところで，体表ランドマーク法で行われる仙骨硬膜外ブロックの手技は，一般に容易である。しかしながら，超音波ガイド下に行うことにより，薬液が硬膜外腔に投与されているかどうかを，超音波画像上で評価できる利点がある。

❸ 椎間関節ブロック

椎間関節ブロックは椎間関節に起因する腰痛症の診断や治療に用いられる。従来の手技は，X線透視下やCTガイド下に行われてきた。超音波の利用は，1997年にKullmerら[16]が腰部椎間関節ブロックに用いたのが最初の報告である。骨組織は超音波を反射するので，椎弓や椎間関節，横突起は比較的容易に描出できる。2004年に，Greherら[17]は超音波画像上の横突起と上関節突起を指標とした後枝内側枝ブロックの手技を報告している。この報告では，脊椎の超音波画像を解説するにあたり，脊椎を水槽に沈めたモデルを使用している。その後彼らは，CTを用いた検討を行い，超音波ガイド下のブロック手技が透視下ブロックと遜色ない精度であることを報告している[18]。また，Galianoら[19]は献体を用いた頸椎椎間関節ブロック手技の検討を行い，超音波ガイド下に刺入したブロック針の位置が適切であったと報告している。超音波ガイド下の椎間関節ブロックは，超音波画像ガイド下のみで施行できる簡便な手技でありながら，透視下ブロックと同等の効果が期待できるので，有用性が高い。

❹ 腰神経叢ブロック

腰神経叢ブロックは大腰筋筋溝ブロックとも呼ばれ，従来は抵抗消失法や神経刺激法を用いて行われていた。腰部傍脊椎領域における超音波画像の描出は，2001年にKirchmairら[20]が報告しており，この報告では神経自体は描出されていないが，超音波

画像を活用して，腰神経叢が走行している大腰筋内へブロック針を誘導できることが示されている。臨床経験の報告としては，2006年にMorimotoら[21]が大腿骨の内固定術に対して，超音波ガイド下の腰神経叢ブロックを行っている。本ブロックはコンベクスプローブを使用する深部のブロックであり，腰神経叢周囲組織の超音波画像描出は困難なこともある。そのため，超音波ガイド下法と神経刺激法を併用したデュアルガイド法が行われることも多い。

5 胸部傍脊椎ブロック

胸部傍脊椎ブロックは，片側の乳腺手術や呼吸器外科手術などがよい適応であり，両側のブロックを行えば開腹手術も適応となる。単回もしくは持続投与を行い，全身麻酔の補助鎮痛法や術後鎮痛法として用いられる。胸部硬膜外ブロックと同等の効果があることから，近年再び注目されている。超音波を用いた初期の報告[22]では，皮膚から横突起と胸膜までの距離を計測し，ブロック針の刺入長とよく相関することが示されている。従来は抵抗消失法や神経刺激法で行われていたが，超音波ガイド下法では傍脊椎腔や胸膜，ブロック針を描出したうえで，画像ガイド下にリアルタイムにブロック針を誘導できる[23]。また，Renesらの報告では超音波ガイド下に平行法で穿刺を行い，カテーテルを挿入した場合の成功率は，100％（36／36）であった[24]。本ブロックはランドマーク法では気胸のリスクがあり，手技の難易度はやや高いが，超音波画像ガイド法の有用性は高い。

6 星状神経節ブロック

超音波ガイド下の星状神経節ブロックの最初の報告は，1995年にKapralら[25]が行っている。彼らは，超音波ガイド下にC6の横突起へのブロック針の誘導を行い，その効果と薬液の広がりを確認している。体表ランドマークで行う手技は，総頸動脈を外側に圧排したうえでブロック針をC6またはC7の横突起に当て，薬液を投与する。頸部の交感神経幹は頸長筋の腹側を走行しており，超音波ガイド下の星状神経節ブロックは，横突起にブロック針を当てなくても，頸長筋内部に局所麻酔薬を投与すればよいと考えられている。2007年にShibataら[26]が報告したマイクロコンベクスプローブを用いた手技は，プローブの圧迫により総頸動脈を外側に圧排して，血管や甲状腺を穿刺することなく頸長筋内に局所麻酔薬を投与するものである。超音波ガイド下のブロック手技は，頸椎レベルの確認とともに薬液の広がりを評価することができる。

おわりに

超音波画像ガイド下に行う脊柱管および傍脊椎領域の神経ブロックの歴史と発展について述べたが，本項に記述していないブロック手技も報告されている。各ブロックにおける超音波画像の描出性やブロック手技の難易度は異なるので，超音波画像ガイド下にできることもそれぞれ異なる。比較的浅い部位で行う星状神経節ブロックや仙骨硬膜外ブロックでは，超音波画像の描出は容易である一方，コンベクスプローブを使用する腰神経叢ブロックや，脊椎の音響陰影による影響が大きい硬膜外ブロックでは，組織やブロック針の画像描出が困難なことも多い。さらに，X線透視下に行われる深部のブロックには，超音波画像の描出が困難で，超音波ガイド下法の手技が確立していないブロックもある。したがって，すべてのブロックが超音波画像ガイド下法単独で実施可能なわけではなく，現時点では神経刺激法などの併用が必要なブロックもあることに留意しなければならない。

近年，脊椎および傍脊椎領域の超音波ガイド下ブロックに関する手技の報告が増えているものの，まだ大規模な研究が少なく，超音波ガイド下法が臨床的にどの程度有用であるかは不明な点も多い。超音波ガイド下法の手技が確立していない領域が，将来どのように発展していくのか興味深いところである。

文献

1) Cork RC, Kryc JJ, Vaughan RW. Ultrasonic localization of the lumbar epidural space. Anesthesiology 1980 ; 52 : 513-6.
2) Ting PL, Sivagnanaratnam V. Ultrasonographic

study of the spread of local anaesthetic during axillary brachial plexus block. Br J Anaesth 1989 ; 63 : 326-9.
3) Kapral S, Krafft P, Eibenberger K, et al. Ultrasound-guided supraclavicular approach for regional anesthesia of the brachial plexus. Anesth Analg 1994 ; 78 : 507-13.
4) Currie JM. Measurement of the depth to the extradural space using ultrasound. Br J Anaesth 1984 ; 56 : 345-7.
5) Wallace DH, Currie JM, Gilstrap LC, et al. Indirect sonographic guidance for epidural anesthesia in obese pregnant patients. Reg Anesth 1992 ; 17 : 233-6.
6) Grau T, Leipold RW, Horter J, et al. Paramedian access to the epidural space : the optimum window for ultrasound imaging. J Clin Anesth 2001 ; 13 : 213-7.
7) Grau T, Leipold RW, Conradi R, et al. Ultrasound imaging facilitates localization of the epidural space during combined spinal and epidural anesthesia. Reg Anesth Pain Med 2001 ; 26 : 64-7.
8) Grau T, Leipold RW, Conradi R, Martin E. Ultrasound control for presumed difficult epidural puncture. Acta Anaesthesiol Scand 2001 ; 45 : 766-71.
9) Rapp HJ, Folger A, Grau T. Ultrasound-guided epidural catheter insertion in children. Anesth Analg 2005 ; 101 : 333-9.
10) Grau T, Leipold RW, Fatehi S, et al. Real-time ultrasonic observation of combined spinal-epidural anaesthesia. Eur J Anaesthesiol 2004 ; 21 : 25-31.
11) Willschke H, Marhofer P, Bosenberg A, et al. Epidural catheter placement in children : comparing a novel approach using ultrasound guidance and a standard loss-of-resistance technique. Br J Anaesth 2006 ; 97 : 200-7.
12) Karmakar MK, Li X, Ho AM, et al. Real-time ultrasound-guided paramedian epidural access : evaluation of a novel in-plane technique. Br J Anaesth 2009 ; 102 : 845-54.
13) Chen CP, Tang SF, Hsu TC, et al. Ultrasound guidance in caudal epidural needle placement. Anesthesiology 2004 ; 101 : 181-4.
14) Roberts SA, Guruswamy V, Galvez I. Caudal injectate can be reliably imaged using portable ultrasound—a preliminary study. Paediatr Anaesth 2005 ; 15 : 948-52.
15) Park JH, Koo BN, Kim JY, et al. Determination of the optimal angle for needle insertion during caudal block in children using ultrasound imaging. Anaesthesia 2006 ; 61 : 946-9.
16) Kullmer K, Rompe JD, Lowe A, et al. Ultrasound image of the lumbar spine and the lumbosacral transition. Ultrasound anatomy and possibilities for ultrasonically-controlled facet joint infiltration. Z Orthop Ihre Grenzgeb 1997 ; 135 : 310-4.
17) Greher M, Scharbert G, Kamolz LP, et al. Ultrasound-guided lumbar facet nerve block : a sonoanatomic study of a new methodologic approach. Anesthesiology 2004 ; 100 : 1242-8.
18) Greher M, Kirchmair L, Enna B, et al. Ultrasound-guided lumbar facet nerve block : accuracy of a new technique confirmed by computed tomography. Anesthesiology 2004 ; 101 : 1195-200.
19) Galiano K, Obwegeser AA, Bodner G, et al. Ultrasound-guided facet joint injections in the middle to lower cervical spine : a CT-controlled sonoanatomic study. Clin J Pain 2006 ; 22 : 538-43.
20) Kirchmair L, Entner T, Wissel J, et al. A study of the paravertebral anatomy for ultrasound-guided posterior lumbar plexus block. Anesth Analg 2001 ; 93 : 477-81.
21) Morimoto M, Kim JT, Popovic J, et al. Ultrasound-guided lumbar plexus block for open reduction and internal fixation of hip fracture. Pain Pract 2006 ; 6 : 124-6.
22) Pusch F, Wildling E, Klimscha W, et al. Sonographic measurement of needle insertion depth in paravertebral blocks in women. Br J Anaesth 2000 ; 85 : 841-3.
23) 原かおる，佐倉伸一，野村岳志．胸部傍脊椎ブロック（thoracic paravertebral block）における超音波イメージの利用．麻酔 2007 ; 56 : 925-31.
24) Renes SH, Bruhn J, Gielen MJ, et al. In-plane ultrasound-guided thoracic paravertebral block: a preliminary report of 36 cases with radiologic confirmation of catheter position. Reg Anesth Pain Med 2010 ; 35 : 212-6.
25) Kapral S, Krafft P, Gosch M, et al. Ultrasound imaging for stellate ganglion block: direct visualization of puncture site and local anesthetic spread. A pilot study. Reg Anesth 1995 ; 20 : 323-8.
26) Shibata Y, Fujiwara Y, Komatsu T. A new approach of ultrasound-guided stellate ganglion block. Anesth Analg 2007 ; 105 : 550-1.

〔堀田　訓久，瀬尾　憲正〕

2 脊椎と傍脊椎領域の超音波画像

はじめに

　超音波画像診断装置の臨床応用は，心臓や腹部臓器の診断能力を著しく向上させ，現在では広く聴診器代わりに用いられている。画像の断層面の位置を自由に設定できるので三次元的な情報が容易に得られ，臓器や器官の相互の関係を簡便に観察できる。さらに近年，超音波装置の画像処理能力の向上と小型化により超音波ガイド下末梢神経ブロックが飛躍的に普及し，それぞれの神経ブロックのアプローチや手技が大きく変化した[1]。

　一方で，脊椎と傍脊椎領域での超音波画像の利用には限界があり，これまであまり普及してこなかった。すなわち骨構造で遮蔽された部分には，超音波ビームが到達しないため，X線透視やCT，MRIの補助が必要になる。したがって，傍脊椎領域ブロックすべてを超音波ガイド下法の対象にするのは限界がある。超音波ガイド下法とX線透視下法を組み合わせて，両者の利点と欠点を補完する方法が望ましい[2]。つまりX線透視が正確性を維持し，超音波ガイドにより血管穿刺のリスクと被曝量が軽減され安全性が向上すると予想される。

　本項では，超音波ガイド下脊椎・傍脊椎領域の診断・治療に必要な超音波画像の基礎知識と頸椎，胸椎，腰椎，仙椎の基本画像について解説する。

▶ 総 論

1 骨構造の超音波画像の特徴

① 脊椎や骨組織周辺のエコー輝度

　超音波プローブから出された超音波（コンベクスプローブ 2-5 MHz，リニアプローブ 8-10 MHz，10-15 MHz）は，それぞれの波長の特性に応じて組織内に進達する。組織からの反射波がプローブの受信部で感知されて画像に変換される。反射波が強い場合，超音波画像上では高輝度に反映され高エコー性（hyperechoic）と表現される。逆に反射波が弱く，低輝度に描出される状態は低エコー性（hypoechoic）と表現される。ところで各組織の音響性質（固有音速，音響インピーダンス，減衰係数）は組織内の超音波の走行（透過，屈折，減衰，反射）に影響するが，特に反射の大きさは隣接する組織間の音響インピーダンスの較差が大きいほど強くなる。骨組織の音響インピーダンス（7.80×10^5 Ns／m^3）は筋肉や軟部組織のインピーダンス（1.3-1.7×10^5 Ns／m^3）と大きく異なるので，境界に相当する骨表面は高輝度に描出される（図1）。

② アコースティックシャドウ（音響陰影）とは？

　骨組織や結石，金属などの超音波透過性が低い組織の背面は，深部に超音波が達しない状態，すなわちそれより深部の組織の反射波がないため，その部分の画像を構成する情報が欠落する。その部分は暗

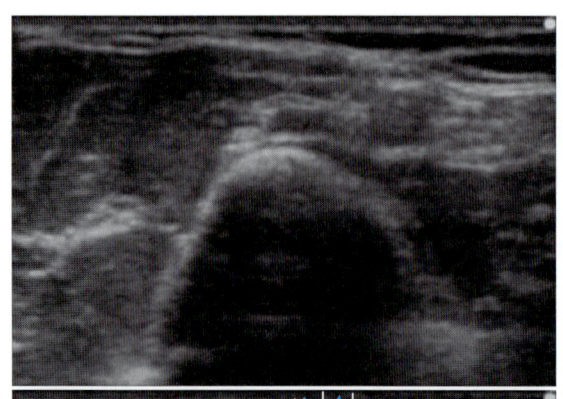

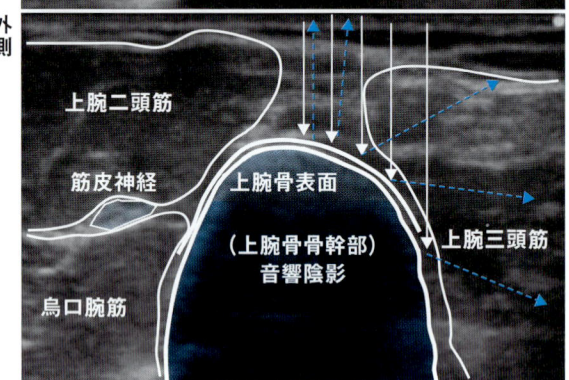

図1 骨組織の超音波画像

上腕骨骨幹部と周辺組織の超音波画像を示す．上腕骨表面は周辺の筋組織（上腕二頭筋，上腕三頭筋，烏口腕筋など）に比べて高輝度に輪郭を示すが，超音波ビームの及ばない背面は，音響陰影に覆われて情報が得られない．
超音波（⟹）が，骨表面に到達し，入射角度が垂直に投射される場所では，反射波（----▶）のほとんどが画像に反映される（高エコー性）．側面部は入射角度が浅く，反射波の一部だけがプローブに感知されるので境界が不明瞭である．

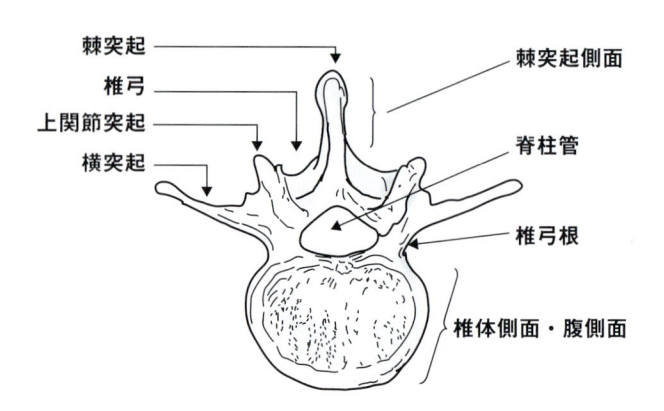

図2 腰椎（頭側から）の水平断像

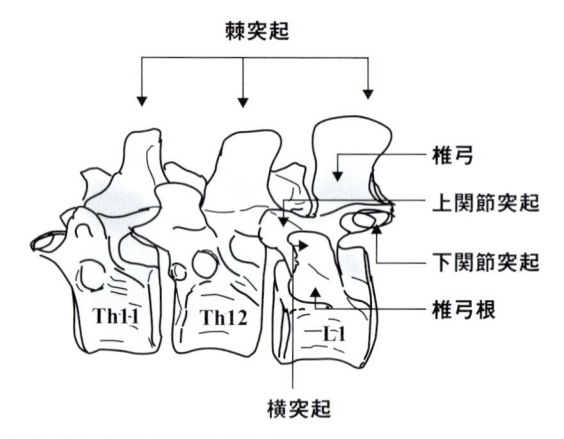

図3 胸・腰椎（Th11，12，L1）の側面像

い帯状の像（低エコー性の黒い像）を生じ，アコースティックシャドウ（音響陰影）と呼ばれる（図1）。脊椎の超音波画像では必ず音響陰影が出現し，背景の構造を理解する障害になる。またコンベクスプローブやセクタ型プローブでは，音響陰影は扇状の広がりを示す。

❸ 超音波入射角度の画像への影響

　音響特性の異なる組織の境界で反射する超音波の強さは，その境界への音波の進入角（入射角度）により変化する。すなわち組織境界に垂直に入射すると反射波は最大になり高輝度に描出，逆に入射角度が浅いほど反射波は弱くなる（図1）。したがって目的とする構造を理解し境界が明瞭になるようにアプローチを工夫する必要がある。

2 脊椎超音波解剖に必要な脊椎の構造と基本的な走査法

❶ 脊椎の構造と超音波画像

　脊椎（第1-7頸椎，第1-12胸椎，第1-5腰椎，仙椎）は，個々の椎骨をつなぐ椎間板や靱帯，脊柱管内の脊髄を除き，ほとんどが骨組織で構成される。先述した超音波の物理的特性から，脊椎の全体像を同時に走査することは不可能である。さらに脊柱の

複雑な三次元構造や脊椎の彎曲（生理的，病的）が形状の理解をさらに難しくする．したがって脊椎超音波画像を正確に理解し安全に利用するためには，個々の椎骨の構造に対応する超音波画像の理解が必要になる．

椎骨の構造の代表として腰椎の模式図（図2：頭側から，図3：側面Th11-L1）を示す．椎骨は，①椎体と，②脊柱管周囲の骨性構造（椎弓および椎弓根，棘突起，上・下関節突起，横突起）により構成される．胸・腰椎の椎体は，背側部または側腹部からスキャンした場合，深い位置にあり，さらに脂肪や内臓による超音波の減衰を生じるので描出が難しい．特に胸椎は，肺の含気による音波の拡散のため描出は不可能である．一方，上・下関節突起や横突起では，皮膚から数cmの浅い層に存在し，超音波プローブが強い反射波を感知できるので高輝度の信号が得られる（図4）．

2 脊椎超音波画像の基本的な断層面（水平断面または矢状断面）とプローブの調節

超音波画像の特徴の一つに走査面を自由に選択できる点があげられる．しかし脊椎の構造は複雑であるため，脊椎および傍脊椎領域の超音波走査では，目標となる神経や構造物の描出以前にまず基本的な断層面を走査することを勧める．基本的な断層面は，水平断面と矢状断面であり，目的に応じてプローブの平行移動（slide），回旋（rotation），傾き（tilt）の調節を行って最適な走査条件を設定する．

ⓐ 水平断面像（Horizontal plane or Transverse plane view）

脊椎の方向に垂直な断層面を走査する方法である（図5）．図4のごとく超音波プローブに平行な骨膜構造は，従来の解剖図と一致するので比較的理解しやすい．また棘突起の間隔に十分なスペースがある腰椎椎間では，脊柱管を走行する馬尾や脊髄の横断面を観察しうる．

ⓑ 長軸断面像（Sagittal plane or Longitudinal plane view）

脊椎の長軸方向にそった断層面の走査法である

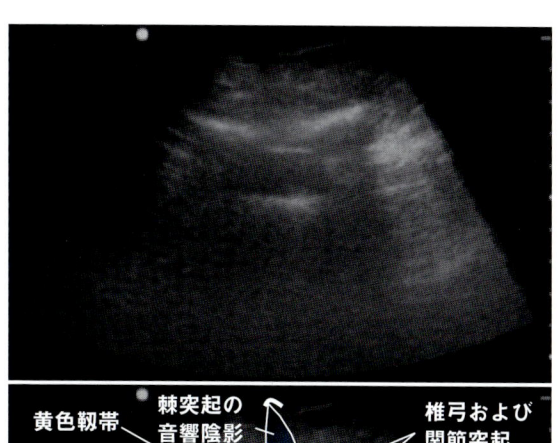

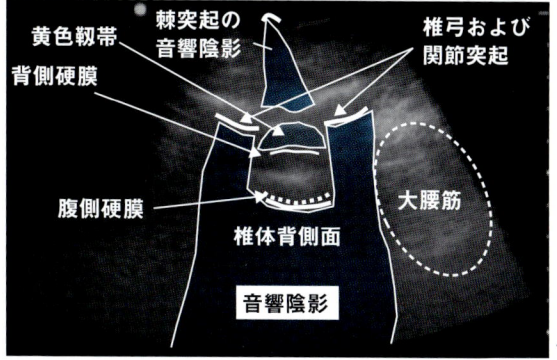

図4 腰椎（L2）レベルでの水平断像

腰椎棘突起間を水平断に走査した画像である．中心に棘突起の一部とその音響陰影を認める．その腹側に輝度の高い背側硬膜とさらに高輝度の腹側硬膜が"こ"または"二"の字型に写される．さらに背側硬膜より浅い位置の両側に椎弓と関節突起の線を確認できる．（横突起は，この画像では未確認）

（図6）．Grauらは，腰椎における脊柱管内走査では正中法に比べて傍正中法のほうが有用であることを示した[3]．傍正中法では，黄色靱帯や硬膜の長軸断面像，くも膜下腔およびその内部に馬尾神経，さらには微小血管や呼吸および血管の拍動に伴う硬膜の揺らぎなど動的な変化も観察しうる[3]（図7）．

頸椎，胸椎，腰椎および仙骨の神経ブロックや穿刺前プレスキャンに必要な超音波画像の走査法（水平or長軸，プローブと椎骨の位置）およびプローブの種類（コンベクスorリニア型，その他）を表1にまとめた．

3 脊椎・傍脊椎領域の超音波画像の利点・欠点と効率よい利用のためのポイント

ここまで提示した脊椎や傍脊椎領域の超音波画像

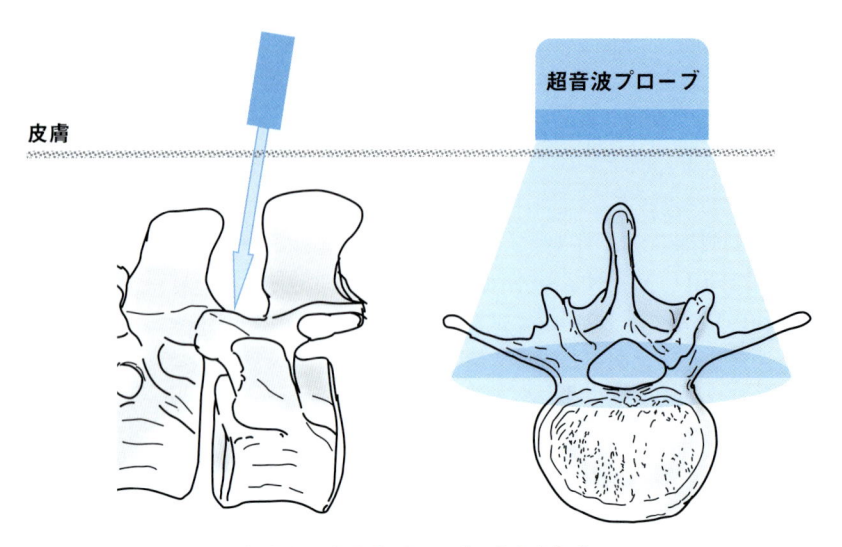

図5 水平断面像の脊椎（腰椎）と超音波プローブの方向と角度
基本的には，脊椎を"輪切り"にする方向に走査する．

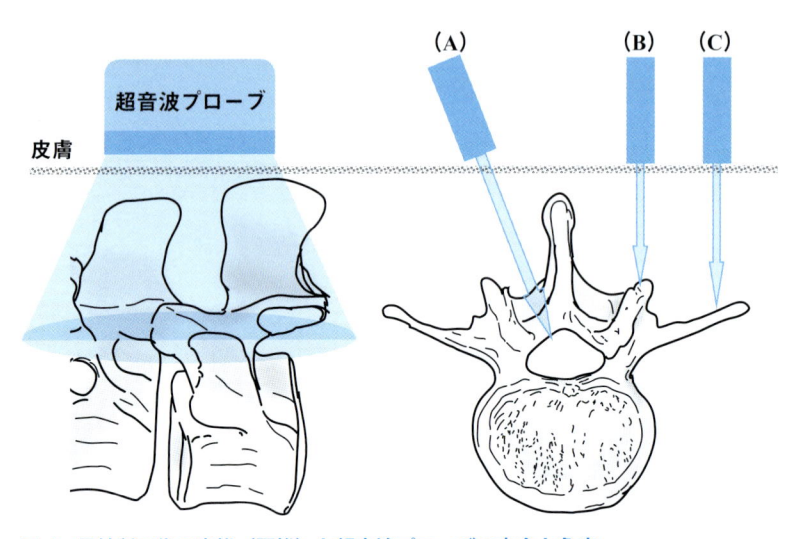

図6 長軸断面像の脊椎（腰椎）と超音波プローブの方向と角度
目標に応じてプローブを傾けたり，平行移動を行う．
（A）脊柱管内への傍脊椎 access, (B) 関節突起レベルの長軸断面（facet block）, (C) 横突起レベルの長軸断面（lumbar plexus block）

の特性からその利点と欠点を示す。

■ 利点
①（肥満者など）触知不可能なランドマークを画像上で確認できる。
②傍脊椎の血流や隣接する臓器（腎臓，肺など）をリアルタイムに確認できるので，合併症が軽減できる。
③大きな設備が不要で簡便かつ速やかに使用できる。また，放射線の被曝がない。

■ 欠点
①骨組織に覆われているため，超音波画像上，観察できない部分が非常に多い。
②脊柱管内への走査は，①により超音波のwindowが非常に狭いので困難である（高齢者や脊椎変形では特に困難）。
③狭いwindowで画像を描出しながらリアルタイムで穿刺を行うことは，プローブの位置およびブロック針の両方に自由度が少なくなり，非常に困難。

したがって脊椎および傍脊椎超音波画像を効率よく利用するために以下のポイントに留意する。

① 超音波画像のランドマーク（骨表面の形状）を最大限利用する

　超音波画像では，骨の形状（Bony Sonoanatomical Landmark）が高輝度に描出されるので，皮膚上で触れるランドマークに比べ極めて正確な情報を伝える。例えば，仙骨後面（正中仙骨稜，中間仙骨稜）は連続する高輝度の骨面を示すので，その連続性が途切れたのちに出現する高輝度の骨面がL5の棘突起として容易に同定できる。さらにプローブを移動し，棘突起の順番を確認することにより，硬膜外穿刺や脊椎穿刺の位置を正確に同定できる[4,5]。

② 脊柱管内へのアプローチ：プレスキャンによる穿刺計画の立案

　脊柱管内は骨組織に遮蔽されているので観察が難しいが，音響陰影の途切れる骨構造のwindowを見つけて硬膜外穿刺やくも膜下穿刺の計画が可能である。皮膚から背側硬膜や黄色靱帯までの距離から穿刺の深さを推定でき[6]，プローブの方向と傾きから

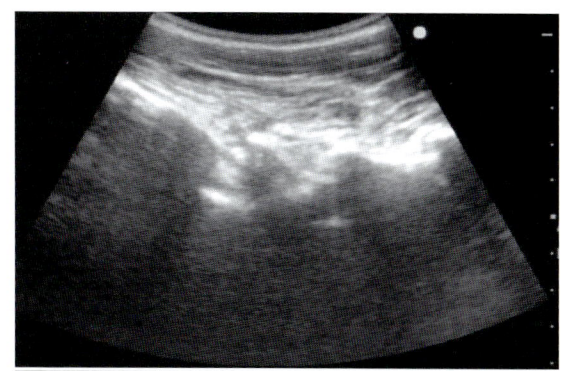

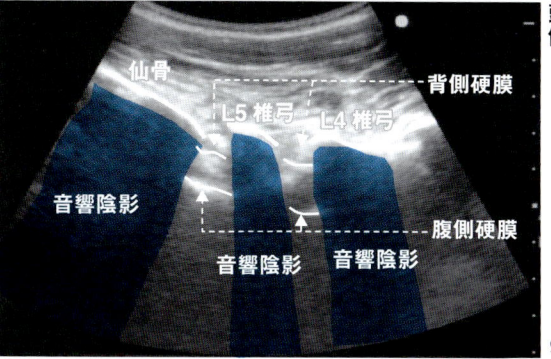

図7　腰椎L4, L5〜仙骨の長軸断面像（椎弓部での傍正中法）
椎弓は表面の輝度が高く，屋根瓦状に観察できる。椎弓の間隙から脊柱管内が観察可能である。

穿刺方向を推定できる。脊髄や馬尾神経の形状も観察可能であるが[7,8]リアルタイムのくも膜下穿刺は現状では難しい。ただし胸椎や腰椎での傍脊椎ブロックや，大腰筋溝ブロックはリアルタイムの穿刺が可能である。Shibataらが報告した胸部傍脊椎ブロック[9]のように，超音波ガイド下法では，穿刺の方向や角度が従来法と大きく異なる場合もある。

③ 脊椎水浸模型（water phantom）の利用

　脊椎の三次元構造は複雑であるうえ，彎曲や加齢による変形で構造の理解が難しい。多くは，解剖書やCT，MRI画像で見かけない断面像である。オリエンテーションを正しく保つには，脊椎標本モデルと超音波画像を見ながらトレーニングが必要である。水浸模型を利用した脊椎の超音波画像の描出は，特徴的な超音波画像を理解するうえで有用である（総論4参照）。

表1　脊椎の超音波画像：走査の位置，方向と必要なプローブ

方向		神経ブロック （プレスキャン）	プローブ の位置	プローブの方向 （脊椎との関係）	使用する 超音波プローブ
頸椎		頸部硬膜外ブロック	後側方	水平断面	コンベクス
		大後頭神経ブロック	後方	（水平断面）	高周波リニア
		浅・深頸神経叢ブロック 神経根ブロック	側方	水平断面	高周波リニア
		星状神経節ブロック	前方	水平断面	マイクロコンベクス または高周波リニア
胸椎		胸部硬膜外ブロック	後方	長軸断面 （傍正中法）	高周波リニア またはコンベクス
		胸部傍脊椎ブロック	後側方	水平断面	高周波リニア
腰椎		腰部硬膜外ブロック （プレスキャン）	後方	長軸断面 （>水平断面） （傍正中法）	コンベクス
		大腰筋溝ブロック	後方	水平断面	コンベクス
仙骨		仙腸関節ブロック	後方	水平断面	高周波リニア またはコンベクス
		後仙骨孔ブロック	後方	水平断面 長軸断面	高周波リニア
		仙骨硬膜外ブロック	後方	水平断面 長軸断面	高周波リニア （小児ではホッケース ティック型がよい）

各論

1 頸椎の超音波画像の基礎

頸椎領域では，前側方から頸椎への走査が可能なので，椎体前面から棘突起まで続く骨表面構造を描出できる。また硬膜外ブロックプレスキャン以外は目標が5 cm前後の浅層にあるので，高周波型（12-15 MHz）リニアプローブで良好な画像が得られる。

1 前・側方からのアプローチ

■ Bony Sonoanatomical Landmark
- C3-7頸椎横突起（C3-6：前・後結節，C7前結節は形骸化）
  前結節と後結節の間の輝度の高いくぼみは，"Uの字"[10]や"蟹爪様"と呼ばれている（図8）。
- 椎体

■ 鑑別が必要な組織
  神　経：C3-7神経根，（迷走神経，横隔神経）
  筋組織：胸鎖乳突筋，前・中斜角筋，頭長筋，頸長筋

  血　管：総頸動脈，椎骨動脈，内頸静脈，外頸静脈
  その他：気管，甲状腺

■ 適応
  星状神経節ブロック，浅頸神経叢ブロック，深頸神経叢ブロック，頸神経根ブロック

2 後方からのアプローチ

■ Bony Sonoanatomical Landmark
- C1-7棘突起（C1は後結節）
- 椎弓（板）
- 関節突起
  関節突起（面）状は，棘突起に比べ反射面積が広いので，高輝度の線に描出される（図9）。

■ 鑑別が必要な組織（図9）
  神　経：大後頭神経，第3後頭神経
  筋組織：僧帽筋，頭板状筋，頭半棘筋，上頭斜筋，下頭斜筋，大後頭直筋，（小後頭直筋）
  血　管：椎骨動脈（大後頭神経ブロックや椎間関節ブロックで重要である）

■ 適応
  頸部硬膜外ブロック（プレスキャン），椎間関節ブロック，大後頭神経ブロック，第3後頭神経ブロック

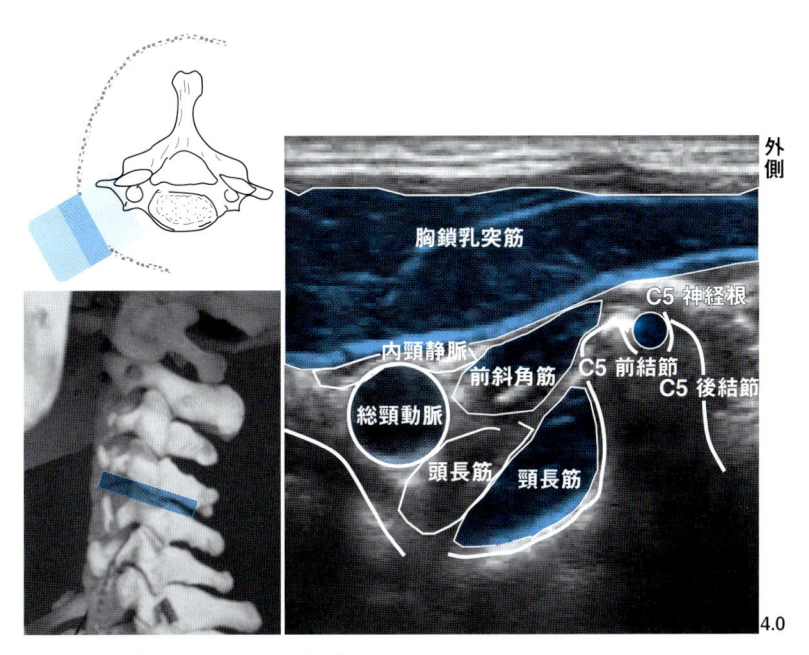

図8　頸椎前側方からの水平断面像
C5レベルでの水平断面．高い輝度を示す前結節と後結節の間（蟹爪様）からC5神経根が斜角筋間に向けて走行する．

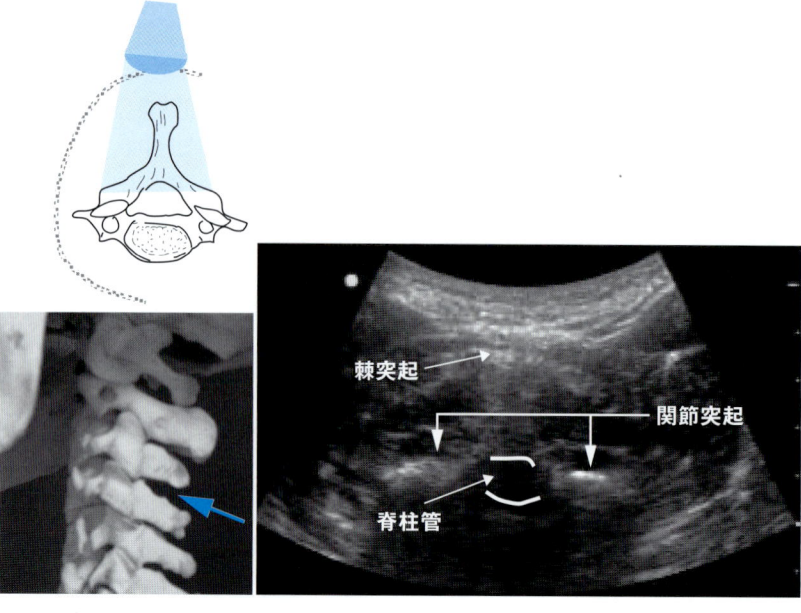

図9　頸椎後方からの水平断面像
C3/4レベルで後方より脊柱管内を観察．背側，腹側硬膜が脊柱管内に"こ"の字型の高輝度の線として確認できる．背側硬膜とほぼ同じ深さに，両側の関節突起面がある（⇨）．

2 胸椎の超音波画像の基礎

　上～中位胸椎では棘突起の角度が急峻で，棘間も狭いので超音波が脊柱管内に到達できるwindowが極めて狭い（図10）．したがって超音波ガイド下に胸部硬膜外ブロックを行うのは困難である．現時点では①棘突起間の確認，②穿刺部位の決定，③硬膜までの距離や穿刺角度の概算などに有用と考えられる[11]．一方，傍脊椎領域は，横突起および肋骨間の比較的広いwindowを有するためリアルタイム穿刺も可能である．

1 胸椎後面アプローチ

■ Bony Sonoanatomical Landmark
- 棘突起
- 椎弓
  胸椎レベルの脊柱管内観察は，長軸断面像で椎弓からの傍正中法により行う（図11）．
- 横突起
- 肋骨

■ 鑑別が必要な組織
神　経：背側硬膜，腹側硬膜，脊髄（小児では確認可）
筋組織：脊柱起立筋など
血　管：脊柱管内の血流
その他：黄色靱帯

■ 適応
胸部硬膜外ブロック（プレスキャン）

2 胸部傍脊椎へのアプローチ

■ Bony Sonoanatomical Landmark
- 椎弓
- 横突起：横突起の肋横突関節部では，水平断面または長軸断面で超音波画像のギャップが確認（図12，13）できる．
- 肋骨：水平断面像で肋骨表面は滑らかな高輝度の骨膜面を呈する（図14）．
- 椎体後側面

■ 鑑別が必要な組織
筋組織：肋間筋（外肋間筋，内肋間筋，最内肋間筋）
血　管：肋間動静脈
その他：壁・臓側胸膜，肺，上肋横突靱帯，肋横突靱帯など

■ 適応
胸部傍脊椎ブロック，肋間神経ブロック

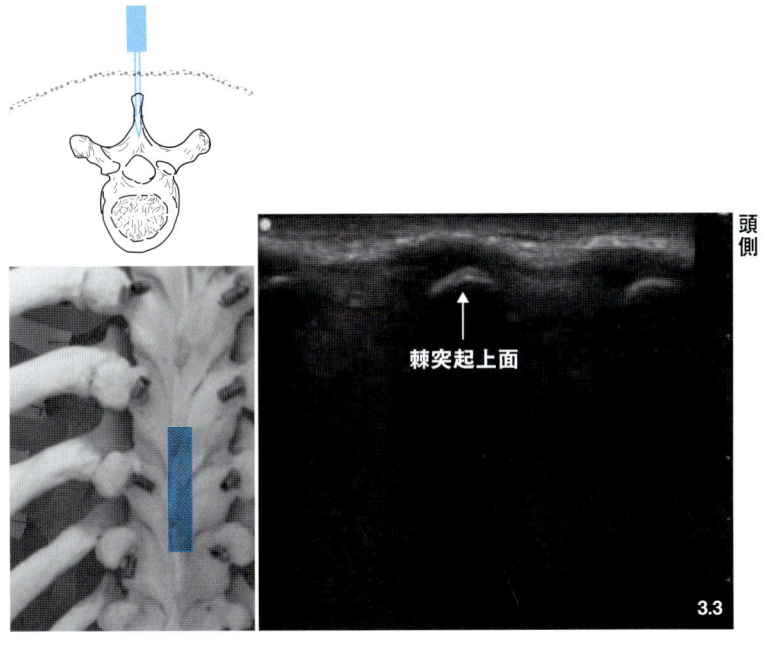

図10 胸椎長軸断面像（棘突起：正中）（成人男性）

棘間からのスキャンは，棘間靱帯および棘上靱帯の音響陰影に阻まれて不可能である．

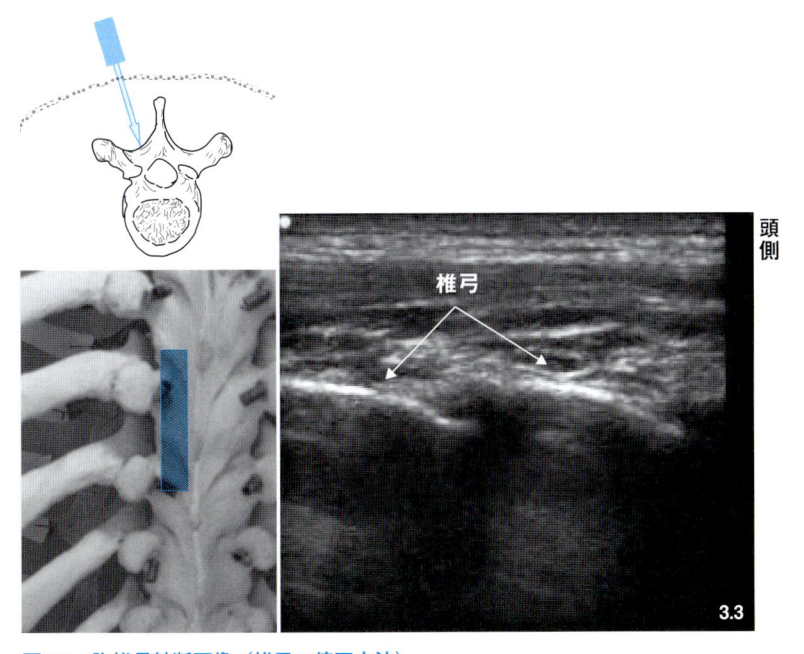

図11 胸椎長軸断面像（椎弓：傍正中法）

図10の位置からプローブを側方へ移動し，傍正中法で椎弓から脊柱管の中心に向けて走査する．胸椎椎弓の表面は屋根瓦状構造が強く，腰椎より狭いので poor image となることも多い．

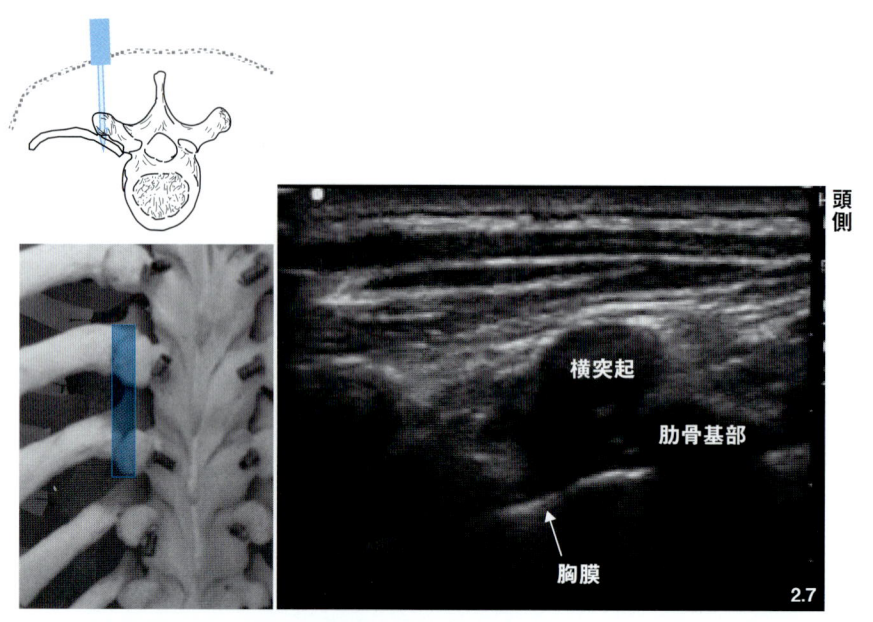

図12　胸椎長軸断面像（肋横突関節部）

図11の位置から，さらにプローブを外側に平行移動すると横突起と肋骨の関節が確認できる．肋骨の深部に高輝度の胸膜（壁側胸膜 << 臓側胸膜）が描出できる．臓側胸膜は横隔膜の収縮に応じて動く（lung sliding sign）．

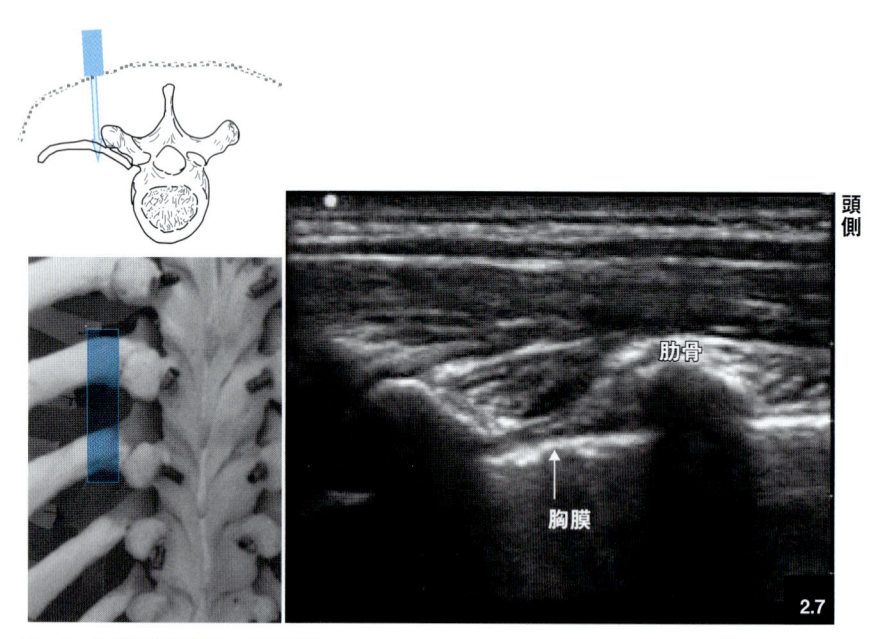

図13　胸椎長軸断面像（肋骨部）

図12の位置からさらにプローブを外側に平行移動．上下の肋骨の間に肋間筋群が確認できる．

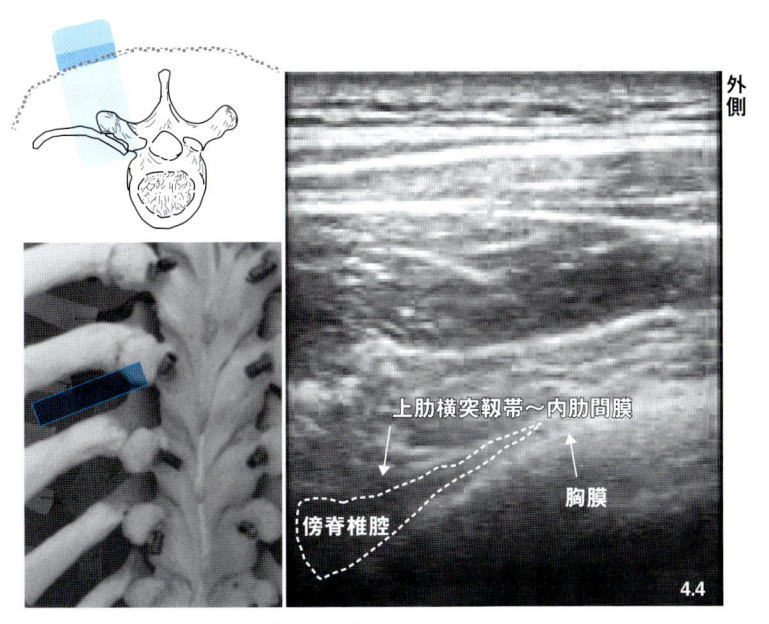

図 14　胸椎肋横突関節部の水平断面像

胸部傍脊椎腔を描出．図 12 の位置でプローブを回旋し，肋骨と横突起陰影が消失するように頭尾側に微調整(slide + tilt)し，横突起傍脊椎腔〔内側：椎体側面，後方：上肋横突靱帯〜内肋間膜，前方：壁側胸膜（図中の白破線）〕を描出する．

3　腰椎の超音波画像の基礎

　胸椎に比べて，腰椎の棘突起は，起立角がほぼ垂直で棘間が広い。したがって棘間からのアプローチにより超音波は脊柱管内に真っすぐに透過できるので，黄色靱帯，硬膜までの距離，方向，血流などの確認が可能である[12]。また仙骨から頭側にプローブを移動することで，正確に棘間レベルが同定できる。

1　腰椎後方へのアプローチ

■ Bony Sonoanatomical Landmark
- 棘突起
- 椎弓（horse head sign：図 15）
- 上／下関節突起（camel hump sign：図 16）
- 横突起（trident sign：図 17）[13]

　腰椎の長軸断像で（棘突起）→椎弓⇒関節突起⇒横突起の順に平行移動すると（図 15 ⇒図 16 ⇒図 17）上記の命名がなされている。特徴的な骨膜像の形状が観察できる[14]。（総論 4 参照）

■ 鑑別が必要な組織
　神　経：背側硬膜，腹側硬膜，脊髄，馬尾神経，腰椎神経根
　筋組織：脊柱起立筋群
　血　管：脊柱管内の血流
　その他：黄色靱帯など

■ 適応
　腰部硬膜外ブロック（プレスキャン），腰椎椎間関節ブロック

2　腰部傍脊椎へのアプローチ（図 18）

■ Bony Sonoanatomical Landmark:
- 腰椎椎弓
- 横突起
- 椎体後側面

■ 鑑別が必要な組織
　神　経：腰神経叢（大腰筋の背側 1/3 に位置する）
　筋組織：脊柱起立筋，腰方形筋，大腰筋
　その他：腎臓，下大静脈，腹膜

■ 適応
　大腰筋溝ブロック，腰部神経根ブロック[15]

2　脊椎と傍脊椎領域の超音波画像　　17

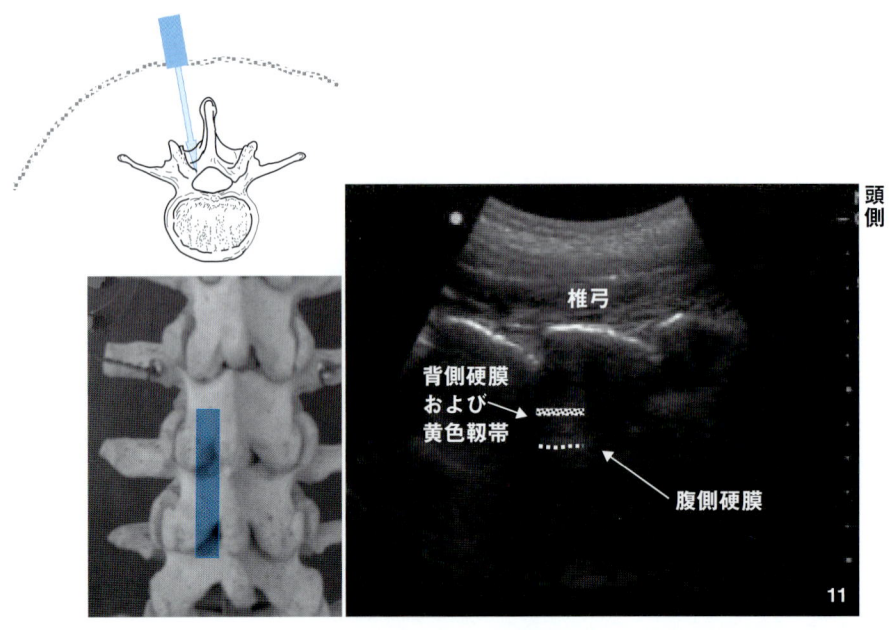

図 15　腰椎長軸断面像（椎弓：傍正中法）（成人男性）

腰椎を長軸方向，脊柱管の中心に向けて走査すると椎弓の間隙から背側硬膜を含む脊柱管内の構造物が観察できる．傍正中法では，正中法に比べて黄色靱帯，硬膜，馬尾神経および血管の視認性に優れている[3]．椎弓の高輝度の骨陰影が，尾側へ頭を向ける馬の頭に似ているので "horse head sign" と呼ばれる．

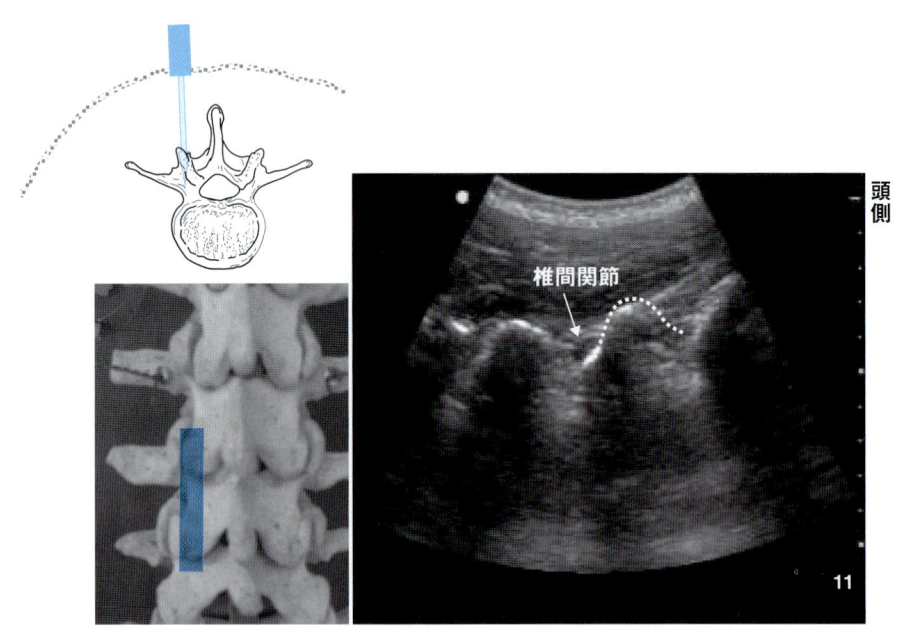

図 16　腰椎長軸断面像（関節突起部）

図 15 から外側にプローブを平行移動．上下関節突起面に移行する．脊柱管内へのwindow は消えて，椎間関節部と椎弓の連続する高輝度の骨膜陰影が現れる．凸凹がふたこぶらくだの背中に似ていることから "camel hump sign" と呼ばれる．

18　I 総論

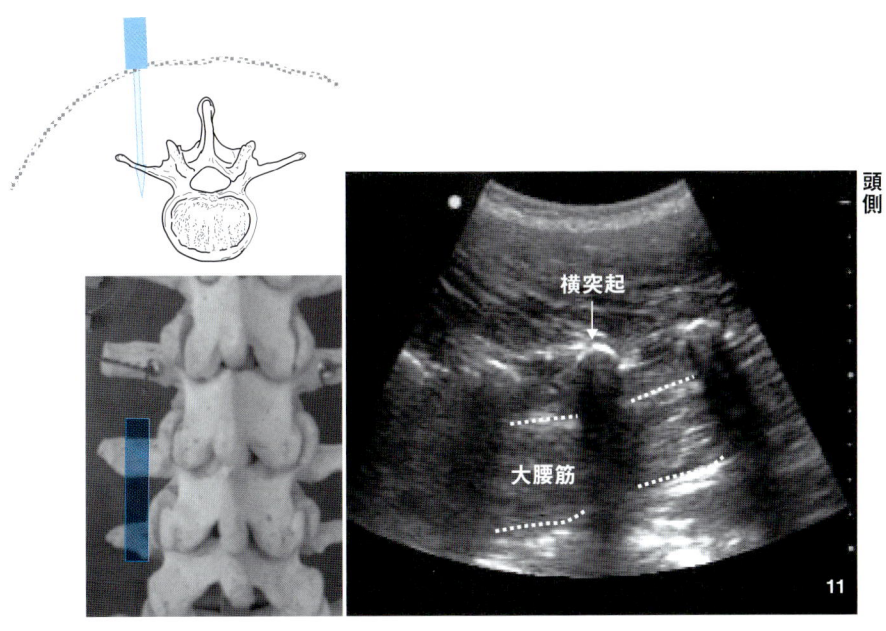

図17 腰椎長軸断面像（横突起部）

図16からさらに外側にプローブを平行移動．横突起と上下の横突起のwindowから腹側に大腰筋の長軸像（筋線維）が確認できる．横突起の骨膜陰影と背面の音響陰影でつくられた影は，ギリシャ神話の海神（ポセイドン）の持つ武器に似ていることから"trident sign"と呼ばれる．

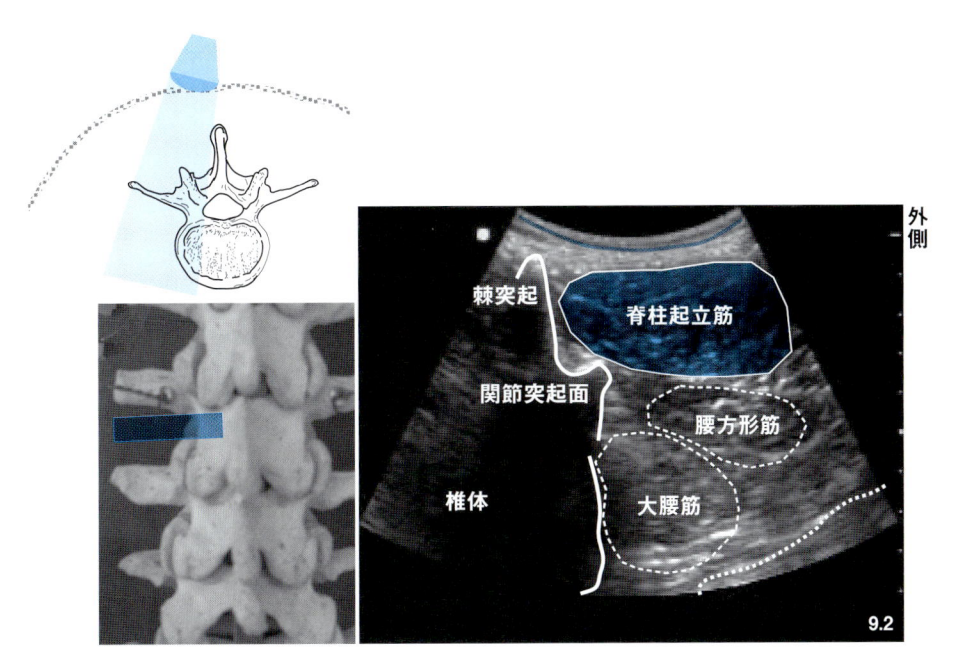

図18 腰椎水平断面像（外側へプローブを回旋）

L2/3またはL3/4レベルで，①棘突起を中心に腰椎の水平断面像を描出，②プローブを外側に平行移動し横突起がプローブの中心にくるようにして，③長軸方向にプローブを微妙にスライドして横突起のwindow（＝横突起の消失）を探す．④大腰筋，腰方形筋の短軸像を描出するようにするとともに腹側に腎臓など重要臓器を確認する．

2 脊椎と傍脊椎領域の超音波画像 19

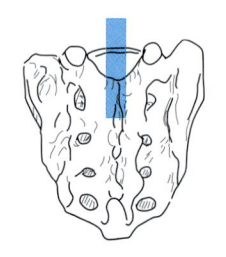

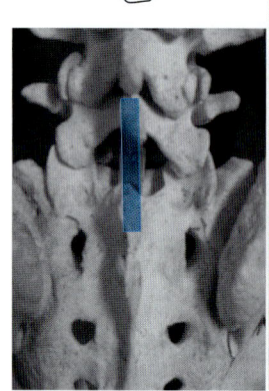

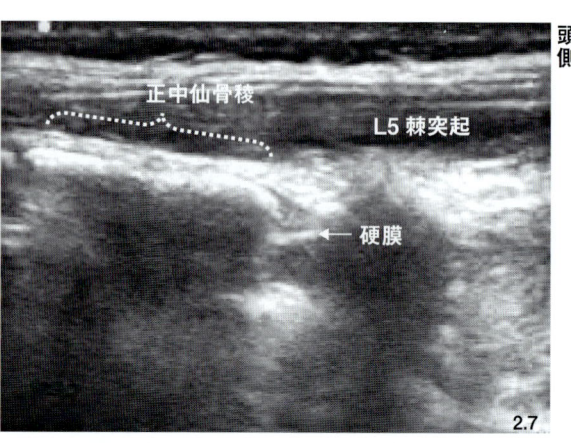

図19 腰椎～仙骨長軸断面像（正中～傍正中）
正中仙骨稜または中間仙骨稜で矢状方向にスキャンすることにより，連続した仙骨背面と不連続な腰椎棘突起および椎弓が識別できる．腰椎レベルが正確に同定できる．

4 仙椎，傍仙椎の超音波画像の基礎

　仙骨には背面に特徴的な骨構造（正中仙骨稜，中間仙骨稜，後仙骨孔，仙骨裂孔など）がある．皮膚表面からの距離が浅いので超音波画像の評価は，比較的容易である．また両側の後仙骨孔や仙骨裂孔から仙骨管内の様子を把握することができるので，仙骨硬膜外ブロックの際には，リアルタイムの穿刺と薬液の注入を確認することが可能である[16]．

1 仙骨後方からのアプローチ

■ Bony Sonoanatomical Landmark
- 正中仙骨稜（図19）
- 中間仙骨稜
- 外側仙骨稜
- 仙骨角（図20）
- 後仙骨孔（図21）
- 尾骨

■ 鑑別が必要な組織
　神　経：馬尾神経，仙骨硬膜外腔，硬膜など
　その他：仙尾靱帯（図22），仙腸靱帯（前・骨間，後）

■ 適応
　仙骨硬膜外ブロック，後仙骨孔ブロック，仙腸関節ブロック

2 傍仙骨領域へのアプローチ

■ Bony Sonoanatomical Landmark
- 坐骨結節
- 大転子
- 坐骨棘
- 上・下腸骨棘
- 下後腸骨棘
- 大坐骨切痕

■ 鑑別が必要な組織
　神　経：坐骨神経
　筋　　：梨状筋，大殿筋，内閉鎖筋，上・下双子筋，大腿方形筋など
　血　管：上殿動脈，下殿動脈など
　その他：仙棘靱帯，仙結節靱帯など

■ 適応
　傍仙骨アプローチ坐骨神経ブロック

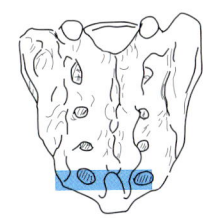

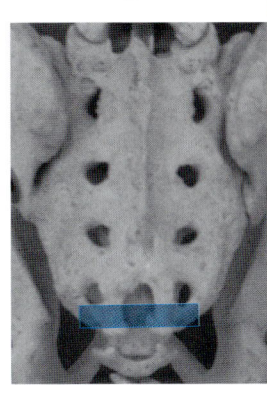

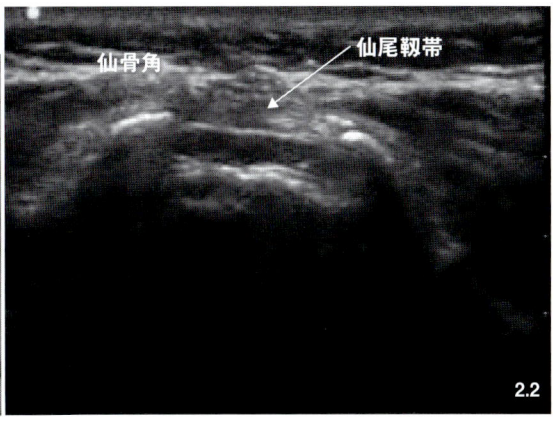

図 20　仙骨水平断面像（仙骨角レベル）

正中仙骨稜を中心に水平断で尾側に移動しながら走査すると，仙骨稜が途切れ仙骨椎体の後面（高輝度の線）が現れる．両側にほぼ対称な仙骨角とそれを連結する仙尾靱帯，腹側の仙骨椎体部で囲まれた部分が仙骨硬膜外腔である．対の仙骨角像が蛙の目に似ることから"frog eye"と呼ばれる．

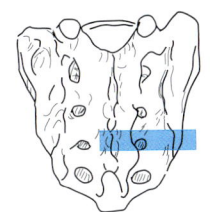

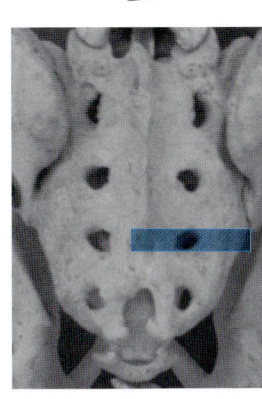

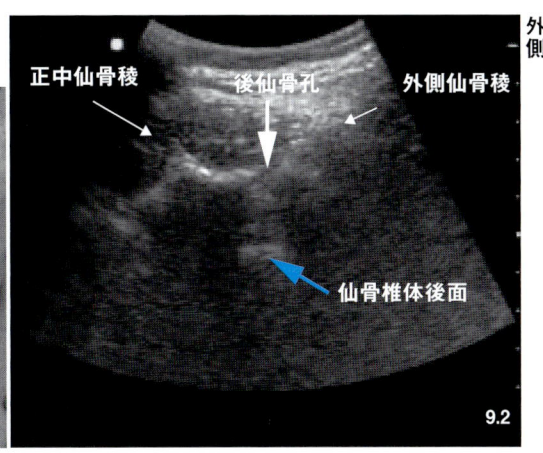

図 21　背面からの仙骨水平断面像（後仙骨孔を中心）

正中仙骨稜と外側仙骨稜の陰影の間に，高エコー性にみえる骨膜表面が欠損している部分（⇨）が後仙骨孔であり，両側に4対存在する．腹側には，仙骨管と仙骨椎体（→）が確認できる．

2　脊椎と傍脊椎領域の超音波画像

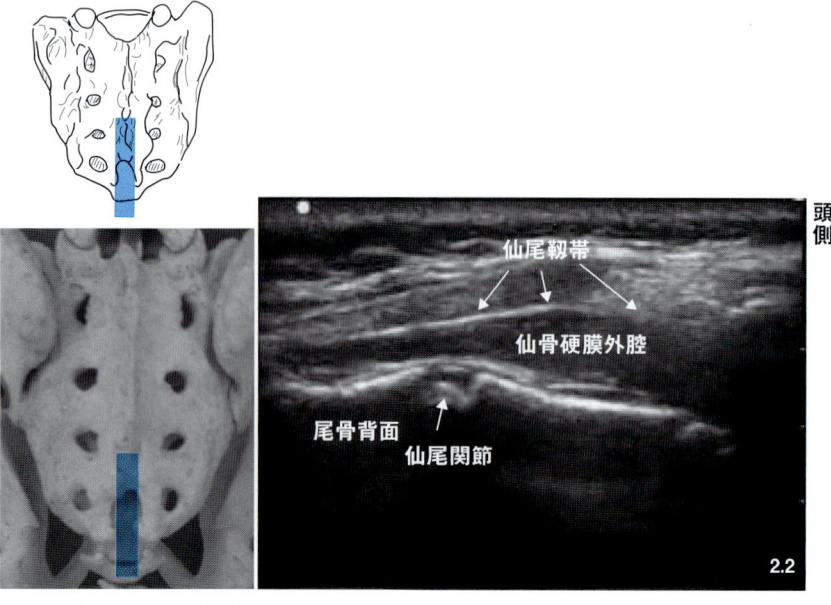

図 22　仙尾関節の長軸断面像

図 20 の位置で矢状断に仙骨管内を走査すると，仙骨裂孔の上端から尾骨に連続する仙尾靱帯が描出できる．仙骨硬膜外ブロックのリアルタイム穿刺と薬液注入が可能．

文献

1) 小松　徹，佐藤　裕，瀬尾憲正，廣田和美編．超音波ガイド下区域麻酔法．東京：克誠堂出版；2007．
2) 大瀬戸清茂編．透視下神経ブロック法．東京：医学書院；2009．
3) Grau T, Leipold R, Horter J, et al. Paramedian access to the epidural space: the optimum window for Ultrasound imaging. J Clin Anesth 2001；13：213-7.
4) Whitty R, Moore M, Macarthur A. Identification of the lumbar interspinous spaces: palpation versus ultrasound. Anesth Analg 2008；106：538-40.
5) Schlotterbeck H, Schaeffer R, Dow WA, et al. Ultrasound control of the puncture level for lumbar neuraxial block in obstetric anaesthesia. Br J Anaesth 2008；100：230-4.
6) Kil HK, Cho JE, Kim WO, et al. Prepuncture ultrasound-measured distance: an accurate reflection of epidural depth in infants and small children. Reg Anesth Pain Med 2007；32：102-6.
7) Grau T, Leipold RW, Conradi R, et al. Ultrasound control for presumed difficult epidural puncture. Acta Anaesthesiol Scand 2001；45：766-71.
8) Grau T, Leipold RW, Conradi R, et al. Efficacy of ultrasound imaging in obstetric epidural anesthesia. J Clin Anesth 2002；14：169-75.
9) Shibata Y, Nishiwaki K. Ultrasound-guided intercostal approach to thoracic paravertebral block. Anesth Analg 2009；109：996-7.
10) Martinoli C, Bianchi S, Santacroce E, et al. Brachial plexus sonography: a technique for assessing the root level. AJR Am J Roentgenol 2002；179：699-702.
11) Grau T, Leipold RW, Delorme S, et al. Ultrasound imaging of the thoracic epidural space. Reg Anesth Pain Med 2002；27：200-6.
12) Grau T, Leipold RW, Horter J, et al. Color Doppler imaging of the interspinous and epidural space. Eur J Anaesthesiol 2001；18：706-12.
13) Karmakar MK, Ho AM, Li X, et al. Ultrasound-guided lumbar plexus block through the acoustic window of the lumbar ultrasound trident. Br J Anaesth 2008；100：533-7.
14) Li JW, Karmakar MK, Li X, et al. Gelat：n-agar lumbosacral spine phantom: a simple model for learning the basic skills required to perform real-time sonographically guided central neuraxial blocks. J Ultrasound Med 2011；30：263-72.
15) Sato M, Simuzu S, Kadota R, et al. Ultrasound and nerve stimulation-guided L5 nerve root block. Spine 2009；34：2669-73.
16) Chen CP, Tang SF, Hsu TC, et al. Ultrasound guidance in caudal epidural needle placement. Anesthesiology 2004；101：181-4.

（北山眞任，佐藤　裕，廣田和美）

3 筋・骨格の超音波画像

はじめに

　超音波ガイド下神経ブロックにおいて，局所麻酔薬を投与する標的は当然のことながら神経である。通常，神経ブロックに用いられる二次元超音波画像においては，プローブから超音波を組織に向けて発射し，組織で反射してプローブに戻ってきた超音波を再び電気信号に変換し，その強さの違いを画像として表示している。反射波が強い場合は画像上「白く」高輝度に表示され，これを高エコー性（hyperechoic）と呼び，弱い場合は「黒く」低輝度に表示され，低エコー性（hypoechoic）と呼ぶ。超音波を反射させるのは異なる特性を持つ組織の境界面であり，その波を通過させる程度（音響インピーダンスと呼ばれる）の差が大きいほど反射する超音波の割合が大きくなり，画像上高輝度に表示されることになる。体内において，神経はそれ自体が大きさや構造について多様性を持ち，さらに筋膜間や結合組織の中をぬって走行するため，周囲との音響インピーダンスの差が大きく変化する。したがって，一概に神経といっても，超音波画像は実に多彩な所見を示す。さらに同一の神経であっても，部位が異なれば全く異なる所見を示すことも多い。このことから，現在の高性能な超音波装置を用いても，神経を一瞥しただけでそれと同定することは困難であり，周囲の組織との位置関係を考慮して判断する必要がある。これが，超音波ガイド下神経ブロックを行ううえで筋・骨格の超音波解剖を知っておくことの意義である。この項では，超音波ガイド下神経ブロックを行ううえで必要な，筋骨格超音波画像の基礎を解説する。

1 筋・筋膜の超音波画像

　骨格筋は，10 - 100 μm の太さの無数の筋線維（muscle fiber）から成る。筋線維は集合して筋線維束（fasciculus）となり，さらにそれが集合して

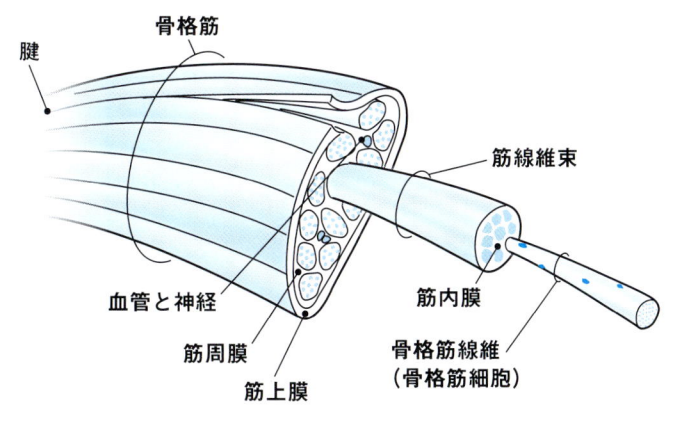

図1 筋の構造

（海藤俊行訳．第9章筋系：骨格筋の構造．井上貴央監訳．カラー人体解剖学 構造と機能：ミクロからマクロまで．東京：西村書店；2003. p.190 より改変引用）

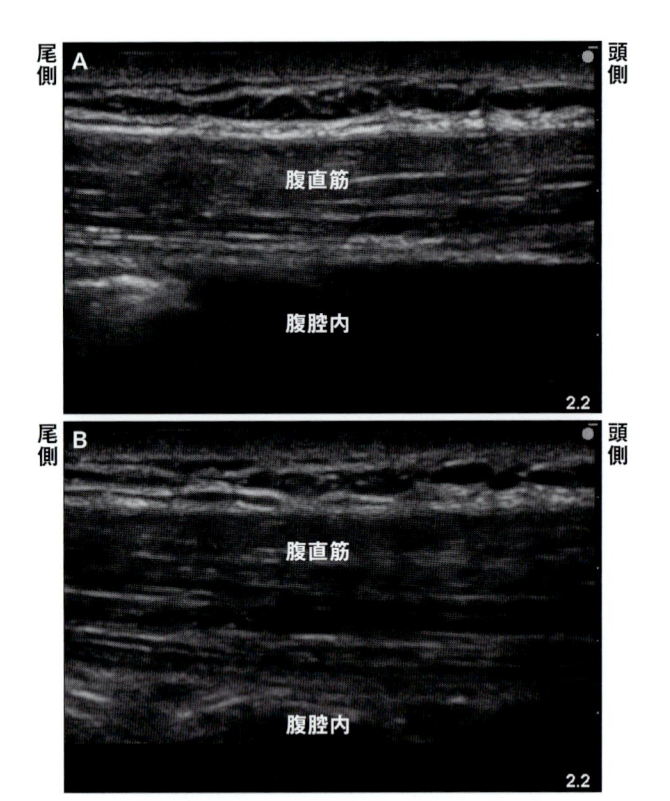

図2 上腹部矢状面の超音波画像
　　　（A）腹直筋弛緩時，（B）収縮時

縦走する筋線維束と筋周膜が縞模様を呈する．

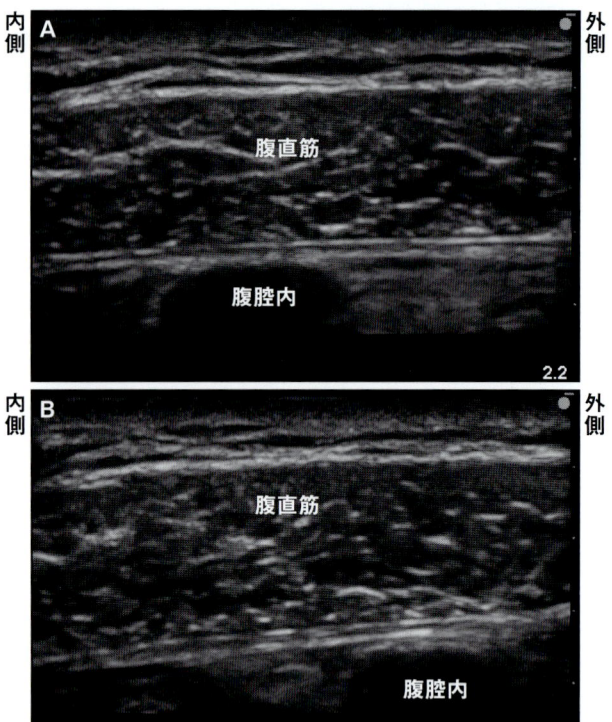

図3 上腹部横断面の超音波画像
　　　（A）腹直筋弛緩時，（B）収縮時

収縮により筋肉は膨張し低エコー化している．

筋（muscle）を形成する．筋線維を覆う結合組織を筋内膜（endomysium）といい，筋線維どうしを結びつけるとともに，栄養血管の支持組織となる．筋線維束を覆う結合組織を筋周膜（perimysium）と呼び，さらに筋は筋外膜（epimysium）によって囲まれる．このような多層のモザイク構造は，筋の超音波画像を特徴付けるうえで極めて重要である（図1）．

　筋の超音波画像において特徴的に観察できるのは，上記構造物の中でも筋線維束および筋周膜，筋外膜である．筋線維は極めて細いため，肉眼的に超音波画像で同定することはできない．同様に，筋内膜の同定も困難である．筋周膜や筋外膜は密な結合組織であり，周囲組織と比較して音響インピーダンスが高値となるので，超音波画像では白く高輝度の構造物として認識できる．一方，筋線維束は低エコー性の構造物であり，両者を判別することは容易である．特に，長軸像では筋線維束とそれを包む筋周膜

が交互に並び，縞模様を呈する（図2A）．一方，短軸像ではこれらの構造物の断面が観察されるため，まだら模様となる．（図3A）また，筋は弛緩時と収縮時で超音波画像所見が異なる．全体の太さが異なるのはもちろんであるが，その中でも筋線維束部分が収縮によって体積を増すので全体的に黒っぽい低エコー性となる（図2〜6）．

　筋膜（fascia）は，浅筋膜（superficial fascia）と深筋膜（deep fascia）に分けられる．浅筋膜は皮下の浅層に存在する脂肪を含んだ結合組織であり，血管や神経を含み深層の筋膜に移行する．深筋膜は筋を取り巻く結合組織であり，筋の各コンパートメントの仕切りを形成する．これら筋膜は比較的厚く高輝度の構造物で判別しやすく，この間隙を主要な神経が走行することが多いため，多くの超音波ガイド下末梢神経ブロックにおいて局所麻酔薬注入の指標とされている．超音波ガイド下神経ブロックには，神経自体を視認して周囲に局所麻酔薬を注入する方

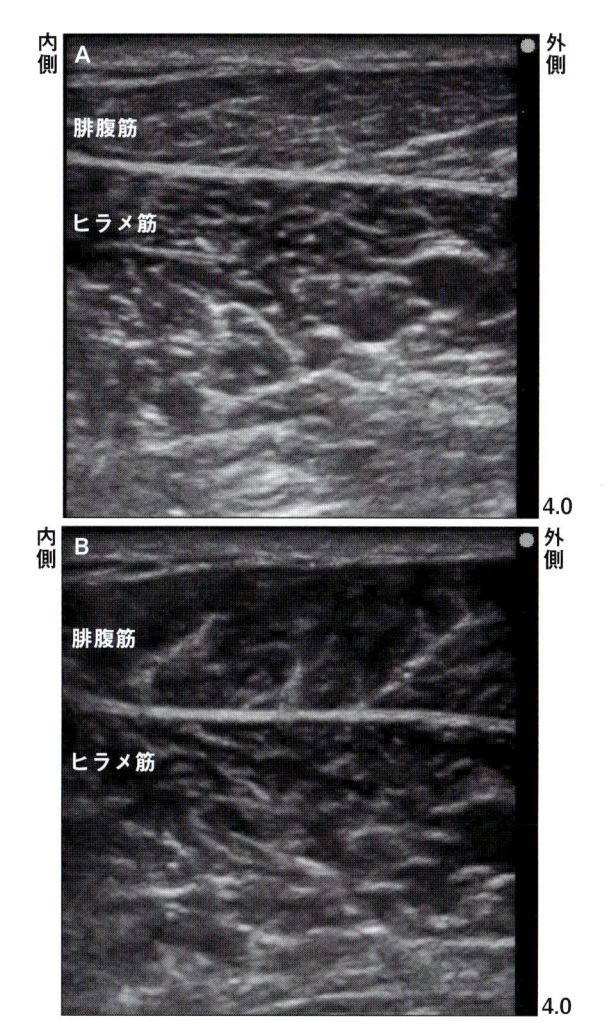

図4 下腿中部横断面の超音波画像
（A）下腿屈筋群弛緩時，（B）収縮時

収縮により筋肉は膨張し低エコー化している．

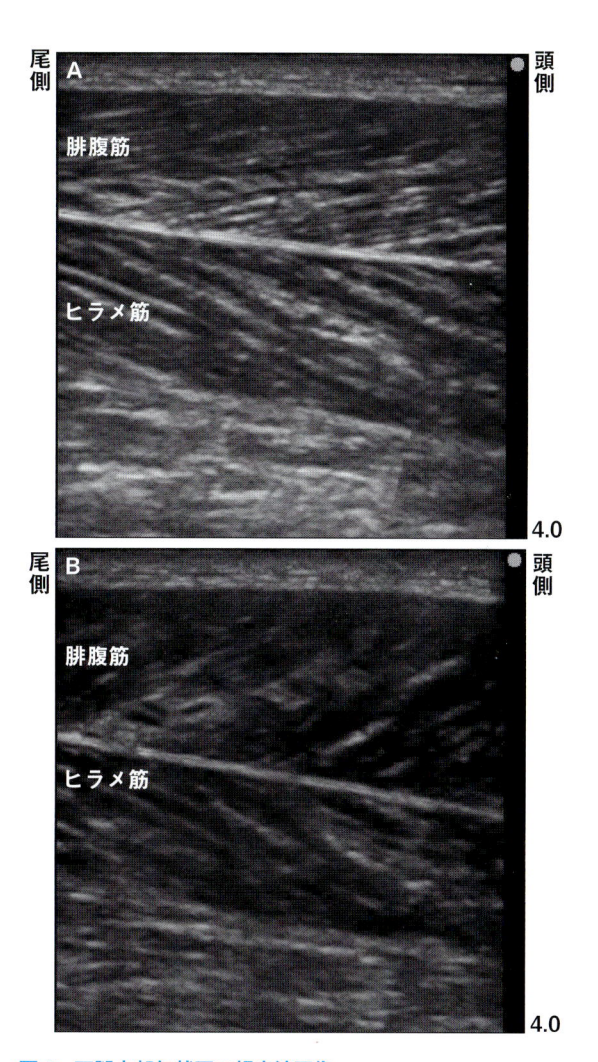

図5 下腿中部矢状面の超音波画像
（A）下腿屈筋群弛緩時，（B）収縮時

収縮により筋肉は膨張し低エコー化している．

法以外に，周囲の筋を同定してその筋膜の間に注入するもの，さらに星状神経節ブロックのように筋内へ局所麻酔薬を注入するものもある。したがって，これらのブロックを確実に行うためには，筋肉や筋膜など周辺組織の構造を正しく同定し，正確にブロック針を誘導することが重要である。

目標とする筋の深さによって適するプローブは異なり，表層面を対象とする場合においては解像度を重視し周波数10 MHz程度のリニアプローブ，頸部では深達性はそれほど必要ないが細かいプローブ操作が要求されるため8 MHz程度のマイクロコンベクスプローブ，さらに腰神経叢ブロックなどの深部の筋を同定する必要がある場合は組織深達性が重視され5 MHz程度の低周波数のコンベクスプローブを用いる，など使い分ける必要がある。

3 筋・骨格の超音波画像 25

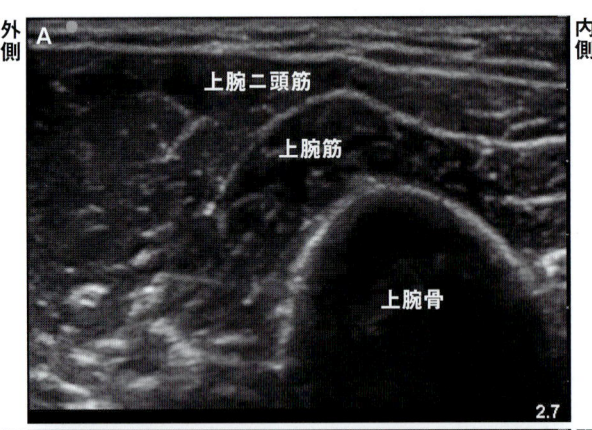

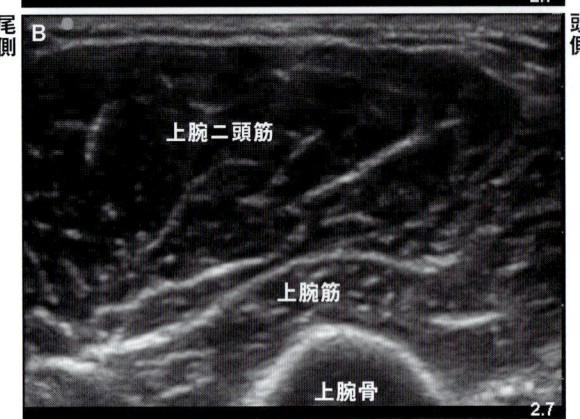

図6　上腕中部横断面の超音波画像
　　　（A）上腕屈筋弛緩時，（B）収縮時

収縮により筋肉は膨張し低エコー化している．

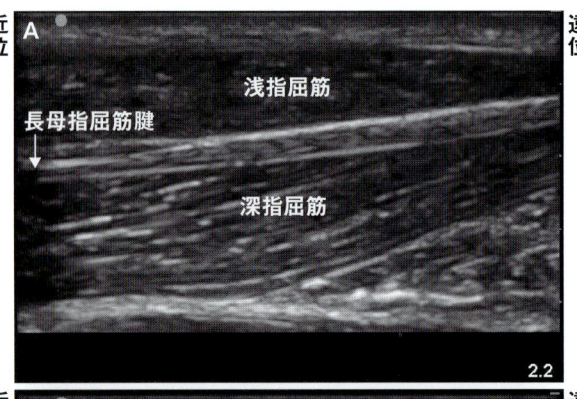

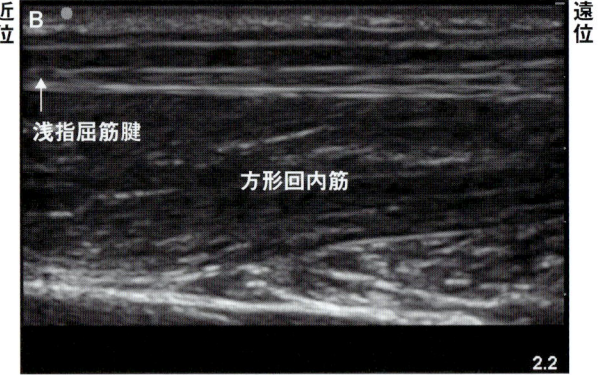

図7　左前腕遠位部矢状面の超音波画像
　　　（A）長母指屈筋腱，（B）浅指屈筋腱
　　　（B は A よりやや尺側）

腱組織の内部は微細な線状の構造を示す．

2　腱の超音波画像

　筋の両端では筋膜は腱（tendon）に移行し，筋と骨，皮膚や他の筋をつないでいる．弾性はほとんどなく，張力に対して極めて強い耐性がある．腱は I 型の膠原線維と，それを産生する線維芽細胞からなり，その線維が集まり一次腱束（primary bundle）を形成，さらにこれらの集合体が二次腱束（secondary bundle）を成し，さらにまとまって腱を構成する．運動により摩擦を起こす腱の周囲は腱鞘（synovial sheath）で覆われ，中の滑液が潤滑の働きをし，それ以外の腱では疎な結合組織である腱傍組織（paratenon）により覆われる．神経と腱の鑑別は超音波解剖学上極めて重要であるが，いくつか

表1　神経と腱組織の超音波解剖学上の特徴

特　徴	神　経	腱
超音波画像所見	束状	線維状
組成	神経束（粗い，太い，波状，少ない）	微細な膠原線維（細かい，細い，線状，多い）
内部構造	網目状（合流と分岐）	微小線維状
断面積	一定	筋に移行するため変化する
形状	円形，卵形，三角形　走行するにつれ変形する	円形，卵形，三角形　走行により変形しない
分岐	あり	なし
異方性	中程度	高度
伴走血管	多い	少ない
境界	不明瞭	腱傍組織があり明瞭
圧迫性	つぶれやすい	つぶれにくい

（In：Gray AT. Atlas of ultrasound-guide regional anesthesia. Philadelphia：Saunders；2010 より引用）

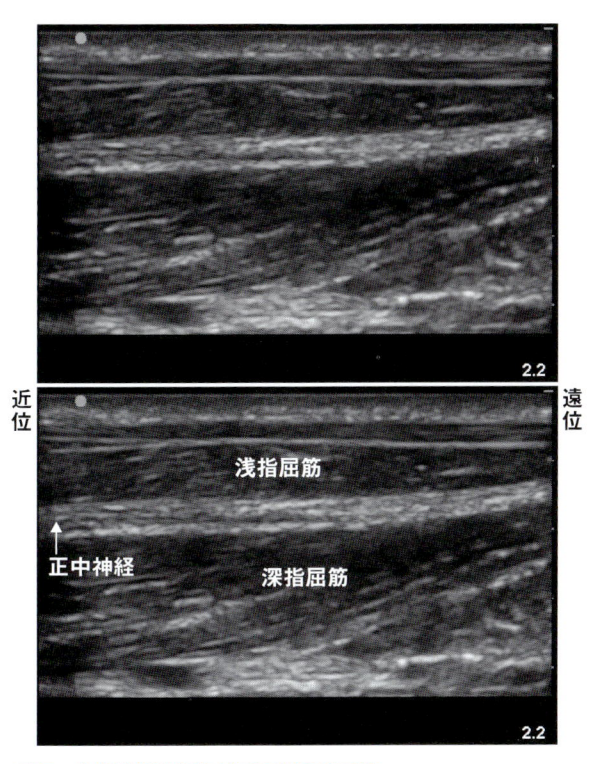

図8　左前腕遠位部矢状面の超音波画像
神経組織（正中神経）の内部はまだらな網状の構造を示す．

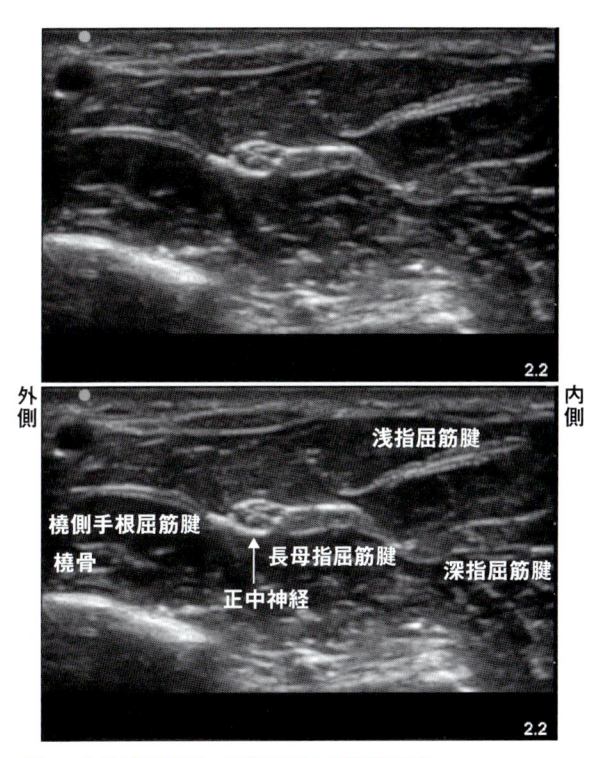

図9　左前腕遠位部1/3横断面の超音波画像
超音波ビームが神経と腱組織に垂直に入射し，両組織とも明瞭に見える．

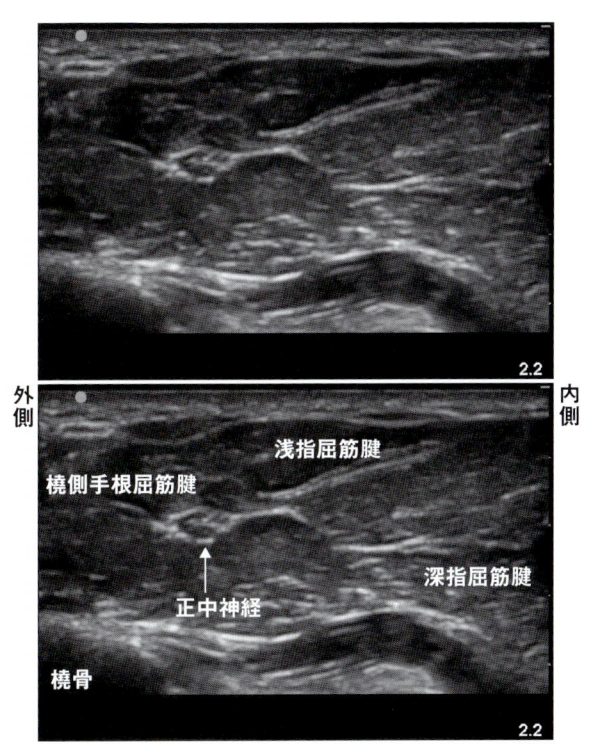

図10　左前腕遠位部1/3横断面の超音波画像
図9からプローブを少し傾けると，腱組織が低輝度となり見えにくくなるが，神経は視認可能である．

の特徴を知れば，容易に判別できるようになる（表1）．
　腱の内部構造は繊細で，膠原線維があたかもバイオリンの弓のように平行に並ぶ．特に長軸の超音波画像では，内部は微細な線状構造として観察される（図7）．これに対して，神経は網状のまだらな内部構造を示す（図8）．このような構造の違いから，腱は神経に比べて高い異方性（anisotropy）をもち，特に短軸断面では超音波ビームの入射方向により，輝度が大きく変化する．すなわち，腱に対して垂直に超音波ビームが入射している場合腱は明確な高エコー性を示すが（図9），プローブを傾けると低輝度を呈し，見えにくくなる（図10）．これに比べると神経の異方性は低く，ビームの入射角が完全に垂直でない場合にも同定が可能であることがある．したがって，例えば前腕遠位部短軸断面で区別がつきにくい神経と腱も（図11），この異方性の違いが2つの組織の識別に役立つことがある．一方，神経と腱組織は，プローブを長軸方向へとスライドさせることによっても同定可能である．すなわち，解剖学的に腱は筋組織へと移行し（図12～14），常に連続性を持って走行する神経組織とは異なる．単一断

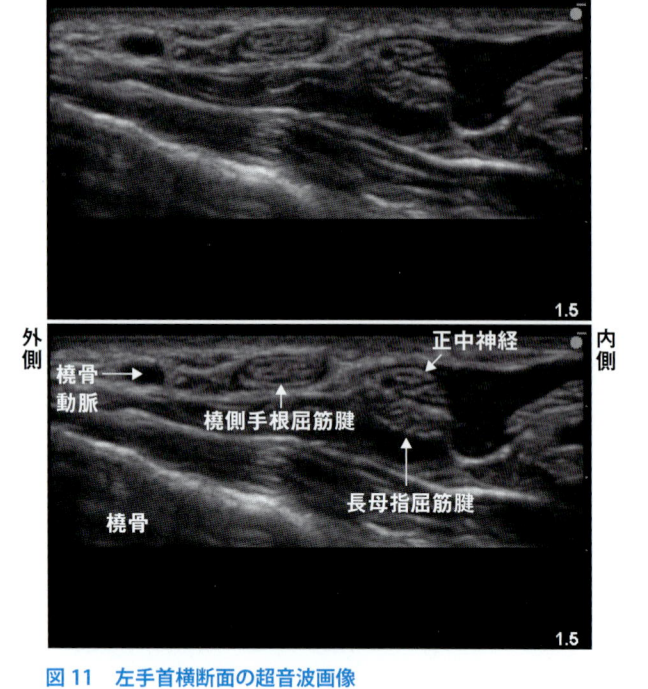

図11　左手首横断面の超音波画像

神経（正中神経）と腱（長母指屈筋腱）が並走し，区別しにくい．

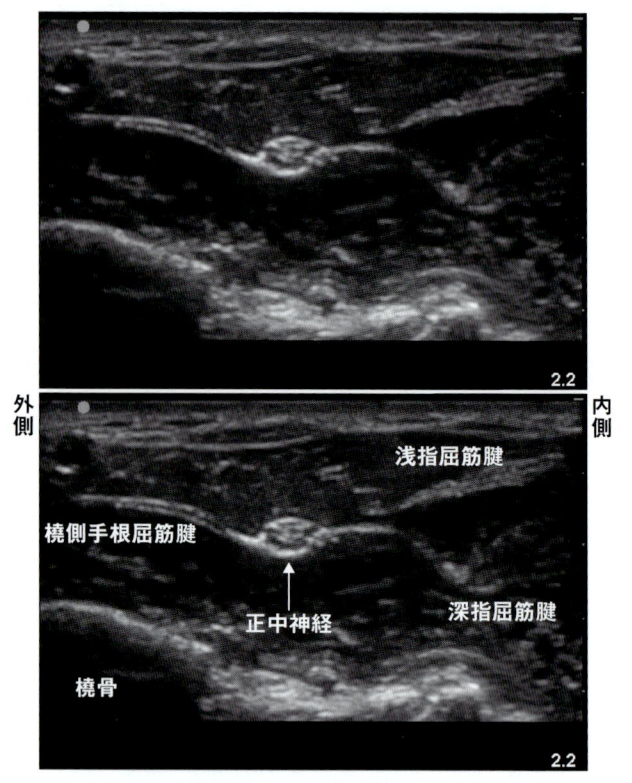

面で判断しないことが重要である．

3 骨の超音波画像

　骨，特に骨皮質は周囲との音響インピーダンスの差が極めて大きいことから，表面で超音波が反射され，高輝度の線状構造物として容易に同定が可能である．骨皮質自身の可視化は比較的容易であることから，超音波画像は骨折の診断にも用いられるようになってきている．しかし骨皮質の深層はその音響陰影により不可視領域となるため，神経ブロックにおいてはその特性は問題となる場合がある．無論，骨はさまざまなブロックにおいて明瞭な目標物として用いることができ有用であるが（図15），骨に囲まれた構造物（脊柱管など）が目標である場合は障害物となり，骨の隙間を通して超音波ビームを通過させる，または低周波数のプローブを用いるなどの工夫が必要とされる．

図12　左前腕中間部横断面の超音波画像

プローブを図9の位置から近位に平行移動させると腱組織が筋肉となって見える．

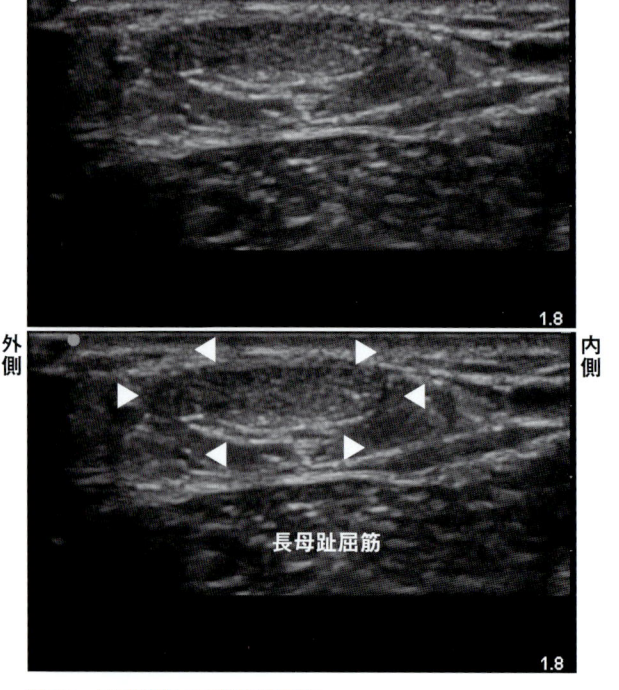

図13　足首横断面の超音波画像

▷：踵骨腱（アキレス腱）

28　I　総論

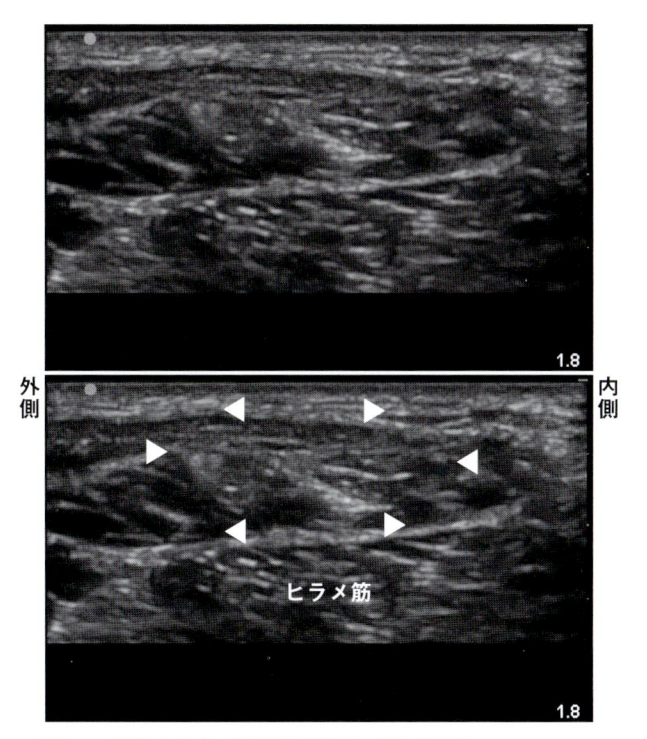

図14 足首より少し近位部横断面の超音波画像

踵骨腱は腓腹筋へと移行する．
▷：腓腹筋（腱組織とは異なる）

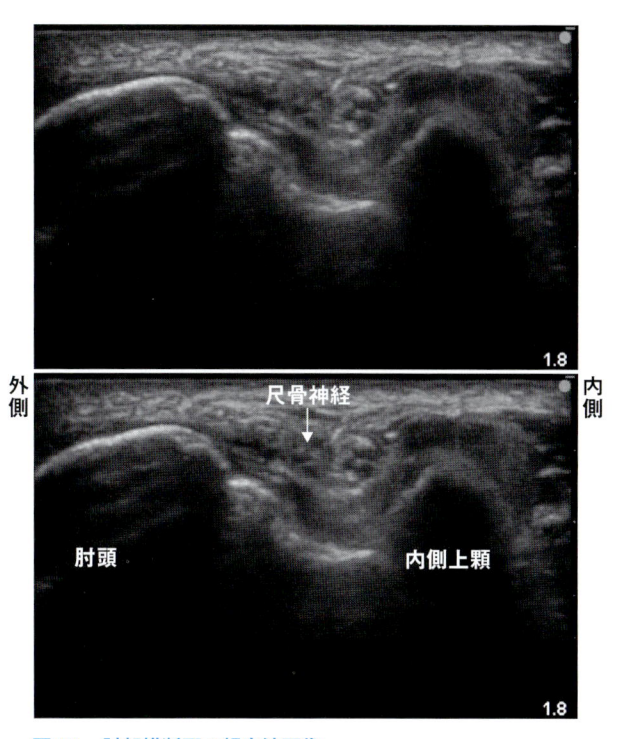

図15 肘部横断面の超音波画像

肘頭と内側上顆の間に尺骨神経が観察される．骨の深層は音響陰影となる．

文献

1) In：O'Neill J, editor. Musculoskeletal ultrasound: anatomy and technique. New York：Springer；2008.
2) In：Gray AT. Atlas of ultrasound-guided regional anesthesia. Philadelphia：Saunders；2010.

（石田　亮介，佐倉　伸一）

4 脊椎水浸模型の超音波画像

はじめに

　硬膜外および脊髄くも膜下穿刺脊柱管麻酔法（neuvaxial block）や脊柱周囲の神経ブロックを超音波ガイド下に施行する際には，脊椎の超音波解剖の理解が重要となる．特に脊椎周辺では骨の形状を超音波画像上で識別しなければならない．脊椎の骨格模型を水槽に沈め超音波画像診断装置で観察することにより，体内の脊柱を見ているかのような骨の超音波画像を得ることができる．水は体内の脂肪や筋肉よりも超音波の減衰率が低いため，非常に高精細の脊柱の超音波画像が得られる．また，神経が走行する位置を確認したり，ブロック針が標的に達した場合にどのような超音波画像が得られるかを確認することができる．特に脊柱周囲の神経ブロックについての解剖学的理解を得るためには非常に有用である．この方法は脊椎水浸模型（water-based spine phantom：water phantom）と呼ばれる[1]．

　水の代わりに溶かしたゼラチンの中に模型を入れ冷やして固めることにより，より生体に近いphantomを作製した報告もある[2]．水の場合では，周囲の軟部組織がないため，アコースティックシャドウ（音響陰影）が分かりにくいが，ゼラチンの場合，ゼラチンが軟部組織の代わりになるため音響陰影が見えやすくなる．

　本項では，脊柱周囲の神経ブロックの理解の向上に役立てるため，腰椎の脊椎水浸模型画像を，実際の標本の写真と比較する．

　使用するプローブはコンベクスプローブが良い．観察できる視野が広く，全体像をとらえやすい．

1 腰椎水平断像

　水平断では棘突起，椎弓，関節突起，横突起を鑑別する．

　図1に腰椎の水平断超音波画像と同脊椎水浸模型の画像を示す．棘突起の見える断面では，棘突起の音響陰影により脊柱管内は観察できない．棘突起の基部に椎弓が左右対称に見える．プローブを棘突起上から頭側または尾側にずらすと，脊柱管内が観察できる．骨模型では上下関節突起間のスリットを観察することができる．模型では骨構造は周囲に比べ高エコー性に描出されているが，実際の生体での画像は，腰椎は超音波を透過しないため，表面は高エコー性に描出されるが，内部は無エコー性になることに留意する．

2 腰椎矢状断（棘突起）

　図2に棘突起の部位における腰椎模型の矢状断を示す．棘突起の形状と棘間を観察できる．棘突起上では棘突起表面しか観察できないため，得られる情報は少ない．

3 腰椎矢状断（椎弓）

　プローブを棘突起上から1-2 cm外側にずらし傍正中から観察する．傍正中からの観察のほうが正中よりも超音波ビームが脊柱管内に入りやすい．プ

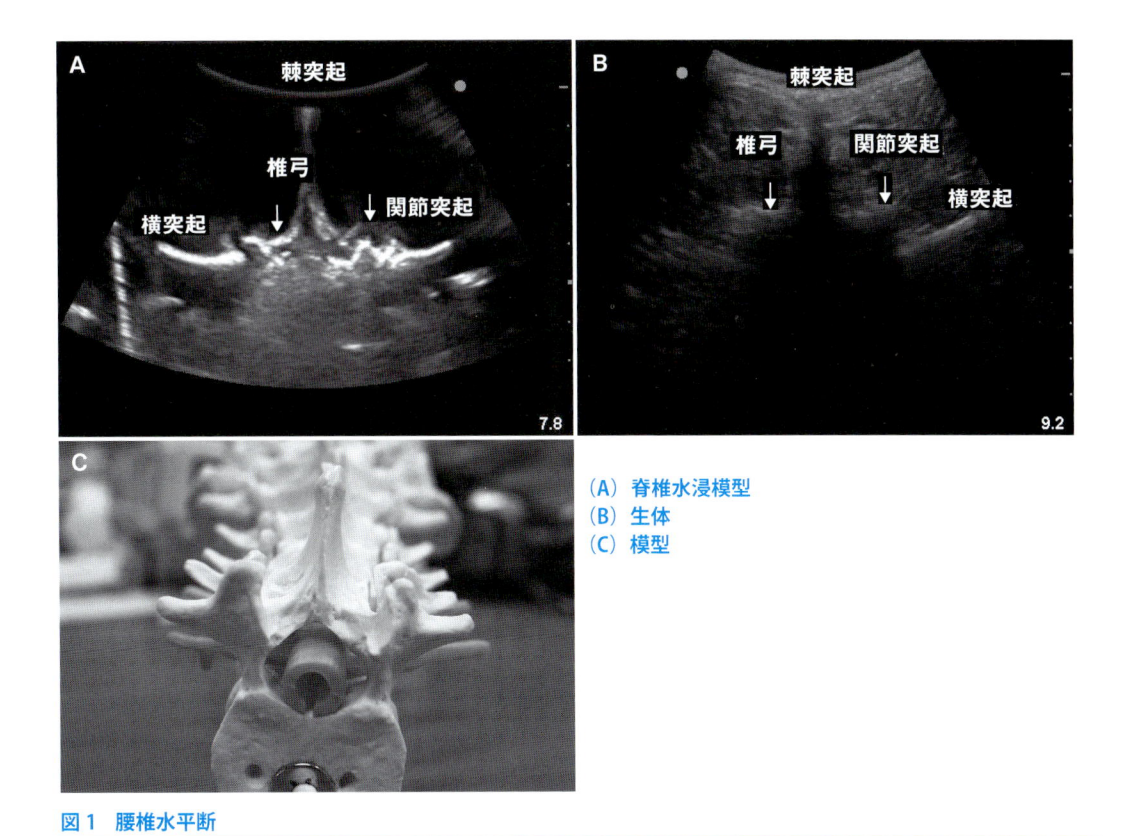

図1 腰椎水平断
(A) 脊椎水浸模型
(B) 生体
(C) 模型

棘突起を中心に左右対称に椎弓，関節突起，横突起が観察できる．

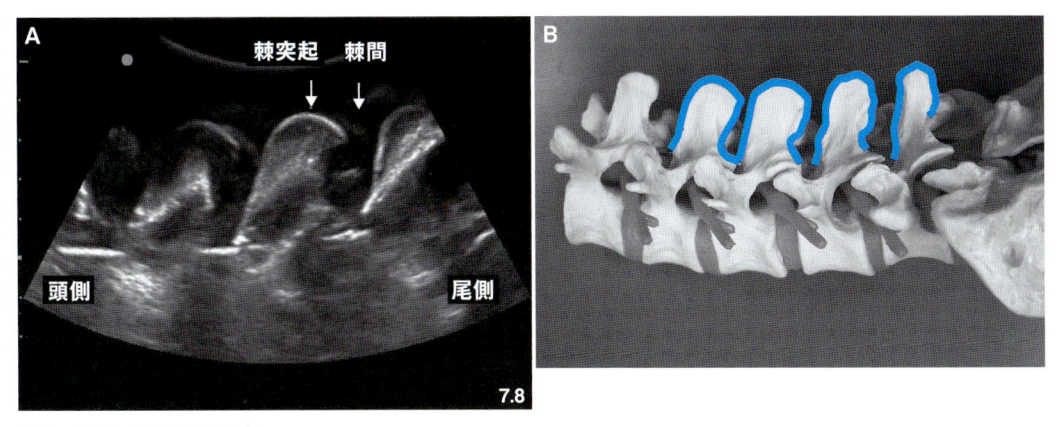

図2 腰椎矢状断（棘突起）
(A) 脊椎水浸模型，(B) 模型

棘突起の表面が高エコー性に描出される．棘間から脊柱管内が観察できる．

4 脊椎水浸模型の超音波画像 | 31

(A) 脊椎水浸模型
(B) 生体
(C) 模型

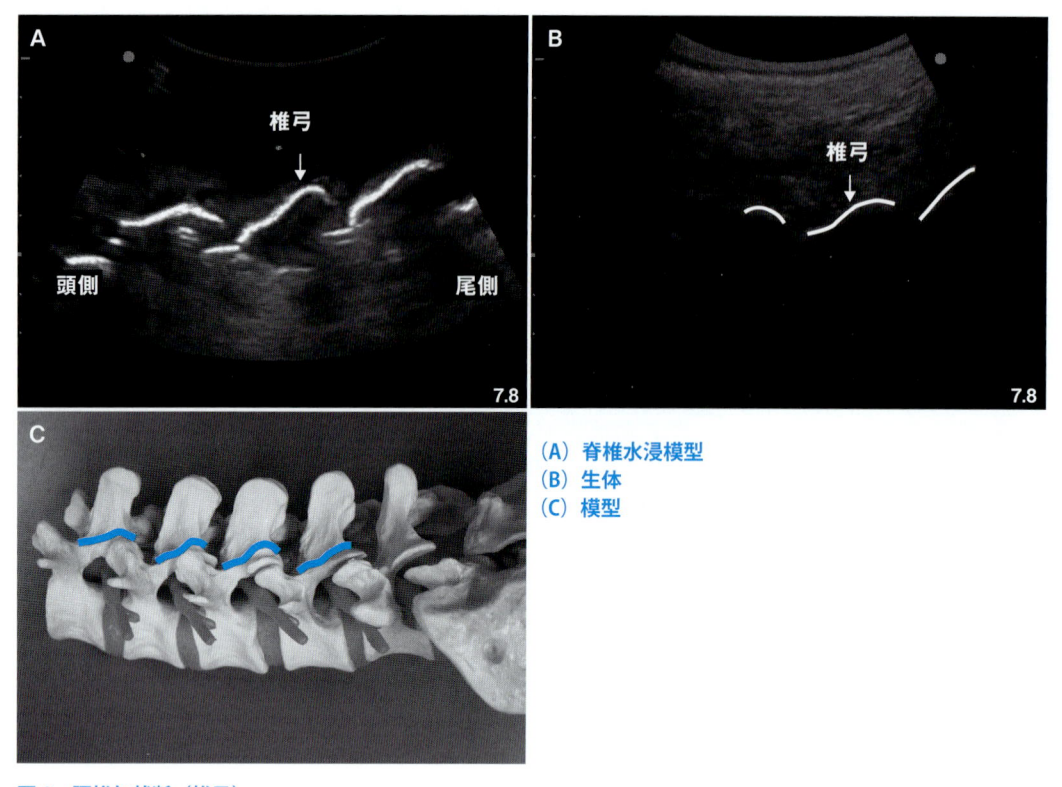

図3 腰椎矢状断（椎弓）
断続的に描出される頭側に向かって深部に傾斜する高エコー性の斜めの線状構造物が椎弓である．

プローブを棘突起上からわずかに側方に平行移動させると，棘突起基部の椎弓を観察できる（図3）。椎弓表面の高輝度陰影が馬の首から頭に似ているため，"horse head sign"と呼ばれる。骨は超音波が通過しないため椎弓の後方は音響陰影となるが，椎弓間からは脊柱管内の馬尾を観察できる。

4 腰椎矢状断（関節突起）

プローブをさらにやや外側に向けると，椎間関節の断面になる（図4）。椎弓の断面では断続的だった高輝度の骨の陰影が連続の凸凹した線に見える。ラクダのこぶのように見えるため"camel hump sign"と呼ばれる。骨格模型では椎間関節の関節隙まで確認可能であるが，生体では確認できない場合も多い。

5 横突起

プローブをさらに外側に移動させると横突起が見える（図5）。ギリシャ神話の海神（ポセイドン）の持つ三ツ叉の"ほこ"に似るところから"trident sign"と呼ばれる。生体では大腰筋内に横突起の音響陰影が見えるが，水中でははっきりしない。

6 腰仙椎移行部

図6に腰仙椎移行部の脊椎水浸模型画像を示す。図3の椎弓の断面からプローブを尾側に移動させると，第5腰椎椎弓の次に仙骨が平らな高エコー性構造物として確認できる。腰仙椎移行部から腰椎のレ

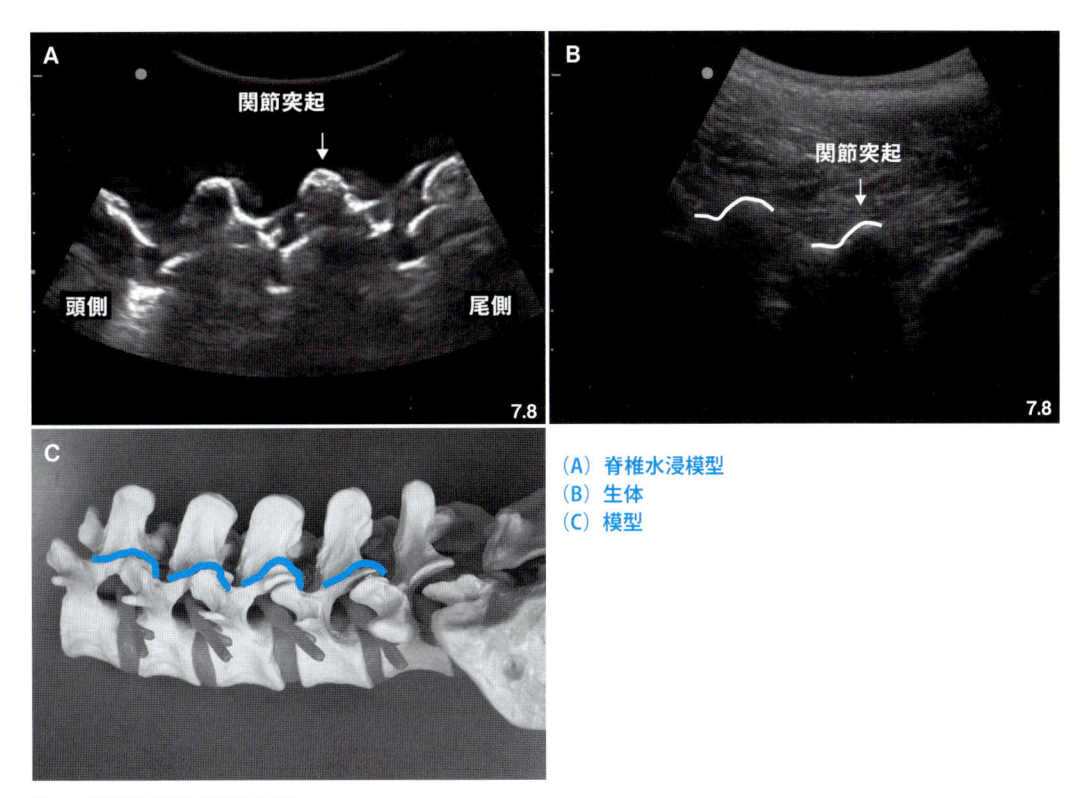

図4 腰椎矢状断（関節突起）

(A) 脊椎水浸模型
(B) 生体
(C) 模型

関節突起は，円形に突出したラクダのこぶ状の構造物として描出される．Aでは関節間隙が確認できる．

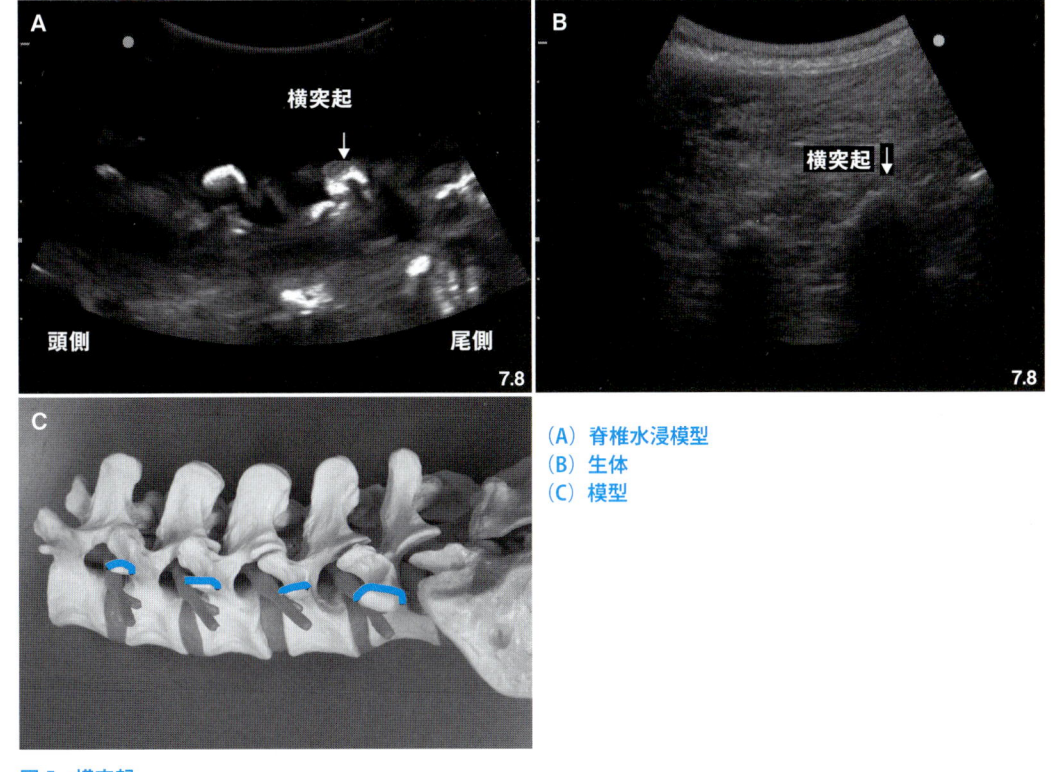

図5 横突起

(A) 脊椎水浸模型
(B) 生体
(C) 模型

Aでは高エコー性の横突起表面構造しか確認できないが，Bでは横突起背面の音響陰影が確認できる．

4 脊椎水浸模型の超音波画像

(A) 脊椎水浸模型
(B) 生体
(C) 模型

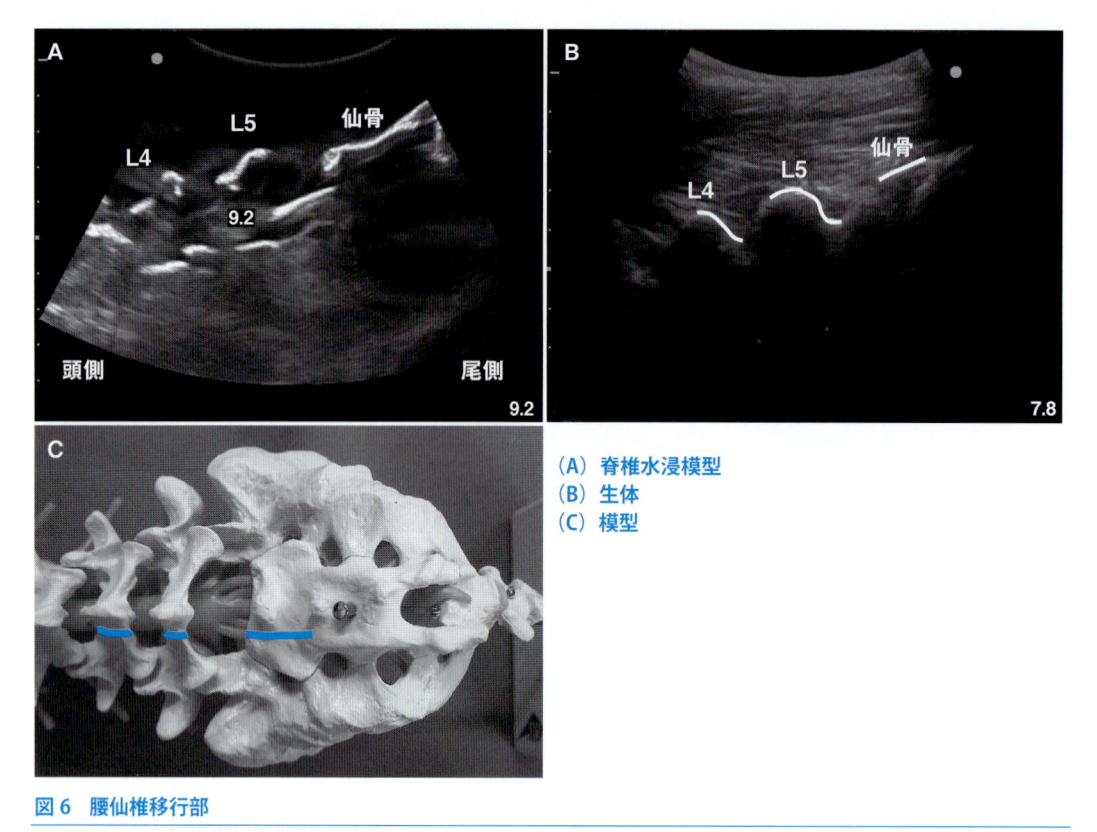

図6 腰仙椎移行部
Cの黒線の部位をA, Bで描出している.

ベルを順番に数えると，腰椎のレベルを誤ることがない。

文献

1) Karmakar M. Ultrasound for central neuraxial blocks. Tech Reg Anesth Pain Manag 2009；13：161-70.
2) Jia Wei Li, Karmakar M, Xiang Li, et al. Gelatin-Agar Lumbosacral Spine Phantom. J Ultrasound Med 2011；30：263-72.

（橋本　篤）

5 超音波ガイド下リアルタイム脊柱管麻酔法

はじめに

　脊柱管麻酔（硬膜外ブロックおよび脊髄くも膜下ブロック；neuraxial block）は通常，触診により穿刺部位を確認するのに続き，手の感触や抵抗消失法などでブロック針を進めていくという手順で行う。この方法は広く安全性が確立している。脊椎変形や肥満がある症例ではX線透視を行うか，神経ブロックを行わないという選択肢もある。超音波装置を用いることで，穿刺前に皮膚から脊柱管内までの距離を測定し，穿刺の難易度を確認しておくことができ，X線被曝をせずに神経ブロックのイメージを容易につくりあげることが可能である。しかし，解像度（空間分解能）と視野（観察範囲）は明らかにX線透視よりも劣る。リアルタイムの超音波画像ガイド下に硬膜外ブロックや脊髄くも膜下ブロックを行うことは広く認知された手技ではないが，穿刺状態が分かるので教育的には有用である。しかし，穿刺が難しくなる可能性もあるので，慣れを要する（表1）。
　本項ではリアルタイム超音波画像ガイド下脊柱管麻酔穿刺を行う適応，準備，コツおよび注意点について，現時点での知見を紹介する。

表1　リアルタイム超音波画像ガイド下脊柱管麻酔の特徴

長　所	●穿刺針の方向と深さを把握できる ●穿刺状態を把握できる ●教育的には有用である
短　所	●超音波プローブを把持しながら穿刺しなければならない ●硬膜外腔を確認する手段が困難である. ●コンベクスプローブで針を描出する技術や道具が必要

1 解　剖

　詳細は各部位における硬膜外ブロックの項を参照することをお勧めする。
　超音波ガイド下にリアルタイムで脊柱管麻酔を行う際には，仙骨硬膜外ブロックでは仙尾靱帯を，頸・胸・腰部では関節突起，椎弓，硬膜を確認することが最も重要になる。

2 方　法

1 適　応

　小児は観察しやすく成人よりも容易である。肥満や脊椎変形など穿刺困難な症例は良い適応であるが，穿刺のみならず超音波画像での観察も困難である。適切に利用すると教育的に有用である。
　脊髄くも膜下麻酔は硬膜穿刺が問題とならないため，初めて行う際は良い適応である。しかし，針が細くて直進性に欠けるため，針の描出は難しい可能性がある。

2 体　位

　成人では坐位または腹臥位で体を丸めた状態で行うと，左右対称となり位置関係が把握しやすい。側臥位では短軸像を観察しながら行う場合に，プローブを持つ手と針を持つ手が時に交差することもあり行いづらい。小児では全身麻酔下で行うことが多いため，側臥位で行うことになる。

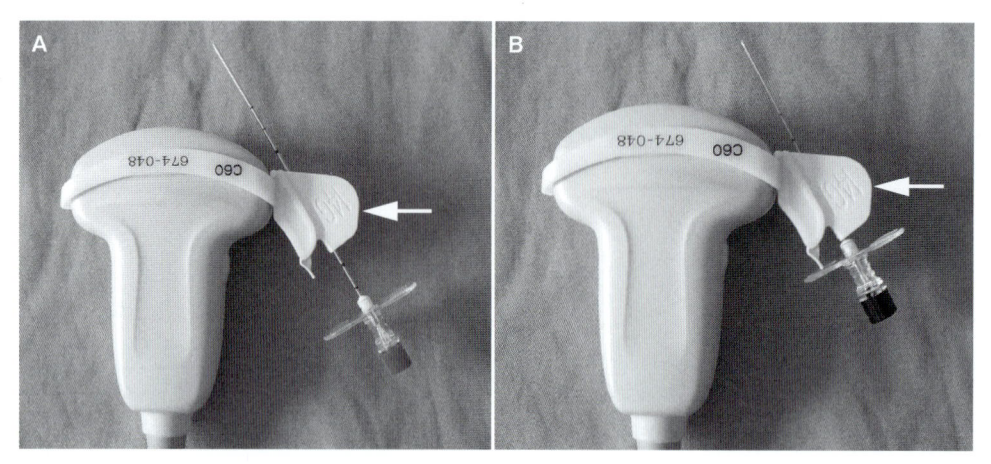

図1 コンベクスプローブの穿刺針ガイド
(A) 120 mm 針，(B) 80 mm 針

アタッチメントのガイド（⇨）があると針のブレは減るが，穿刺距離が長くなる．

③ 超音波プローブの位置と向き

長軸像と短軸像の両方法が考えられている。棘突起と椎間関節の間の椎弓が連続する部分の長軸像から内側に向けて硬膜外腔を観察する。腰椎は正中部周囲の短軸像または長軸像からのアプローチも可能である。

④ 超音波プローブ周波数

5 MHz 前後のコンベクスプローブを使用する。小児や小柄な成人患者の腰椎であれば 10 MHz 以上のリニアプローブも使用できる[1,2]。

⑤ ブロック針穿刺法

針が深く刺入されると硬膜穿刺となるため，硬膜外ブロックは基本的に平行法で行う。脊髄くも膜下ブロックでは交差法でも可能である。

⑥ 穿刺前超音波画像評価

各種硬膜外ブロックの項を参照。

⑦ ブロック針サイズ

カテーテルを留置する場合は 18 G の Touhy 針を，単回投与の場合は 20-22 G，Touhy 針または神経ブロック針を用いる。平行法では穿刺距離が長くなるため，金属部分が 120 mm の長い針も準備する。

穿刺針ガイドがあるとコンベクスプローブでも針を超音波画像で描出しやすいが，さらに穿刺距離が長くなるため，通常の 80 mm の針では短い（図1）。

18 G の硬膜外針を用いる場合，バルーン式（Epidrum®，Exmoor 社）またはばね式（Episure syringe™，Indigo Orb 社）の硬膜外腔確認器具を用いると便利である。

⑧ 局所麻酔薬投与量

■硬膜外ブロック

手術麻酔のためには高濃度の薬液を，ペインクリニックでは低濃度の薬液を投与する。いずれも投与量が少ないと超音波画像での観察が困難なため，5 ml 以上投与するほうが好ましい。

■脊髄くも膜下ブロック

可能であれば必要量の局所麻酔薬を生理食塩液で希釈して量を増やして投与すると観察しやすい[3]。

表2 リアルタイム超音波ガイド下脊柱管穿刺の方法.

穿刺方法	長所	短所
長軸・平行法	●脊柱管全体を把握できる ●上下方向へのずれを修正しやすい	●穿刺距離が長くなる
長軸・交差法	●脊柱管全体を把握できる ●最短距離で穿刺できる	●針先の位置を確認しづらい
短軸・平行法	●正中部への穿刺をしやすい	・穿刺距離が長くなる ・外側から穿刺することになるため棘突起間孔に入りづらいことがある ・上胸部では描出が難しい
短軸・交差法	●最短距離で穿刺できる ●正中部への穿刺をしやすい	●針先の位置を確認しづらい ・上胸部では描出が難しい

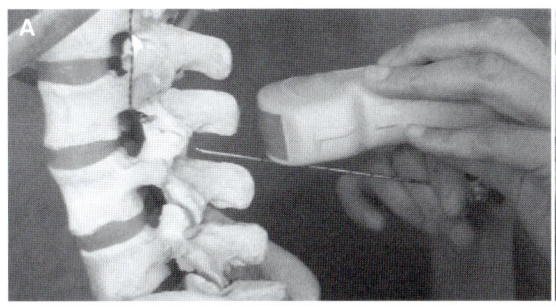

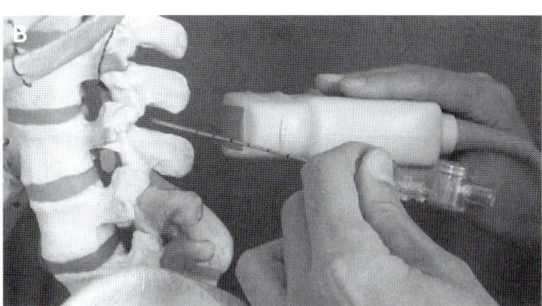

図2 短軸像でのプローブの方向と穿刺針の関係
（A）交差法，（B）平行法

平行法（B）での穿刺針には Epidrum® を付けている.

3 実際の手技とプロトコール

基本的な描出は各種硬膜外ブロックの項を参考されたい。描出法には長軸と短軸，穿刺方法には平行法と交差法があるため，4通りが考えられる（表2，図2）。以下に長軸および短軸平行法での穿刺手順を示す。

1 長軸平行法穿刺

①患者を腹臥位または坐位として穿刺部を後ろに突き出した状態とする。側臥位でも可能である。
②正中部長軸像で仙骨尾側から頭側へ画像を描出しながら，仙骨上端と第5腰椎を同定する（図3）。
③頭側へプローブを移動させながら腰椎の高位を確認し，目的とする部位の棘突起間を画像の中心にする。

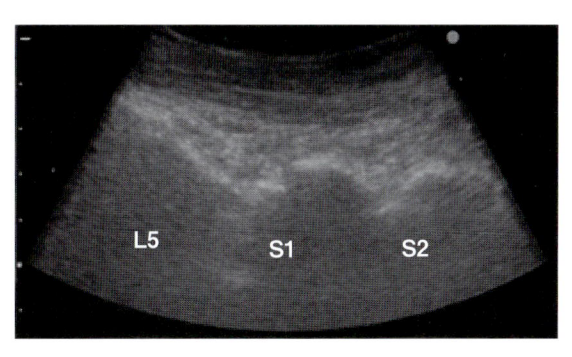

図3 腰仙部正中長軸像
第5腰椎の同定を行う．

④穿刺目標となる硬膜および硬膜外腔をプローブの微調整で描出する。正中部では棘突起により超音波ビームが硬膜まで到達しない場合や，プローブの皮膚への密着が悪い場合がある。そのような時は棘突起すぐ脇の傍脊椎部にプローブをずらす。そのままだと超音波ビームは椎弓に当たるため，わずかに正中部に向けることで硬膜外腔を広く描出できる（図4，5）。完全な正中部で観察・穿刺

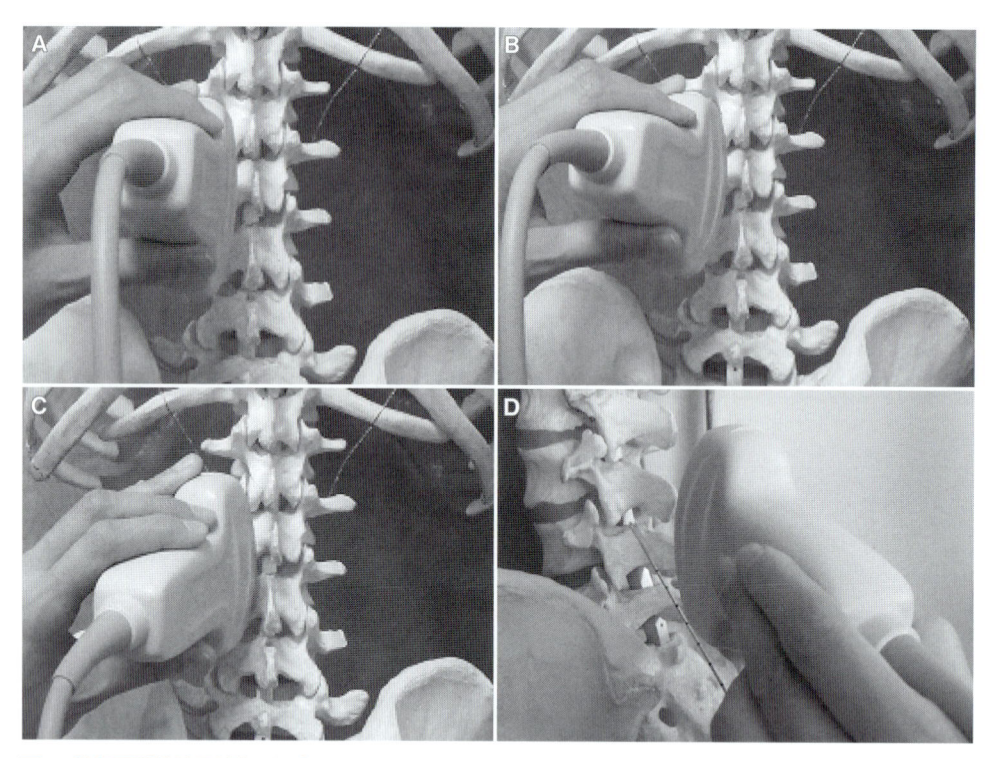

図4 胸部硬膜外腔長軸像の観察
棘突起の外側（椎弓の真上）にプローブを当て（A），そこから正中部（B），さらに頭側に向ける（C）．穿刺は椎弓にそって行う感覚となる（D）．

するわけではない．
⑤プローブをカーブにそって頭側に傾け，プローブ尾側を皮膚と密着させるようにする．目標となる硬膜外腔をプローブの尾側半分を用いて観察することになる（図6）．
⑥硬膜外腔を左右に観察して正中と思われる部位を描出し，皮膚から硬膜までの距離を測定する．
⑦プローブが皮膚と密着している部位よりも1cm程度尾側から穿刺する（図4D）．棘間靱帯の抵抗を感じたら硬膜外穿刺の場合は確認器具の使用，またはハンギングドロップ法を行いながら，さらに針を進める[4,5]．
⑧針先が棘突起または椎弓の陰に隠れる位置で硬膜外腔に達する場合も多いが，針先を描出しながら進めると安全である．
⑨硬膜外腔を確認したらプローブをはずし，硬膜外カテーテルを留置する．
⑩カテーテルを挿入中に頭側でカテーテルの動きに合わせた硬膜の動きや，薬液投与時の硬膜外腔の

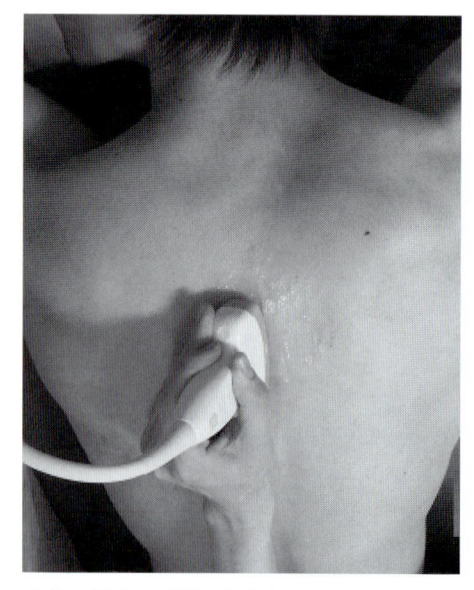

図5 皮膚の上からの長軸の観察方向

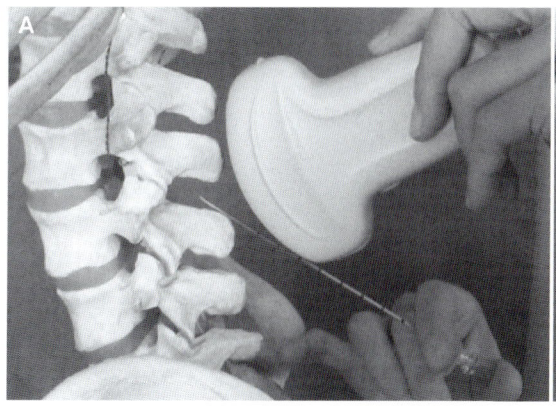

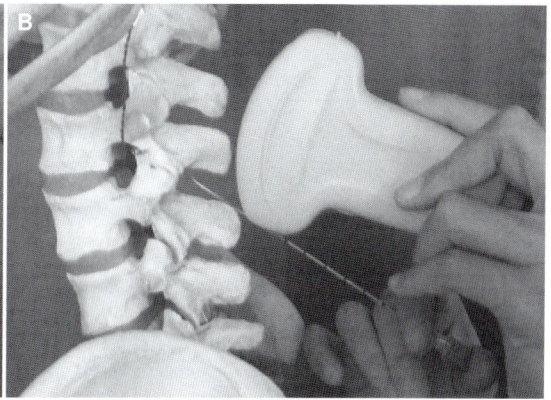

図6　長軸像描出時のプローブの方向と平行法穿刺
プローブを尾側に傾けると針を観察しやすいが，硬膜外腔を観察しづらい（A）．頭側に傾けると硬膜外腔を観察しやすくなり，尾側を使うことで穿刺針にも超音波ビームが垂直に当たりやすくなる（B）．

拡張などを観察することも症例によっては可能である．

2　短軸平行法穿刺

①〜③長軸平行法と同様である．
④穿刺目標となる硬膜および硬膜外腔をプローブの微調整で描出する．正中部では棘突起により観察しづらい場合がある．
⑤プローブと皮膚が密着していない部分から穿刺していく（図7）．
⑥硬膜外ブロックの場合はTouhy針が棘間靱帯に進んだ抵抗を感じたら，内筒を抜き，硬膜外穿刺確認器具またはハンギングドロップ法で針を進める（図8）．
⑦硬膜外カテーテル留置後，超音波画像でカテーテルの位置や薬液が広がる部位の観察を試みる．毎回確認できるわけではない（図9）．

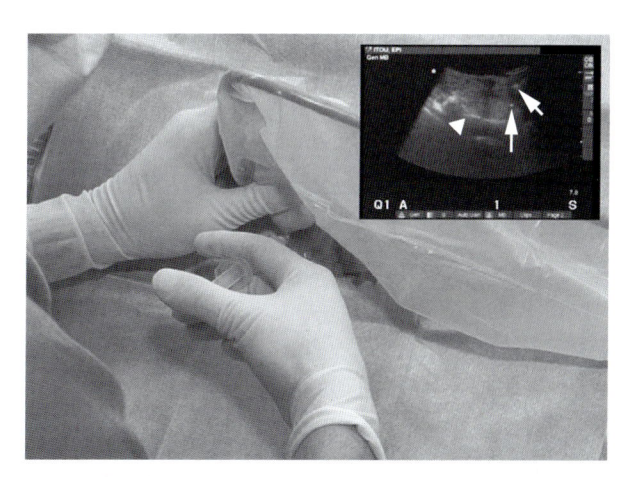

図7　腰部硬膜外短軸像で超音波ガイド下に局所麻酔を行っている様子
▷：硬膜，⇨：穿刺針

届かないことがありえる．

4　合併症

下肢の神経症状の悪化，血腫，感染，硬膜穿刺．超音波装置を用いることにより手間が増えるため感染防御に極力注意を払う．
穿刺距離が長くなるため，穿刺針が硬膜外腔まで

5　手技のコツ

①棘突起または椎弓の傾きにそって超音波ビームを向けることで硬膜を広く観察することが可能となる．
②コンベックスプローブでの穿刺針の描出はリニアプローブよりも感覚がつかみづらいが，曲面を上手

に利用すると観察しやすい。Enhanced needle visualization機能（M-Turbo®，ソノサイト社）を利用すると，穿刺針をはっきりと描出できるので非常に便利である[6]。

③穿刺針ガイドはアタッチメント部分を外すと針の長さを有効に使える。

④針が骨に当たった時に，脊椎のどの部分に当たっているかを超音波画像で確認することにより，針の向きの修正に役立ち，教育的な道具としても使用できる。

⑤胸椎では傍脊椎神経ブロックで観察する胸膜と，硬膜外ブロックで観察する硬膜を混同しないように注意する。

⑥スムーズに進むと予測以上に針が深く進んでいることがある。適宜抵抗消失を確認する。

⑦針を片手で進めることになるため，穿刺抵抗が高い時などは，いったん観察を止めて両手で針を進めるなど，安全な穿刺に配慮する。

⑧硬膜外腔でのカテーテル先端の確認には，カテーテルより0.5 ml程度の空気を注入する方法が有用である。空気が乱反射するので先端部が観察しやすい。くも膜下腔に留置されている場合には空気の投与は行わない。

文献

1) Tsui BC, Suresh S. Ultrasound imaging for regional anesthesia in infants, children, and adolescents: a review of current literature and its application in the practice of neuraxial blocks. Anesthesiology 2010；112：719-28.
2) Willschke H, Bosenberg A, Marhofer P, et al. Epidural catheter placement in neonates：sonoanatomy and feasibility of ultrasonographic guidance in term and preterm neonates. Reg Anesth Pain Med 2007；32：34-40.
3) Kawamata YT, Nishikawa K, Kawamata T, et al. HYPERLINK "http://www.ncbi.nlm.nih.gov/pubmed/12598278" A comparison of hyperbaric 1% and 3% solutions of small-dose lidocaine in spinal anesthesia. Anesth Analg 2003；96：881-4.
4) Marhofer P, Greher M, Kapral S. Ultrasound guidance in regional anaesthesia. Br J Anaesth 2005；94：7-17.
5) Karmakar MK, Li X, Ho AM, et al. Real-time ultrasound-guided paramedian epidural access：evaluation of a novel in-plane technique. Br J Anaesth 2009；102：845-54.
6) http://www.sonositejapan.com/movie/enhanced_movie/index.htm

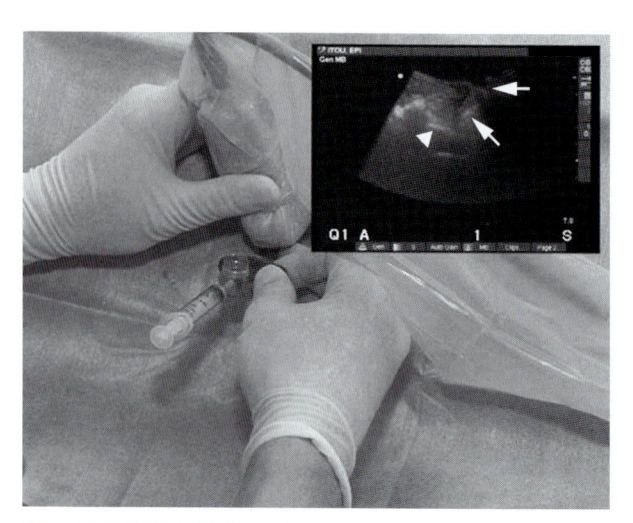

図8　腰部硬膜外短軸像で超音波ガイド下硬膜外穿刺を行っている様子

Epidrum® を使用
▷：硬膜，⇨：穿刺針

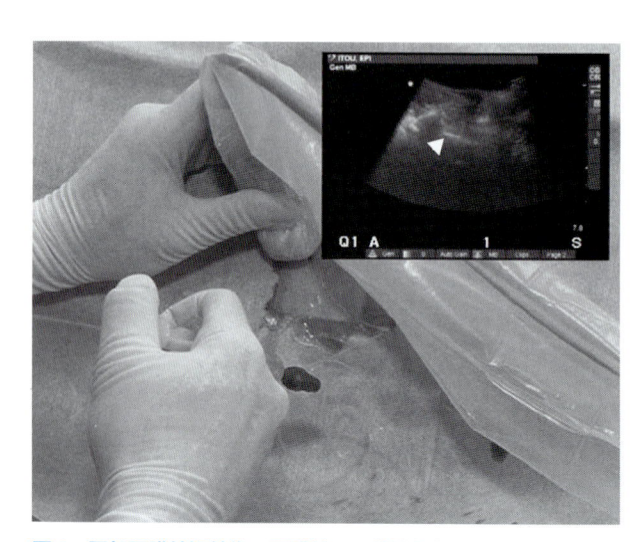

図9　腰部硬膜外短軸像で硬膜外への薬液投与を確認
▷：硬膜

（山内　正憲）

II 各 論

1. 頸椎と傍頸椎領域
2. 胸椎と傍胸椎領域
3. 腰椎と傍腰椎領域
4. 仙骨と傍仙骨領域
5. 小児の脊柱管領域

1 頸椎と傍頸椎領域

① 星状神経節ブロック（前方アプローチ）

はじめに

　星状神経節ブロック（stellate ganglion block：SGB）は，ペインクリニックで頭頸部，上肢の慢性疼痛に対して最もよく行われる交感神経ブロックである。SGBでは頭頸部の交感神経が遮断されることで，遮断側にホルネル徴候（縮瞳，眼瞼下垂，眼球陥凹）や上肢の血管拡張が認められる。従来のランドマーク法によるSGBでは，頭頸部と上肢の交感神経遮断効果が一定しなかった[1]。頸部という狭い領域に神経，血管，気管，食道，肺などの重要構造物が密集しているため，嗄声，腕神経叢ブロック，浅頸神経叢ブロックなどの軽微な合併症から，脊髄くも膜下腔穿刺，後咽頭血腫による気道閉塞，局所麻酔薬中毒，気管損傷，食道損傷，気胸などの重篤な合併症まで報告されている[2,3]。このようなSGBの効果の不確実性や合併症は，ブロック針の針先と頸部の重要構造物との正確な位置関係が分からないこと，注入した局所麻酔薬の広がりが分からないことに起因している[4]。超音波画像を利用して，針先の位置や局所麻酔薬の広がりをリアルタイムに評価することで安全かつ確実にSGBを行うことができる[5,6]。ここではマイクロコンベクスプローブを使用したC6レベルで行う超音波ガイド下星状神経節ブロック（ultrasound-guided stellate ganglion block：USG-SGB）前方アプローチについて説明する。本アプローチの利点は従来のランドマーク法と手技が類似しており，手技的に習得しやすい。

解　剖

　頸部交感神経幹は，T1-8由来の節前線維からなる。その節前線維が胸部交感神経幹でシナプスせずに頭蓋底に向かって上行し，その途中で上，中，下の3つの頸神経節を形成し，そこで節後線維とシナプスする。実際には，頸部交感神経幹は解剖学的変異に富んでおり，上中下の頸神経節が必ずしも明確に見分けられるものではない。頸部交感神経幹には頸神経由来の白交通枝が存在せず，灰白交通枝のみ存在する[7]。下頸神経節は第1胸神経節と融合して，頸胸神経節を形成し，第1肋骨頸の前方にある。頸胸神経節は多数の枝を放射状に出すために星状神経節とも呼ばれている。星状神経節はC6-8，T1の神経根に灰白交通枝を出す。星状神経節の周囲には肺尖部，椎骨動脈，鎖骨下動脈があるので，実際のSGBで，星状神経節に針を向ける術者は少ない。C6レベルで局所麻酔薬を注入する術者がほとんどで，これは頸部交感神経幹とその灰白交通枝を遮断する，あるいはC6レベルで注入した局所麻酔薬が下方に広がって星状神経節に及ぶことを目的にして実施されている。中頸神経節はC5，6横突起中間の高さに存在し，C4-6の頸神経根に灰白交通枝を分枝する。上頸神経節は紡錘形の神経節で，C1-4の高さにまで及ぶ大きな神経節である。上頸神経節からはC1-4の頸神経根に行く灰白交通枝，内頸動脈神経，外頸動脈神経，上頸心臓神経が分枝する。頭蓋内に入る内頸動脈神経が遮断されると，ホルネル徴候が出現する。頸部の筋膜は基本的には浅頸筋膜，中頸筋膜，深頸筋膜3つの筋膜群がある（図1）。深頸筋膜は椎前葉ともいわれ，前方では狭義の椎前葉と翼状筋膜に分かれる。深頸筋膜はSGBの成否および合併症を規定する重要な構造物である。頸部交感神経幹は深頸筋膜の後面で頸長筋の表面を頭蓋底に向かって上行しているので（図2），USG-SGBでは深頸筋膜の後方，頸長筋内に局所麻酔薬を注入

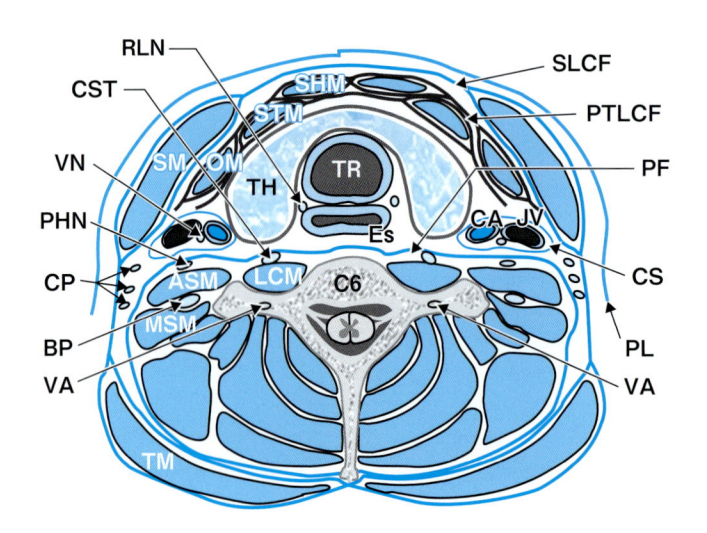

図1 C6レベル頸部水平断面

PL：広頸筋，SLCF：浅頸筋膜，PTLSF：中頸筋膜，PF：深頸筋膜（椎前葉），
SM：胸鎖乳突筋，SHM：胸骨舌骨筋，STM：胸骨甲状筋，OM：肩甲舌骨筋，
TM：僧帽筋，TR：気管，LCM：頸長筋，ASM：前斜角筋，MSM：中斜角筋，
TH：甲状腺，Es：食道，CS：頸動脈鞘，CA：総頸動脈，JV：内頸静脈，
VN：迷走神経，CST：頸部交感神経幹，BP：腕神経叢，CP：頸神経叢，
PHN：横隔神経，RLN：反回神経，VA：椎骨動脈

することがエンドポイントとなる。頸部交感神経幹から出る灰白交通枝は頸長筋を前方から貫いて[7]，C1-8の頸神経根とT1の胸神経根に連絡する。頸椎横突起より外側では腕神経叢が前斜角筋と中斜角筋の間に位置し，椎前葉は腕神経叢を包む筋膜に移行する。椎前葉と中頸筋膜の間に気管，食道，甲状腺，頸動脈鞘が存在する。C6レベルでは，反回神経が甲状腺，食道，気管に囲まれて上行してくる。

注意すべき動脈は椎骨動脈，上甲状腺動脈，下甲状腺動脈の3つである。椎骨動脈は鎖骨下動脈から起こり，C6横突孔に進入し頸椎横突孔を上行して，脳底動脈につながる。椎骨動脈は起始部では頸長筋よりかなり外側に外れている。しかし上行するにつれて内側に向かい，C7レベルで頸長筋の中に入り，頸長筋内の外側後方を上行し，最終的にC6横突孔に進入する。椎骨動脈は必ずしも第6頸椎横突孔に進入するとは限らず，C6横突孔を素通りして上位頸椎横突孔に進入することがある[8]。特に左椎骨動脈で鎖骨下動脈ではなく，大動脈弓から直接分枝する症例では走行異常を示す確率が高くなる[9]。上甲状腺動脈はC6レベルで甲状腺上極の外側縁で描出される。下甲状腺動脈はC7レベルで頸長筋の前面を横切って甲状腺下極に入る。

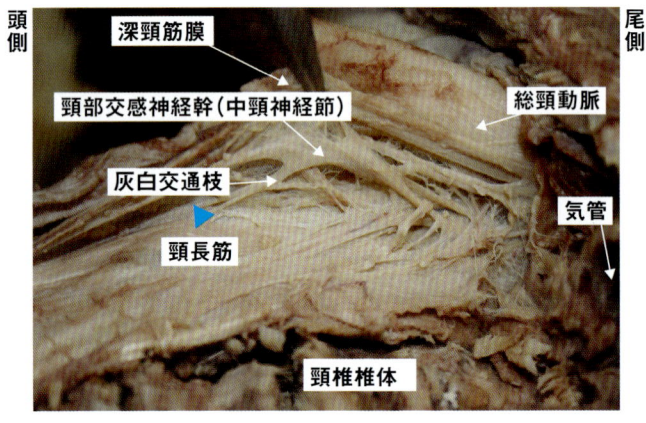

図2 頸部交感神経幹と灰白交通枝（左側）

解剖献体は気管，甲状腺，食道を切除してある．ここでは左の深頸筋膜を持ち上げて，深頸筋膜の裏側を見せている．頸部交感神経幹は深頸筋膜の後方，頸長筋の表面を上行している．中頸神経節から分枝した灰白交通枝が頸長筋を前方から貫いている．▶がC6横突起前結節の位置を示す．

適 応

頭頸部，上肢，上胸部の痛みとして，帯状疱疹，帯状疱疹後神経痛，複合性局所疼痛症候群（complex

regional pain syndrome：CRPS) type ⅠまたはⅡ，癌性疼痛，外傷性頸部症候群，非典型顔面痛，上肢の末梢動脈疾患に適応がある．SGB は慢性痛ばかりが適応ではない．急性痛治療にも応用できる[10,11]．上肢切断術後の術後鎮痛に応用できる[12]．痛みの治療以外としては，手掌多汗症，狭心痛にも応用されている[13〜15]．

体　位

仰臥位で，頸部伸展させ，口を軽く開口させておく．枕は通常は必要ない．

超音波プローブの位置と向き

輪状軟骨の高さ（第 6 頸椎レベル）で総頸動脈と気管の間にマイクロコンベクスプローブを押し当て，C6 レベル頸部横断面像が描出されるように置く（図3）．マイクロコンベクスを押し当てていくと，総頸動脈が C6 横突起前結節より外側に牽引される．総頸動脈が外側に牽引されない場合は，あらかじめプローブを持っている手の中指を使って，総頸動脈を外側に牽引してからプローブを押し当てるとよい．プローブを押し当てたのち，プローブを外側に傾けておくと，気管をプローブの間に針を刺入するスペースができる．

超音波プローブ周波数

4-7 MHz マイクロコンベクスプローブは扇形の広い走査面と極めて狭い皮膚接触面を特徴とする．総頸動脈を C6 横突起外側に押しのけるのにちょうどよい大きさである．頸部横断面の広い範囲を観察できる一方，針の刺入するスペースを十分確保でき，従来のランドマーク法に似た穿刺が可能である．

ブロック針穿刺法

頸部横断面像を描出し，気管とマイクロコンベクスプローブの間から平行法で針を穿刺する．頸部横断面像と平行法を使った穿刺は，USG-SGB 手技の安全性と効果の確実性を保証する．血管，臓器，神経などの頸部構造物の位置や走行には解剖学的変異がある．解剖学的変異を把握し，頸部構造物と針の位置関係を把握するには平行法が交差法より優れている．SGB の効果は，局所麻酔薬が深頸筋膜の前後どちらに注入されたかで決まり，合併症は C6 横突起前結節の外側内側どちらに広がったかで決まってくる．頸部矢状断面像では，局所麻酔薬が深頸筋膜の前後どちらに注入されたかにより SGB の効果は把握できても，C6 横突起前結節の内外側どちらに広がったかは把握できないため SGB の合併症は予測できない．頸部横断面像を利用することで，リアルタイムに SGB の効果と合併症の両方が把握できる．

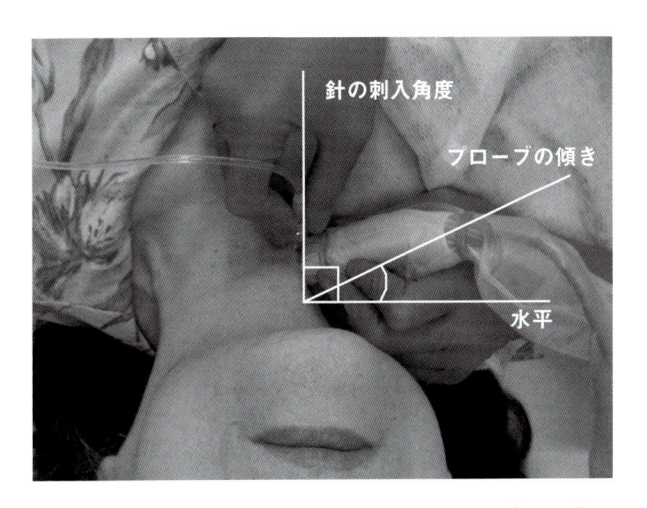

図3　プローブの当て方・穿刺の様子（右星状神経節ブロック）
プローブを押し当てたあと，外側に傾けると針を刺入するスペースが確保できる．

穿刺前超音波画像評価

以下の手順で超音波画像評価を行ってから穿刺する．

1 C7 横突起の同定

C6 横突起前結節を同定するために，第一に C7 横突起を同定する．C7 椎横突起には前結節が存在しないので容易に同定できる（図4）．

2 椎骨動静脈，上下甲状腺動脈の確認

C7 レベルで描出される椎骨動脈に注意する．通常，椎骨動脈は頸長筋内で C7 横突起のすぐ前方に位置し，椎骨静脈と伴走しながら C6 横突孔に進入

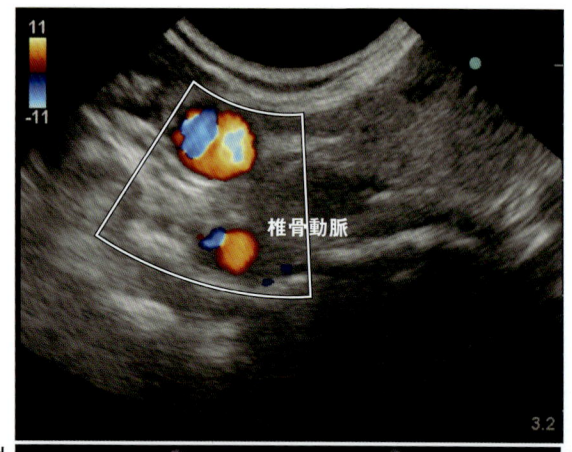

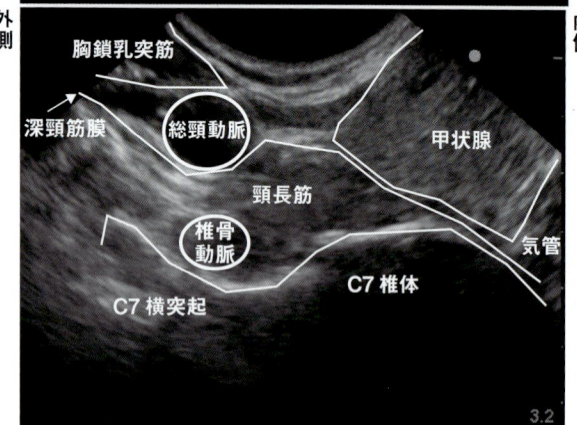

図4　右C7の超音波画像とカラードプラー画像

C7は横突起に前結節がないこと，頸長筋内に椎骨動脈を観察できることで同定する．C7の一つ頭側の横突起像がC6となる．

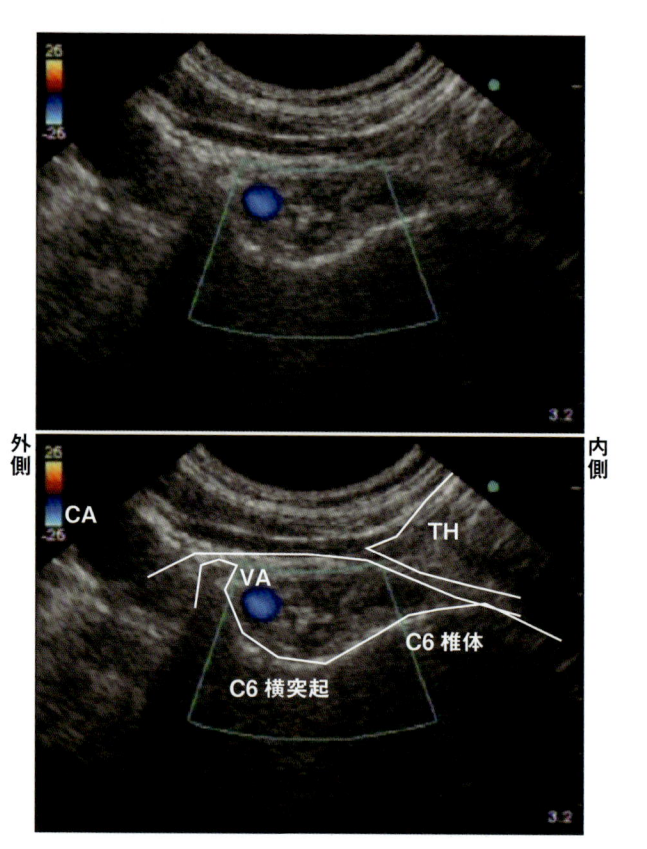

図5　椎骨動脈走行異常

TH：甲状腺，VA：椎骨動脈，CA：総頸動脈
C5の横突孔に進入する椎骨動脈がC6レベルではC6横突起前結節のすぐ内側を上行している．

する．椎骨動脈が総頸動脈と伴走するように上行する場合は椎骨動脈走行異常であり，椎骨動脈はC6より上位の頸椎で横突孔に進入する．この場合，椎骨動脈はC6横突起前結節のすぐ内側を上行していく（図5）．

上甲状腺動脈はC6レベルで甲状腺上極の外側縁で描出され，患者により血管径に差がある．上甲状腺動脈は本アプローチの刺入経路上に位置していることがある（図6）．この場合，プローブを持つ手の中指で気管を反対側に押すことで刺入経路から上甲状腺動脈を外すことができる．下甲状腺動脈はC7レベルで頸長筋の前面を横切って甲状腺下極に入る（図7）．刺入点を誤って針をC6レベルより尾側で穿刺した場合や交差法で穿刺する場合には下甲状腺動脈穿刺のリスクが高まる．

3 C6横突起を同定する

C7レベルから頭側に走査していき，はじめて描出される横突起がC6横突起である．C6横突起には前結節があり，"蟹爪様"に描出される．頸長筋，深頸筋膜，甲状腺，食道（左側のみ），気管，第6頸神経根，総頸動脈，上甲状腺動脈，胸鎖乳突筋，舌骨下筋群を確認する（図8）．

ブロック針サイズ

ブロック針は通常の手技と同じく，25 G，1 inch鋭針（長ベベル針）を使用する．体型の大きい人では24 G，1.5 inch鋭針でないと針が短いことがある．ブロック針と注射器の間に細い延長チューブを接続して，局所麻酔薬注入を介助者に行ってもらうこと

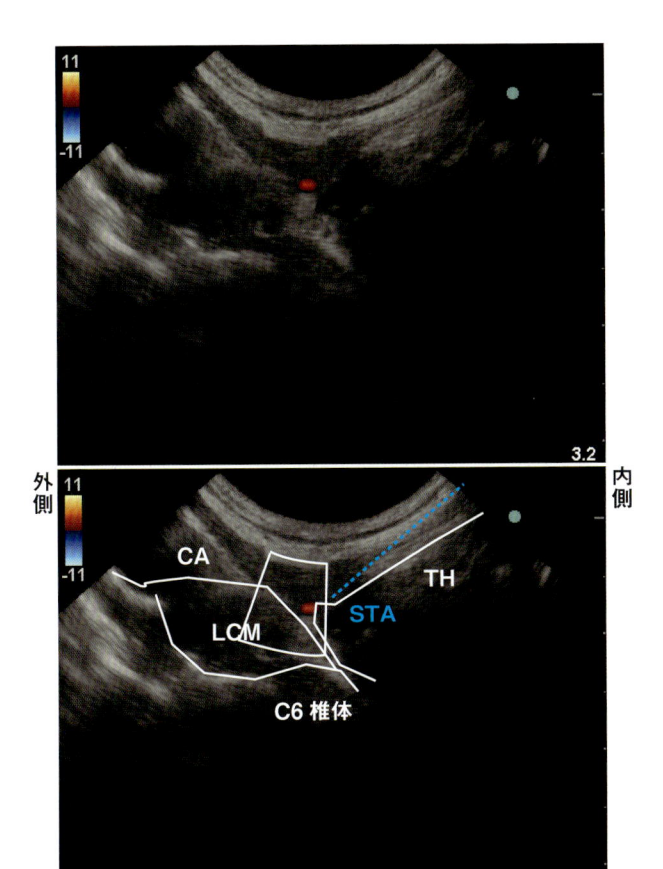

図6　上甲状腺動脈（C6レベル）

STA：上甲状腺動脈，LCM：頸長筋，TH：甲状腺，CA：総頸動脈
点線は刺入経路を示す．上甲状腺動脈が刺入経路上に位置するときは，気管を反対側に押すことで上甲状腺動脈を内側に移動させる．

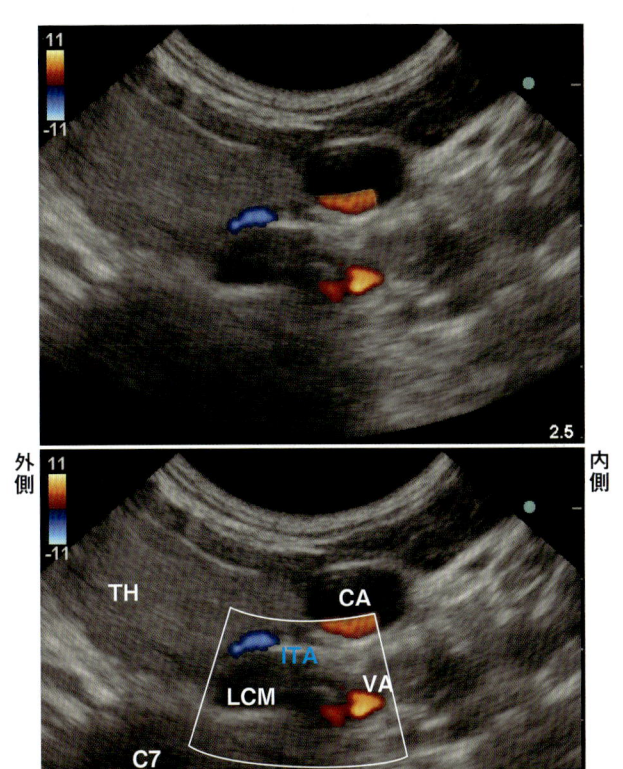

図7　下甲状腺動脈（C7レベル）

ITA：下甲状腺動脈，VA：椎骨動脈，LCM：頸長筋，TH：甲状腺，CA：総頸動脈
下甲状腺動脈はC7レベルで頸長筋を横切って甲状腺に向かう．

で術者の局所麻酔薬注入時の針先が固定され，安全に局所麻酔薬が注入できる．

局所麻酔薬投与量

1％リドカイン，1％メピバカインもしくは0.75％ロピバカイン5 ml．

単回投与ブロック

USG-SGBは単回投与で行われ，持続投与することはない．C6レベルで深頸筋膜の後方，頸長筋コンパートメント内に局所麻酔薬を投与して，そこを走行する頸部交感神経幹と灰白交通枝を遮断する，もしくは第1肋骨頸前面にある星状神経節にまで局所麻酔薬が広がることで交感神経遮断効果をもたらす．C6レベル頸部水平断面像上で，針を気管とマイクロコンベクスプローブの間から平行法で穿刺する．その局所麻酔薬の広がりをリアルタイムに評価することで，手技の安全性と確実性を得ることができる．

実際の手技とプロトコール

術者が右利きとして記載する．術者の立ち位置はランドマーク法の時と同じとする．右側のSGBでは患者の右側に立ち，患者と向き合うようにする．超音波診断装置は患者の頭側に置く．左側のSGB

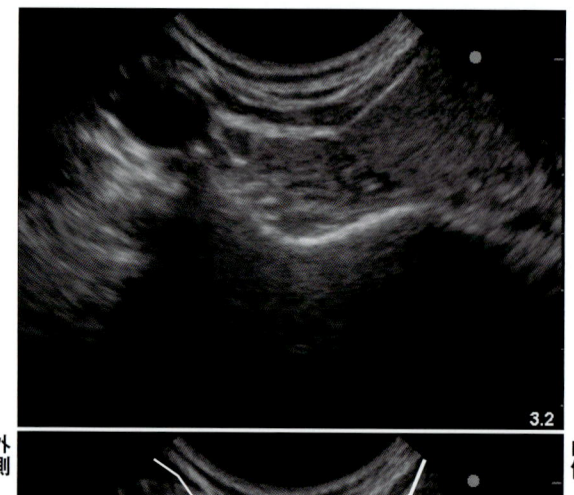

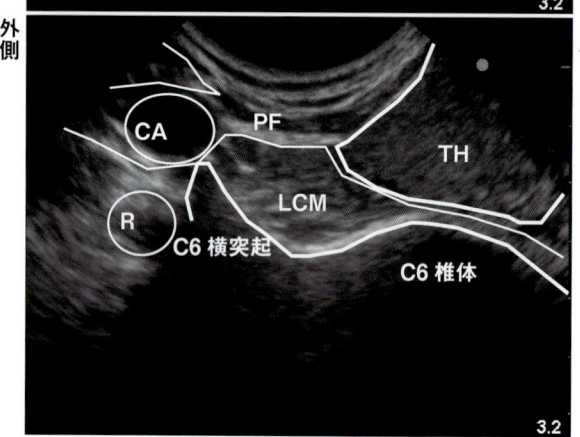

図8 穿刺前超音波画像・解剖（右側）

LCM：頸長筋，TH：甲状腺，CA：総頸動脈，R：C6神経根，PF：深頸筋膜

プローブを押し当てて総頸動脈を外側に牽引すると，深頸筋膜と頸長筋がプローブに近づく．

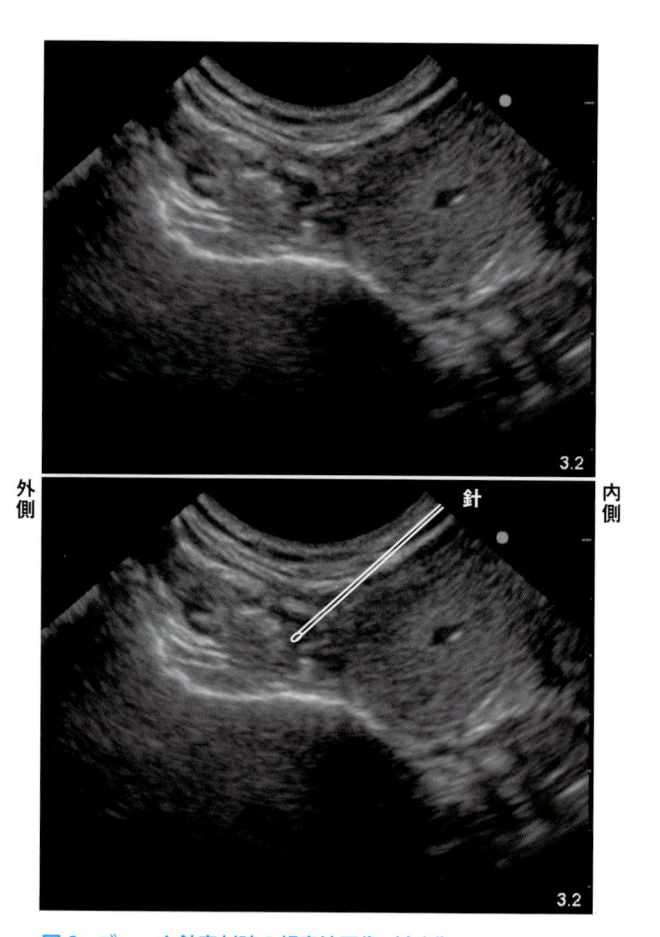

図9 ブロック針穿刺時の超音波画像（右側）

ブロック針は甲状腺をかすめるように，舌骨下筋群を貫きながら，深頸筋膜下の頸長筋内へ刺入される．

では患者の頭側に立ち，超音波診断装置を患者の側面，左右どちらかに置く．マイクロコンベクスプローブは術者の右側が超音波画像の右側に，術者の左側が画像に左側になるように持つと，画像上の針の穿刺方向が実際の穿刺方向と一致するので，針がコントロールしやすくなる．

①マイクロコンベクスプローブを総頸動脈と気管の間に押し当てて，総頸動脈を外側によける．
②C6からC7レベルの頸部水平断面の超音波画像を描出する．特に椎骨動脈，上下甲状腺動脈の走行に注意し，カラードプラーで観察する．
③C6レベルでプローブと気管の間から平行法でブロック針を刺入する（図3）．
④舌骨下筋群を貫通しながら針を刺入していく．通常，甲状腺を穿刺することはない．
⑤針先が深頸筋膜を貫いて頸長筋内に針先が届いたら，刺入するのを止める（図9）．針先をC6横突起に当てる必要はない．
⑥血液の逆流がないことを確認して，局所麻酔薬を0.5 mlだけ注入し，深頸筋膜の後方，頸長筋内で広がるかを確認する．深頸筋膜の前方で局所麻酔薬が広がるのなら，針をさらに刺入する．頸長筋内で局所麻酔薬が広がるのを確認できたら，引き続き2 mlずつ分割投与して，合計3-5 mlの局所麻酔薬を注入する．局所麻酔薬が頸長筋を取り囲むように広がり，同時に深頸筋膜が膨らんでいく様子が観察できる（図10）．

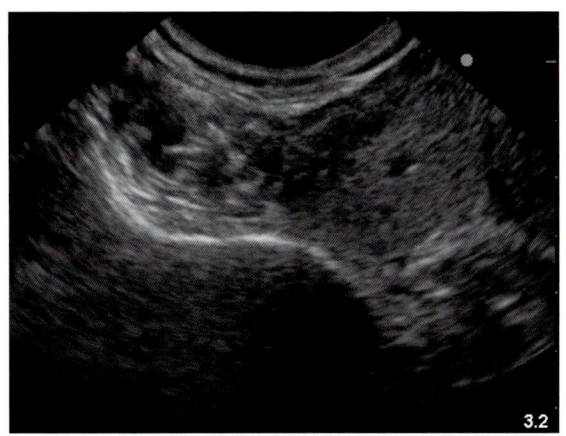

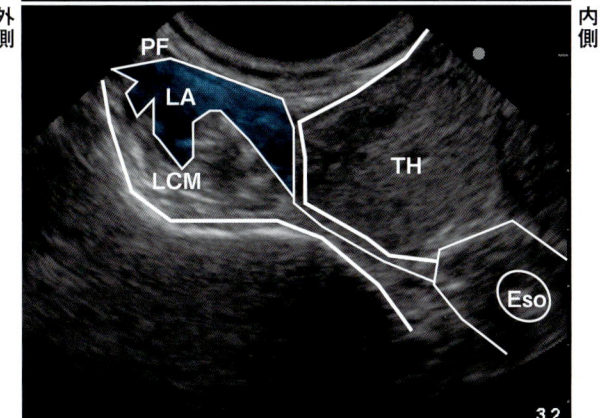

図10　局所麻酔薬注入後の超音波画像（右側）

TH：甲状腺，Eso：食道，LCM：頸長筋，LA：局所麻酔薬，PF：膨らんだ深頸筋膜
局所麻酔薬の広がりによって，頸長筋が膨らむ．食道は通常，左側の星状神経節ブロックで描出されるが，本症例では右側のSGBでも描出された．

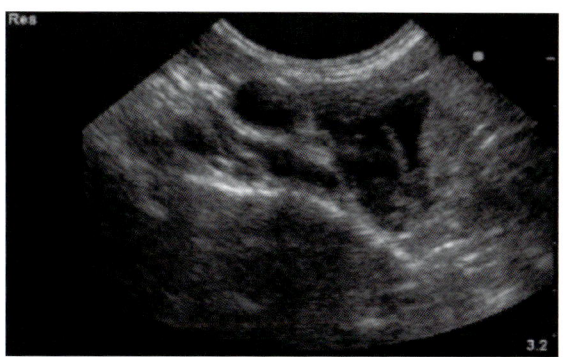

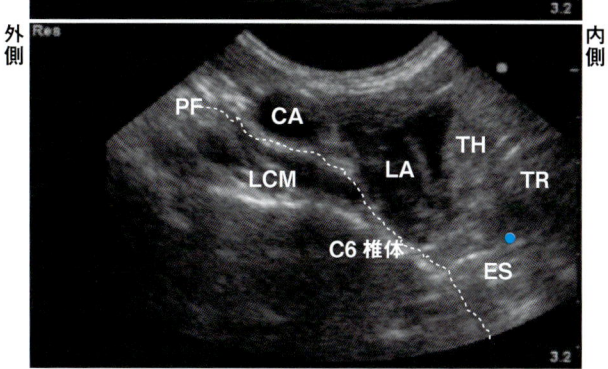

図11　反回神経麻痺の超音波画像（左側）

TH：甲状腺，TR：気管，LA：局所麻酔薬，CA：総頸動脈，PF：深頸筋膜，LCM：頸長筋，ES：食道
青の●は反回神経の位置を示す．
深頸筋膜の前方に注入された局所麻酔薬が内側に広がって，気管と食道の間にまで及んでいる．

合併症

◆反回神経麻痺

　反回神経は気管と食道の間を上行する．深頸筋膜の前方に（図11）注入された局所麻酔薬が内側に向かって広がり，気管と食道の間に達すると嗄声が生じる[11]．この場合の嗄声は持続時間が長い．深頸筋膜の後方，頸長筋内に正しく注入されても嗄声が生じることがあるが，この場合の嗄声は軽微で持続時間も短い．仰臥位から立位になって，しばらくすると消失することが多い．軽微な嗄声の原因は同定できていないが，深頸筋膜を貫いた針孔から局所麻酔薬が深頸筋膜の前方に漏出してくることが原因と考えている．局所麻酔薬注入後，深頸筋膜を貫いた孔を皮膚からしっかりと抑えることで対処する．

◆浅頸神経叢ブロック

　浅頸筋膜と深頸筋膜の間のコンパートメントに頸神経叢が存在する．深頸筋膜の前方に注入された局所麻酔薬が，外側に向かって浅頸筋膜と深頸筋膜の間を広がっていくことで生じる（図12）[11]．

◆頸神経根ブロック

　頸椎横突起の彎曲が緩やかな患者の場合，局所麻酔薬が深頸筋膜の後方，頸長筋内に正しく注入されても，頸椎横突起前結節より外側に流れて頸神経根ブロックとなりうる（図13）[11]．

◆血管損傷

　内頸動脈，椎骨動脈走行異常，上下甲状腺動脈に注意すれば太い血管の損傷は避けられるが，カラードプラーで検出できない細い血管を損傷する可能性は残っている．気道閉塞を起こす後咽頭血腫の原因がカラードプラーで検出される太い血管の損傷なのか，検出できない細い血管の損傷なのかは明らかになっていない．

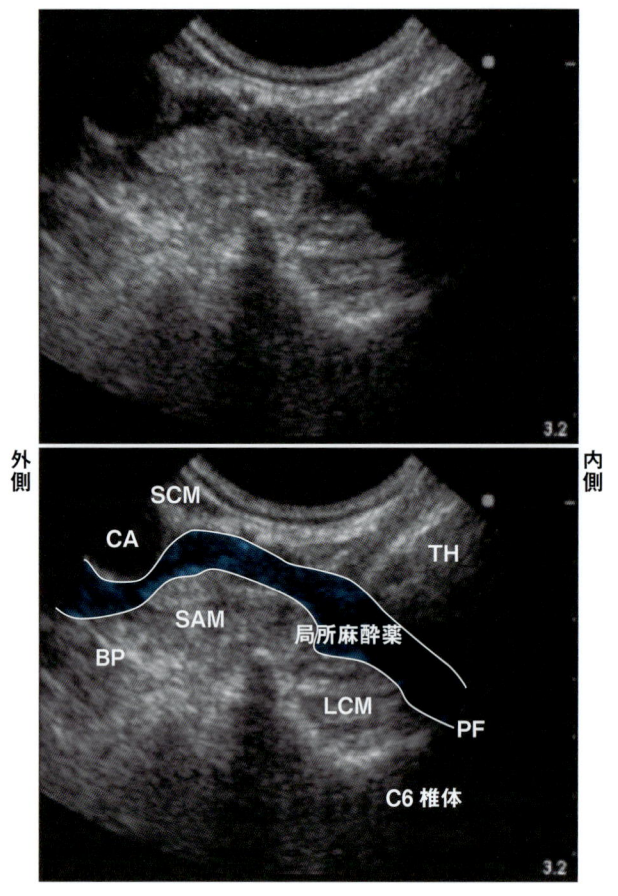

図12 浅頸神経叢ブロック

TH：甲状腺，PF：深頸筋膜，LCM：頸長筋，SAM：中斜角筋，BP：腕神経叢，CA：総頸動脈，SCM：胸鎖乳突筋（胸鎖乳突筋を覆う筋膜が浅頸筋膜）
深頸筋膜の前方に注入された局所麻酔薬が外側に広がって，浅頸筋膜と深頸筋膜の間に広がっていくことで生じる．

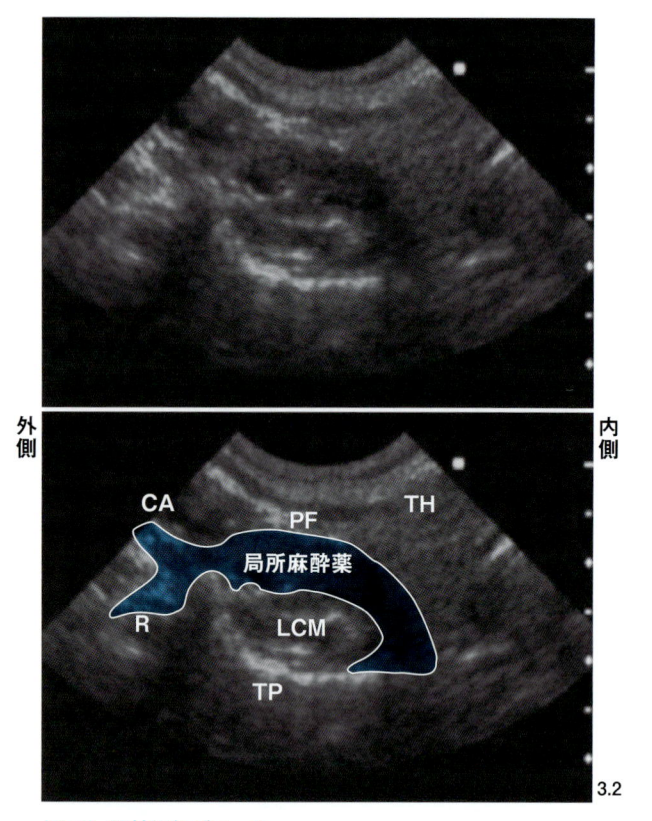

図13 頸神経根ブロック

TH：甲状腺，LCM：頸長筋，TP：C6 横突起，R：C6 神経根，CA：総頸動脈
深頸筋膜の後方，頸長筋内に投与された局所麻酔薬が C6 横突起前結節を越えて外側に広がったときに生じる．

（図1，3，4，9は，柴田康之．星状神経節ブロック．小松　徹，佐藤　裕，瀬尾憲正，廣田和美編．超音波ガイド下脊柱管・傍脊椎ブロックと超音波画像ポケットマニュアル．東京：克誠堂出版；2010．p.23-31 より引用）

文献

1) 山室　誠，江場克夫，兼子忠延．第6頸椎横突起基部を指標とする星状神経節ブロックの検討 2. ブロックの手技の検討．ペインクリニック 1991；12：507-12.
2) Stannard CF, Glynn CJ, Smith SP. Dural puncture during attempted stellate ganglion block. Anaesthesia 1990；45：952-4.
3) Kashiwagi M, Ikeda N, Tsuji A, et al. Sudden unexpected death following stellate ganglion block. Leg Med (Tokyo) 1999；1：262-5.
4) Marhofer P, Chan VW. Ultrasound-guided regional anesthesia: current concepts and future trends. Anesth Analg 2007；104：1265-9.
5) Shibata Y, Fujiwara Y, Komatsu T. A new approach of ultrasound-guided stellate ganglion block. Anesth Analg 2007；105：550-1.
6) Gofeld M, Bhatia A, Abbas S, et al. Development and validation of a new technique for ultrasound-guided stellate ganglion block. Reg Anesth Pain Med 2009；34：475-9.
7) 佐藤達夫，坂本裕和．頭頸部外科に必要な局所解

Pit fall

○体格のためにランドマーク法によるSGBが困難であった症例でも超音波ガイド法により容易にSGBができる症例がある。

○総頸動脈の可動性がわるい症例では，プローブを持つ手の中指もしくは薬指を使って，総頸動脈を外側によけてからプローブを当てるとよい。

○プローブを総頸動脈と気管の間に押し当てたときに，プローブと気管の間に針を穿刺するスペースがないという術者がいる。プローブを固定する際に，やや外側にプローブを傾けると，針を刺入するスペースが確保できる。

○甲状腺が大きい症例では刺入経路上に甲状腺が存在することがある。プローブを持っている手の中指もしくは薬指で気管を反対側に押してやると，甲状腺を刺入経路から外すことができる。どうしても穿刺が困難なときは注意して交差法で行う。

○反回神経麻痺，浅頸神経叢ブロック，頸神経根ブロックなどの合併症が起きる局所麻酔薬の広がりを観察した場合には，注入をすぐに止めることで合併症を軽減できる。

剖 9. 頭部の神経 3. 交感神経系. 耳鼻・頭頸外科 1993；65：785-96.

8) 児玉公道. 椎骨動脈. 佐藤達夫，秋田恵一編. 日本人のからだ—解剖学的変異の考察. 東京：東京大学出版；2000. p.213-5.

9) Yamaki K, Saga T, Hirata T, et al. Anatomical study of the vertebral artery in Japanese adults. Anat Sci Int 2006；81：100-6.

10) Kakazu CZ, Julka I. Stellate ganglion blockade for acute postoperative upper extremity pain. Anesthesiology 2005；102：1288-9. author reply 1289.

11) 柴田康之, 伊藤 洋, 佐藤祐子ほか. 超音波ガイド下星状神経節ブロック. ペインクリニック 2007；28：1083-91.

12) Kakazu CZ, Julka I. Stellate ganglion blockade for acute postoperative upper extremity pain. Anesthesiology 2005；102：1288-9.

13) Meyer J. Indications and possibilities of blockade of the sympathetic nerve. Regional Anaesthesia 1987；10：55-8.

14) Sankstone A, Cornbleet T. Facial hyperhidrosis interruption with stellate ganglion block. Jama 1962；179：571.

15) Stanik-Hutt JA. Management options for angina refractory to maximal medical and surgical interventions. AACN clinical issues 2005；16：320-32.

（柴田　康之）

② 星状神経節ブロック（側方アプローチ）

はじめに

前項（前方アプローチ）で述べられたマイクロコンベクスプローブを使用した方法とは異なり，リニアプローブを使用した超音波ガイド下星状神経節ブロックについて説明する。

リニアプローブを利用した星状神経節ブロック（stellate ganglion block：SGB）は Kapral らによりその有用性が最初に報告されている[1]。その後，Narouze ら[2]によりリニアプローブ前方アプローチ星状神経節ブロックが報告されたが，従来法と同じような前方アプローチによる手技であったため，リニアプローブの大きさが妨げとなりリアルタイム穿刺は困難であった（図1）。そのために，従来法に変わる手技とはならなかった。

2009 年に Peng らはリニアプローブを用いた側方アプローチを報告した[3,4]。彼らはブロック針を側方より C6 前結節の上を通り，頸動脈に向けて進め，subfascial に局所麻酔薬を注入する方法を開発した（図2）。この方法により，嗄声，食道損傷，下甲状腺動脈穿刺を容易に予防できる。また，患者は気管の圧迫がなく側方よりのアプローチであるために，従来の前方アプローチと比較して，快適にブロックを受けることができる。

高周波数のリニアプローブによる後方アプローチはマイクロコンベクスプローブによる前方アプローチに比べ解像度が良く，画像のゆがみもないため，超音波解剖学の理解が容易である。

解剖

詳細な解剖については前項を参照していただきたい。頸部交感神経幹は頸長筋と深頸筋膜の間にある。後方アプローチの SGB でも薬液を注入するべき位置は頸長筋内でよいが，マイクロコンベクスプローブよりも高精細なリニアプローブを使用するため，頸長筋表面の深頸筋膜内に薬液を注入することも可能である。

椎骨動脈，下甲状腺動脈は C7 レベルでは頸長筋前外側に近接する。C6 横突起のレベルではこれらの動脈は通常確認できないが，異常な走行がないか

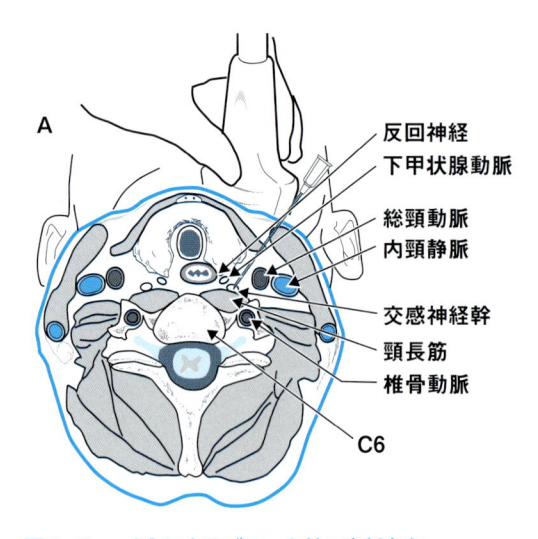

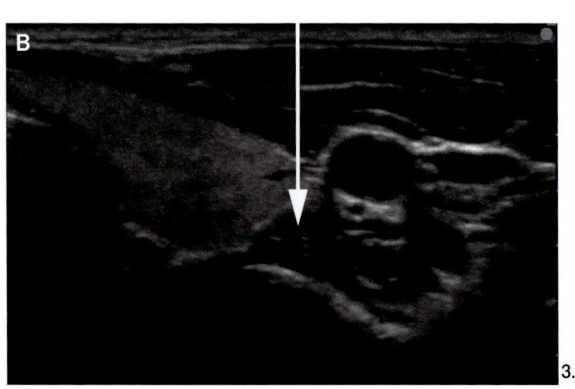

図1　Kapral らによるブロック針の穿刺方向

Kapral らは総頸動脈と甲状腺の間を前方から穿刺する方法を発表した[1]．
⇨：ブロック針刺入方向
（A：Narouze S, Vydyanathan A, Patel N. Ultrasound-guided stellate ganglion block successfully prevented esophageal puncture. Pain Physician 2007；10：748 より改変引用）

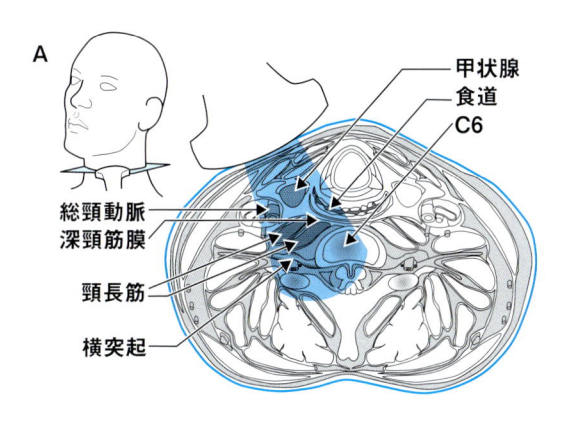

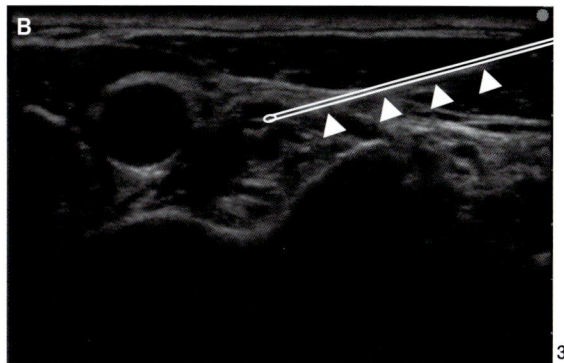

図2 超音波プローブの当て方・ブロック針の穿刺方向
前側方からプローブを当てることにより外側から穿刺することができる．▷：ブロック針
（A：Peng PWH, Narouze S. Ultrasound-guided interventional procedures in pain medicine：A review of anatomy, sonoanatomy, and procedures. Regional Anesthesia and Pain Medicine 2009；34：460 より改変引用）

注意が必要である[3]．

体 位

側臥位あるいは半側外臥位で，頸部をブロックと反対側に軽度回旋し，ブロック側の上肢は体側につけ，なるべく神経ブロック側頸部を進展させる．

超音波プローブの位置と向き

輪状軟骨の高さ（第6頸椎レベル）で頸部横断像を描出する．甲状腺，総頸動脈，第6頸椎横突起前結節を確認できるようにプローブの位置を調節する．穿刺時にはプローブで内頸静脈を圧迫し，静脈穿刺を防ぐ．

超音波プローブ周波数

7-14 MHz リニアプローブ．

ブロック針穿刺法

輪状軟骨の高さで頸部横断像を描出し，甲状腺，総頸動脈，内頸静脈，第6頸椎横突起，第6頸神経根を確認する．横突起前面，総頸動脈後面の頸長筋の前面に深頸筋膜がある．ブロック針はプローブ外側より平行法で刺入する[4]．C6横突起前結節と圧迫された内頸静脈の間を通り，頸長筋表面の深頸筋膜内に薬液を注入する．筋膜内に局所麻酔薬が注入されると筋膜が液性剥離される像が認められる．深頸筋膜を貫通し頸長筋内に局所麻酔薬が注入されてもSGBの効果は得られる．薬液が深頸筋膜よりも浅い層（suprafascial）に入ると甲状腺から気管のほうに薬液が広がり，気管と食道の間を走行する反回神経を麻痺させる危険がある．

穿刺前超音波画像評価

前項と同様の評価を行う．マイクロコンベクスプローブに比べ，高周波数リニアプローブのほうが解像度がよく，解剖学的な評価は容易である．

輪状軟骨の高さで頸部正中横断像からブロックする側にプローブをずらし，総頸動脈，内頸静脈を確認する．さらに外側に移動し，頸椎横突起を確認する（図3）．通常，このレベルでは最初に見える横突起はC6であるが，確認のため尾側に移動し，C7横突起を確認する．C7横突起は前結節がないため，C6との鑑別は容易である（図4）．

C6とC7の横突起間で椎骨動脈，下甲状腺動脈を確認する．椎骨動脈はC6横突起のすぐ尾側に確認できる場合が多く，外側から穿刺する今回の方法

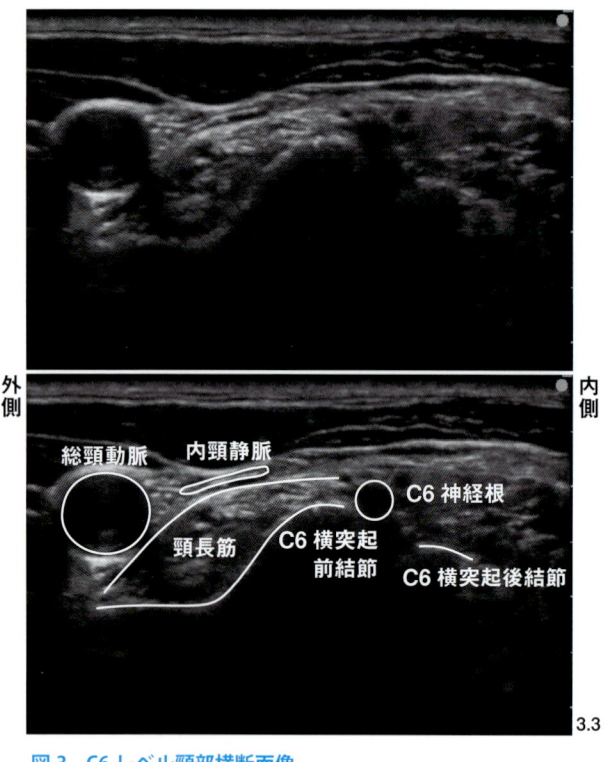

図3 C6レベル頸部横断面像

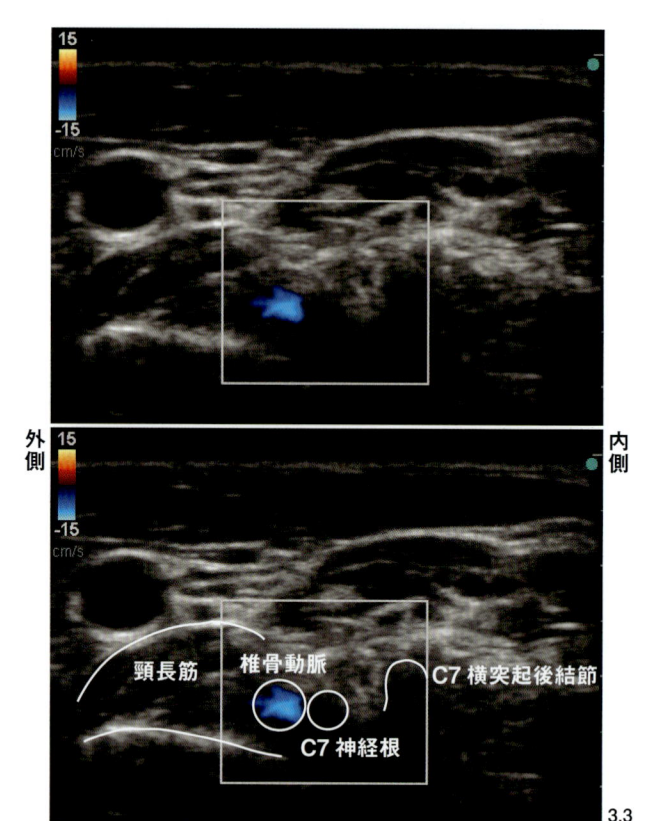

図4 C7レベル頸部横断面像
頸長筋外側に椎骨動脈の血流を認める.

ではブロック針がC6横突起より尾側にずれると椎骨動脈を穿刺する危険がある．同様に，下甲状腺動脈もC6とC7の間で頸長筋の前面を横切って甲状腺に向かうため，ブロック針がC6より尾側にずれると穿刺する危険がある（図5）．

C6横突起前結節を同定したのち，内頸静脈をプローブで圧迫して虚脱させ，穿刺を行いやすくする．プローブの外側から穿刺し，C6横突起前結節と内頸静脈の間を通過して頸長筋表面の深頸筋膜に到達するブロック針の経路を確認する．C6横突起からはC6神経根が出てくるので，外側からブロック針を進める際にC6神経根も注意しなければならない．

ブロック針サイズ

ブロックに使用する針は23-25 G，1.5 inchの鋭針を使用する．外側から穿刺するため1 inchでは長さが足りない．

局所麻酔薬投与量

1%メピバカイン，1%リドカインを5 ml使用する．頸長筋内ではなく深頸筋膜内に薬液が入ると頸部交感神経幹に直接薬液が作用するため，これより少量の局所麻酔薬でもブロックの効果が得られる．

実際の手技とプロトコール

術者の立つ位置は，右SGBの場合は頭側，左SGBの場合は患者の左側に立つ．外側から刺入するため，従来のランドマーク法とは立つ位置が異なる．

①リニアプローブで前述の超音波画像評価を参考にして，頸部横断像を確認する．
②C6横突起前結節の見えるスライスで外側からC6神経根，C6横突起前結節，内頸静脈，総頸動脈，甲状腺，頸長筋，深頸筋膜を確認する．内頸

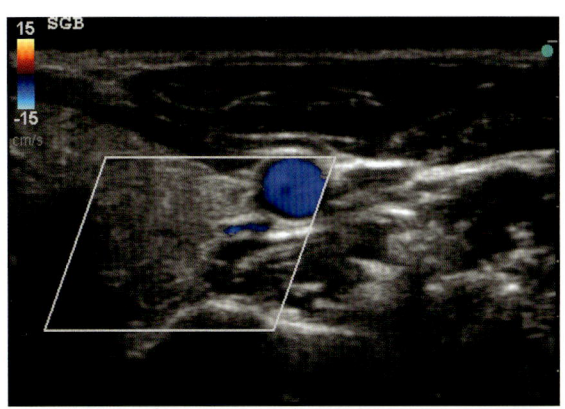

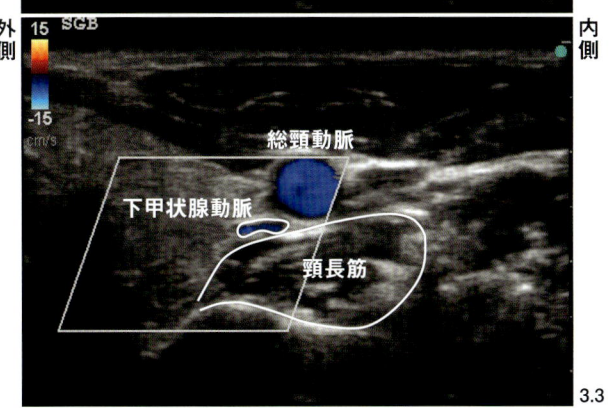

図5　頸長筋と下甲状腺動脈
C7レベルで頸長筋前面に下甲状腺動脈の血流を認める．

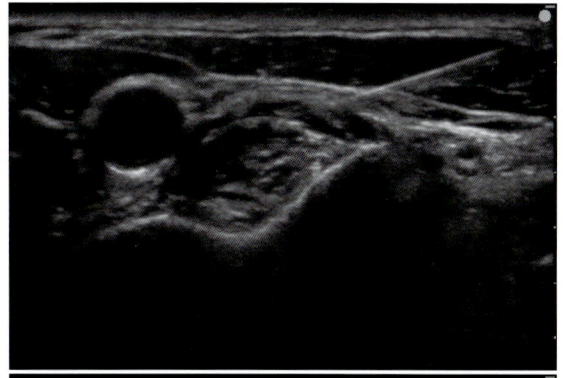

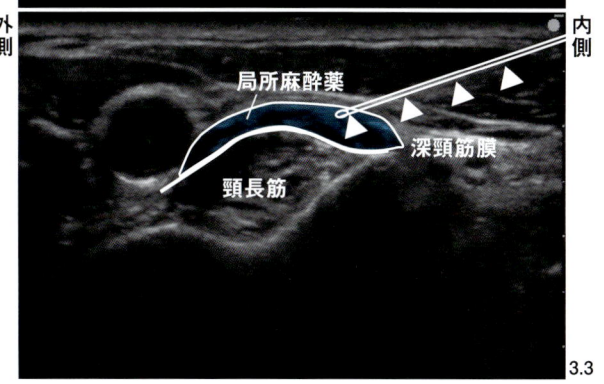

図6　局所麻酔薬注入後の超音波画像
頸長筋表面の深頸筋膜内に局所麻酔薬が広がっている．
▷：ブロック針

静脈が虚脱する程度にプローブで皮膚を圧迫する。
③プローブの外側から針を刺入する。C6横突起前結節をかすめるようにして針を進め，圧迫して虚脱した内頸静脈を穿刺しないように気をつけて深頸筋膜に到達する（図2B）。
④深頸筋膜を貫通し頸長筋内に局所麻酔薬を注入する方法もあるが，深頸筋膜内に局所麻酔薬を注入する方法もある。その場合，局所麻酔薬が深頸筋膜上を気管のほうに流れていくと反回神経麻痺を引き起こすため，注意が必要である。深頸筋膜内にまず生理食塩液を1-2 ml注入し，筋膜を液性剝離したのちに局所麻酔薬を注入するという報告もある（図6）。

合併症

前項の合併症参照。深頸筋膜よりも上の層に局所麻酔薬を注入すると，薬液が気管のほうに広がり，反回神経麻痺を起こす確率が高い。

Pit fall

○マイクロコンベクスプローブがない場合でも超音波ガイド下にSGBを行うことができる。斜角筋間腕神経叢ブロックや頸部神経根ブロックを超音波ガイド下に施行した経験があれば，解剖の理解は容易であると考える。
○C6神経根，内頸静脈，椎骨動脈などのすぐ近くを針が通過するので，超音波画像上で常にブロック針の先端をとらえておくことが重要である。

文献

1) Kapral S, Krafft P, Gosch M, et al. Ultrasound imaging for stellate ganglion block : direct visualizaation of puncture site and local anesthetic spread. Reg Anesth 1995 ; 20 : 323-8.
2) Narouze S, Vydyanathan A, Patel N. Ultrasound-guided stellate ganglion block successfully prevented esophageal puncture. Pain Physician 2007 ; 10 : 747-52.
3) Narouze S. Beware of the "Serpentine" inferior thyroid artery while performing stellate ganglion block. Anesth Analg 2009 ; 109 : 289-90.
4) Peng PWH. Ultrasound-guided cervical sympathetic block. In : Narouze S, editor. Atlas of ultrasound-guided procedures in interventional pain management. New York : Springer ; 2010. p. 273-8.

〔橋本　篤〕

③ 浅頸神経叢ブロック

はじめに

一般に，頸神経叢ブロックは浅頸神経叢ブロックと深頸神経叢ブロックに分類される。胸鎖乳突筋の外側縁ないしは後面に局所麻酔薬の浸潤を行う方法を浅頸神経叢ブロック，頸椎横突起を同定し頸神経根の近傍にまで針を進めて局所麻酔薬の投与を行う方法を深頸神経叢ブロックと区別することが多い[1, 2]。両者の臨床効果の違いは必ずしも明確でないが[3〜5]，頸神経叢の皮枝である小後頭神経・大耳介神経・頸横神経・鎖骨上神経の遮断を目的とする場合に浅頸神経叢ブロック，皮枝に加えて舌骨下筋群や椎前筋を支配する筋枝の遮断も目的とする場合に深頸神経叢ブロックを選択するのが一般的である。

解剖学によれば，頸部を構成する組織は層状の構造を取り，その区画は筋膜によって境界されている[6]（図1）。内部組織の観察に超音波画像を用いると，これらの筋膜の同定が容易であることから，ここでは，筋膜を基準として浅頸神経叢ブロックと深頸神経叢ブロックを分類することにする[5]。すなわち，頸筋膜の浅葉（浅頸筋膜）と頸筋膜の深葉（深頸筋膜・椎前葉）の間に局所麻酔薬を投与する方法が浅頸神経叢ブロック[7]，頸筋膜の深葉よりも深い位置に局所麻酔薬を投与する方法が深頸神経叢ブロックである。

個々の神経の同定にこだわることなく，遮断したい神経が存在（走行）する領域（コンパートメント）に局所麻酔薬を投与し，結果的に神経に対する作用を得る方法をコンパートメントブロックと呼ぶ。頸筋膜の存在を意識しながら，これによって境界される領域に局所麻酔薬を投与する頸神経叢ブロックはコンパートメントブロックにほかならない。頸神経叢ブロックに超音波ガイドを利用することで，筋膜を始めとする組織構造の観察に基づいて局所麻酔薬の投与部位を正確に定めることや，投与後の薬液の広がり方を視覚的に把握することが可能となる。

【メモ】

頸筋膜の呼称に関しては混乱が見られる。ここでは，皮下組織の下にあって胸鎖乳突筋と僧帽筋を覆

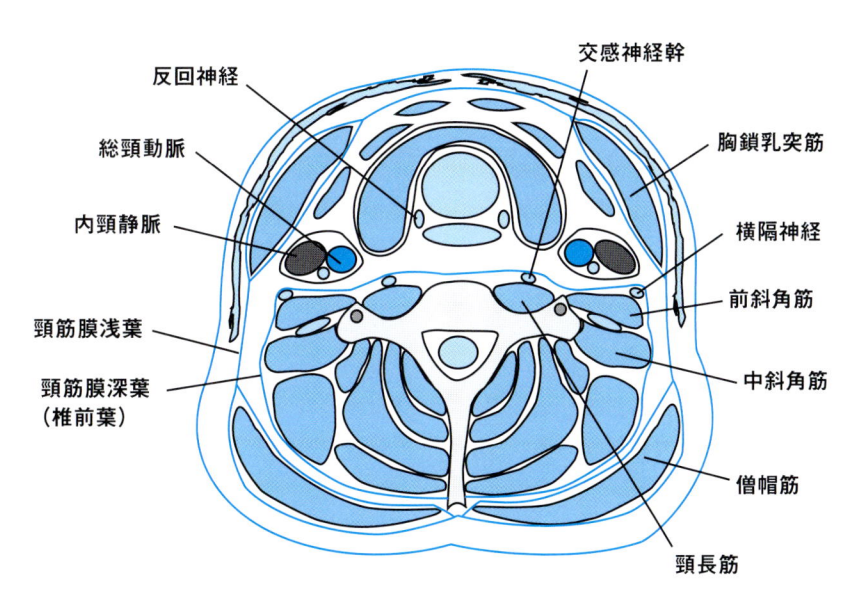

図1 頸部横断面の模式図（C6レベル）
頸部の内部組織は筋膜によって区画されている．頸筋膜の浅葉は表層にあって頸部の外周を取り囲む．頸筋膜の深葉は深層にあって椎骨とこれに付着する筋肉を覆う．

う筋膜を頸筋膜の浅葉（investing layer of deep cervical fascia），さらにその深層にあって，椎骨に付着する頸長筋・頭長筋・斜角筋などを包み込む筋膜を頸筋膜の深葉（prevertebral layer of deep cervical fascia）と呼んでいる．頸筋膜の浅葉は浅頸筋膜，頸筋膜の深葉は深頸筋膜あるいは椎前葉とも呼ばれる．

解 剖

第1頸神経（C1）から第4頸神経（C4）の前枝は互いに連絡し頸神経叢を形成する．頸神経叢の皮枝は頸部の皮神経として，後頭・耳介周囲から肩・上胸部に及ぶ領域に分布する（図2）．一方，筋枝は頸神経ワナを作り，その分枝は舌骨下筋群（胸骨舌骨筋・肩甲舌骨筋・甲状舌骨筋，胸骨甲状筋）を支配する．

頸神経叢由来の皮神経は，いったん集まって胸鎖乳突筋後縁の中程の高さで頸筋膜の浅葉を貫く．皮神経が集合して皮下に出現するこの位置を頸神経点と呼ぶ．皮下に現れた皮神経は頸神経点からその分布域に向かって広がり，前頸部・外側頸部・後頭部に枝を伸ばす（図2）．頸神経叢の皮枝から生じる神経は，小後頭神経（C2），大耳介神経（C2, 3），頸横神経（C2, 3），鎖骨上神経（C3, 4）である．浅頸神経叢ブロックはこれらの皮神経を遮断し，後頭・耳介周囲から肩・上胸部にかけての領域の知覚を消失させる．

皮神経が集合して皮下に出現する位置は，頸神経"点"と呼ばれるが，実際の神経の出現位置は胸鎖乳突筋にそって一定の広がりを持つことを理解する必要がある[8]．頸神経点の中で一番頭側に出現するのが小後頭神経である．この神経は胸鎖乳突筋の後縁にそって上行し，後頭部の外側から乳様突起部，耳介の後内側面の上半分にかけて分布する．小後頭神経の少し下に出現するのが大耳介神経である．大耳介神経は胸鎖乳突筋の表面を外頸静脈の後にそって斜めに上行したのち，下顎角の近くで分枝する．後枝は耳介の下半分に，前枝は耳下腺表面の皮膚に分布する．大耳介神経の直下に頸横神経が出現する．頸横神経は外頸静脈の後ろを通って前方に走行し，胸鎖乳突筋の前縁で上下に分枝して前頸部に分布す

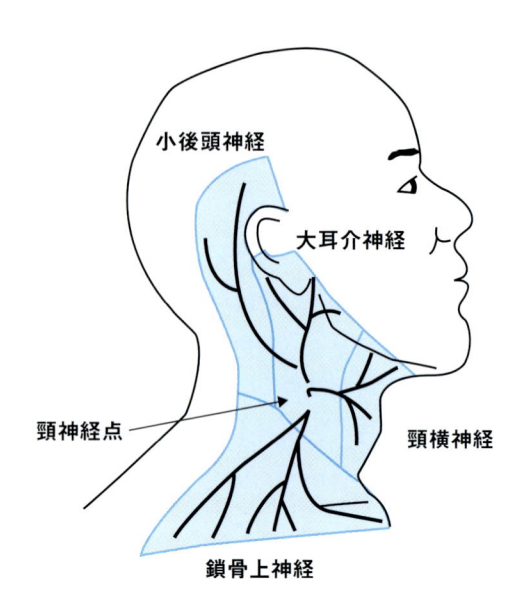

図2　頸神経叢の皮枝と支配領域
頸神経叢の皮枝から小後頭神経・大耳介神経・頸横神経・鎖骨上神経が生じる．これらの神経は皮神経として，後頭・耳介周囲から肩・上胸部に及ぶ領域に分布する．

る．頸神経点の一番下に現れるのが鎖骨上神経である．鎖骨上神経は頸神経点に現れる時点ですでに数本に分離しており，内側・中間・外側枝に区分される．中間鎖骨上神経は外頸静脈の外側を下行し鎖骨の中央部を横断する．内側鎖骨上神経は下外側に向けて弓状に走行し，鎖骨の上縁にそって内側に向かう．外側鎖骨上神経は外側に向かって枝を伸ばし，僧帽筋と肩峰を超えて肩の上後部にまで分布する．

【メモ】

神経分節に関する知識は生体の成り立ちについて理解を深めるのに役立つ．頸神経は8本あるが，その中で頸神経叢に加わるのは上位の4本の頸神経（C1-4）のみである．C5以下の頸神経（＋第1胸神経）は，腕神経叢の形成にあずかり上肢に枝を伸ばす．言うなれば，下位の頸神経は上肢に取られた格好であり，上肢が頸部の一部であることを示している．

また，頸神経叢の皮枝が分布する領域は頸部に限らず，その枝は頭部・肩・上胸部にまで伸びる．この広い分布域は，頸部を覆う皮膚がその支配神経と共に頭部・上肢にまで広がった結果と考えられる[8, 9]．

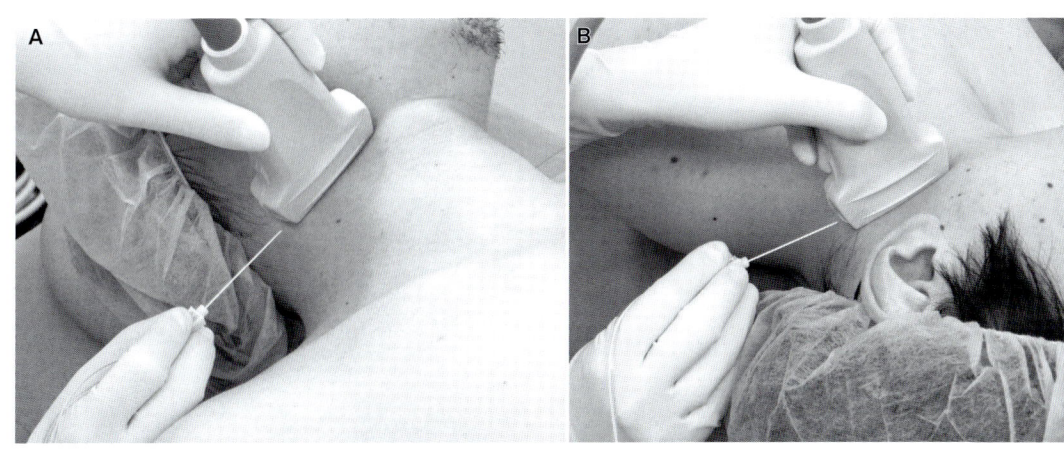

図3 超音波プローブの当て方・ブロック針の刺入方向
　　（A）仰臥位，（B）半側臥位

穿刺時の体位は仰臥位または（半）側臥位とする．ブロック針は頸部の後外側から内側に向けて平行法で刺入する．

適応

　小後頭神経・大耳介神経・頸横神経・鎖骨上神経が分布する前頸部・外側頸部の手術の術中・術後鎮痛またはその補助に適応がある．具体的には，頸部のリンパ節生検，甲状腺手術，鎖骨に対する手術，頸動脈内膜剥離術などが対象となる．創が正中を超える手術では両側のブロックが必要になる．しかし，ブロックの合併症として横隔神経麻痺を来す可能性も考えられるので，両側同時のブロックは避けるほうが賢明と思われる．

体位

　仰臥位または（半）側臥位にて行う（図3）．仰臥位の場合，頭部を反対側に向けブロック側の外側頸部を露出する．仰臥位のまま，平行法で頸部の後外側から穿刺を行うことが難しい場合（針の操作に十分なスペースがない場合），ブロック側を上とする（半）側臥位で穿刺を行ってもよい．

超音波プローブの位置と向き

　頸神経点の位置を推定する方法として，C4レベルで胸鎖乳突筋の横断像を描出する．これを正確に行うため，頸部横断像の観察を鎖骨に近い位置から始め，プローブを頭側に移動させながら頸椎横突起の高位を順次同定する．特徴的なC7横突起を最初に同定し，順次頭側に向かってC4横突起まで同定する．C4横突起の高さで胸鎖乳突筋の後縁を描出する．

　より簡便な方法として，乳様突起と輪状軟骨を触知し，両者の中間の高さで胸鎖乳突筋の後縁を描出する方法もある．

【メモ】
　頸部の神経ブロック（頸神経叢ブロック・斜角筋間ブロック・星状神経節ブロックなど）では，頸椎横突起の高位を同定することがしばしば必要になる．超音波画像を用いて横突起の高位を判断するためのポイントは，C7横突起は前結節を欠くという知識である．C5,6の横突起は前・後結節がそろうため，超音波画像上，U字型の陰影を示す（しばしば"蟹爪様"と表現される）のに対し，C7横突起は前結節がないため，陰影がすべり台のような像を呈する．この特徴に注目してC7横突起を最初に同定し，これを基点として頭側の横突起を順次同定する．

超音波プローブ周波数

　皮膚に近い領域が観察の対象となるので，中心周波数が10 MHz以上の超音波を用いて解像度の高い画像を得ることが望ましい．

ブロック針穿刺法

頸部の後外側から内側に向けて平行法で刺入する（図3）。

穿刺前超音波画像評価

頸神経点の位置を定めることから始める。前述のとおり，C7横突起の観察から始め，そこから頭側に向かって頸椎横突起の高位を順次確認し，C4横突起の高さで胸鎖乳突筋の後縁を同定する方法が基本となる。これに代わる簡便な方法として，乳様突起と輪状軟骨の中間の高さで側頸部の横断像を描出し，胸鎖乳突筋の後縁を同定する方法もある。

次に，頸部の外周を取り囲む頸筋膜の浅葉とそれよりも深部にあって頸椎とこれに付着する筋肉を取り囲む頸筋膜の深葉（椎前葉）を同定する。頸筋膜の浅葉は，胸鎖乳突筋と僧帽筋の位置では2層に分かれてこれらの筋肉を包み込んでいる。胸鎖乳突筋を確認したところで，胸鎖乳突筋の外側から筋肉の後面につながる高エコー性の筋膜（頸筋膜の浅葉）を同定する。頸筋膜の深葉は浅葉よりも深い位置で，中斜角筋・頸椎横突起・頭長筋などを覆っている。これらの筋肉の前面に連続する高エコー性の筋膜（頸筋膜の深葉）を同定する（図4）。

浅頸神経叢ブロックは皮膚に近い領域を対象とする。頸部の横断像のひととおりの観察を終えた後は，皮膚に近い領域の観察に合わせて周波数・画像深度・焦点位置・ゲインを調節しておく。

ブロック針サイズ

皮膚に近い領域のブロックであるので長い針は不要である。21-23 G，50 mm程度のブロック針が適当である。

局所麻酔薬投与量

5-10 mlの局所麻酔薬を2 ccずつ分割しながら投与する。

術中のみならず術後の鎮痛も得るため，長時間作用性の局所麻酔薬（例えば，0.5％ロピバカイン）を選択することが多い。

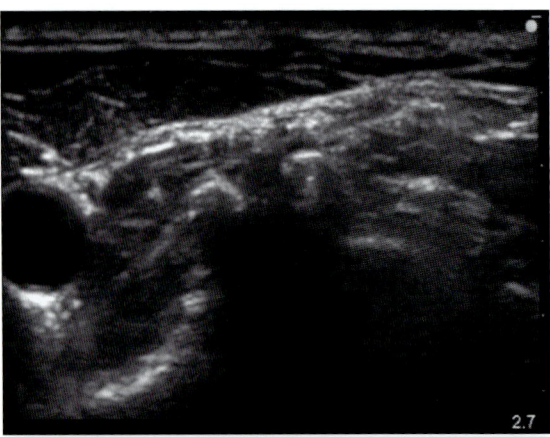

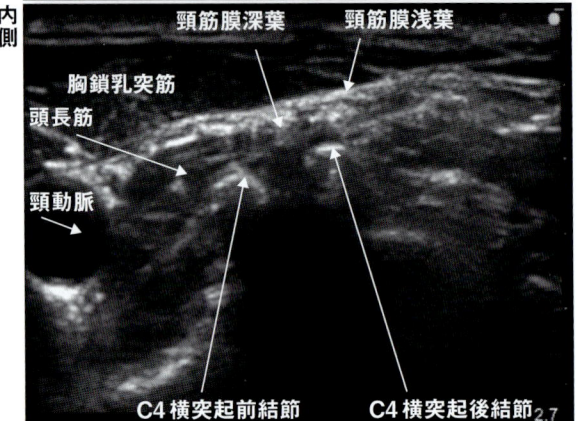

図4　穿刺前超音波画像・解剖

C4横突起の高さの超音波画像を示す．頸筋膜の浅葉は2層に分かれて胸鎖乳突筋を包み込む．頸筋膜の深葉は，浅葉よりも深層で中斜角筋・頸椎横突起・頭長筋などを覆う．

実際の手技とプロトコール

仰臥位または（半）側臥位にて体位を取り，穿刺前の観察（プレスキャン）を行ったのち，側頸部の消毒を行う。超音波プローブに滅菌カバーをかぶせ，清潔操作にて頸部の横断像を描出し，所定の高位で胸鎖乳突筋の後縁が超音波画像の中央部分に描かれるようプローブの位置を調節する。

局所麻酔薬を充填したシリンジの操作（吸引試験・薬液の注入）は助手に委ね，延長チューブを介して術者が持つブロック針と接続する。ブロック針の刺入は頸部後外側から内側に向けて平行法で行い，胸鎖乳突筋の後縁に向けて針を進める。胸鎖乳突筋の手前で頸筋膜の浅葉を貫き，針先を筋肉の後縁・背側まで進める（図5）。目標とする位置に針先を進めたところで，吸引試験を繰り返しながら局所麻酔

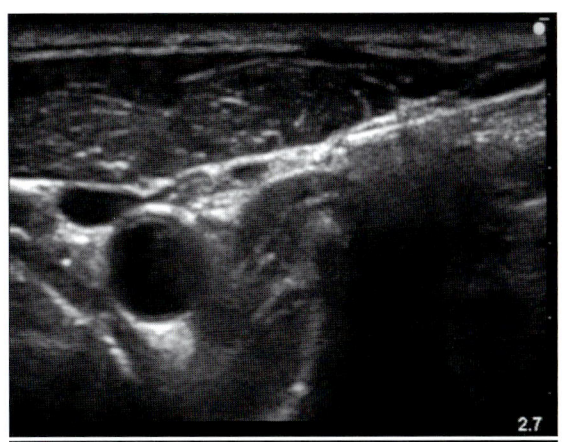

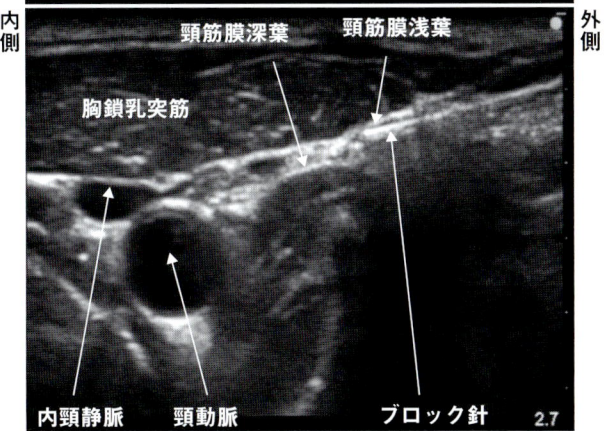

図5 ブロック針穿刺時の超音波画像

ブロック針は頸部後外側から内側に向けて平行法で刺入し，頸筋膜の浅葉を貫いて胸鎖乳突筋の後縁・背側まで進める．

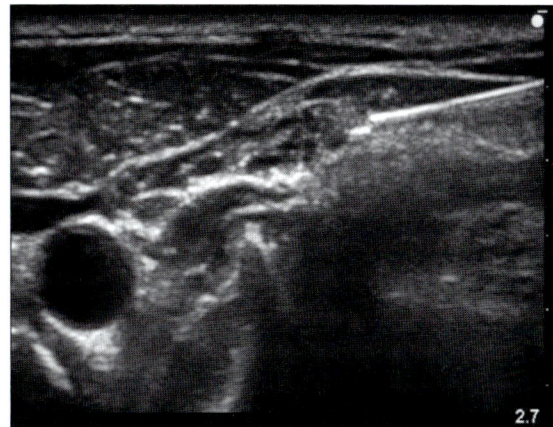

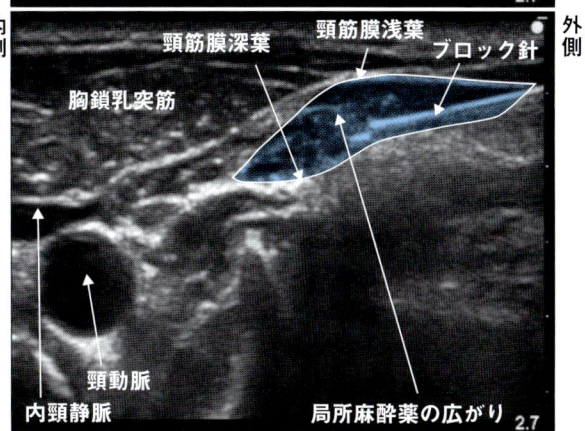

図6 局所麻酔薬注入後の超音波画像

局所麻酔薬の投与に伴って，薬液が頸筋膜の浅葉とその下の深葉との間に広がる．

薬を2ccずつ投与する．超音波画像上，投与した局所麻酔薬が頸筋膜の浅葉とその下の深葉との間に広がることを確認する（図6）．

合併症

所定量の局所麻酔薬を，胸鎖乳突筋の後縁・背側で頸筋膜の浅葉と深葉の間の層に投与する限り重篤な合併症は見られない．ただし，頸筋膜の浅葉と深葉の間を局所麻酔薬が内側に広がり，反回神経に作用が及ぶと嗄声を生じる可能性がある．

意図せず頸筋膜の深葉以下の層に局所麻酔薬が投与されると，深頸神経叢ブロックとなり同側の横隔神経・舌骨下筋群の麻痺を生じる可能性がある．ただし，症状が顕在化することは少ない．C5以下の脊髄神経根に局所麻酔薬の作用が及ぶと，腕神経叢ブロックを生じる．深葉の下層を局所麻酔薬が内側に広がり，頸長筋・頭長筋の前面を走行する頸部交感神経幹に達するとホルネル症候群を呈する．

【メモ】

従来，局所麻酔薬は頸筋膜の深葉（椎前葉）を通過しないと考えられてきた．ところが，献体を用いた最近の報告で深葉よりも浅い位置に投与された色素が，筋膜を透過し深層に到達することが指摘されている[4]．生体を対象とする臨床例で局所麻酔薬が頸筋膜をどの程度通過するか確認されていないが，頸動脈内膜剝離術において浅頸神経叢ブロックと深頸神経叢ブロックの効果に有意差がないという報告[3,5]は，浅頸神経叢ブロックとして投与された局所麻酔薬の一部が深頸神経叢ブロックとして作用するという事実を反映しているからかもしれない．

Pit fall

○ 必要以上に長い針を使用すると，仰臥位の穿刺においてブロック針の操作が難しく，また合併症の原因ともなりかねないので，50 mm 程度の長さの針が扱いやすい。

○ 穿刺に鈍針を使用すると，皮膚貫通時の組織の歪みから超音波画像の観察に途絶を生じやすい。刺入に先立ち刺入点の皮膚にカットを加えることで，刺入時の抵抗を減らすことができる。

○ 鈍針を好んで使用する考え方には反するが，鋭針（例えば，23 G，60 mm のカテラン針など）は穿刺時の抵抗が少なく，超音波ガイド下の針の操作性に優れる。

文献

1) Vloka JD, Tsai T, Hadzic A. Cervical plexus block. In：Hadzic A, editor. Textbook of regional anesthesia and acute pain management. New York：McGraw-Hill；2007. p.387-95.
2) Suresh S, Jagannathan N. Cervical plexus block. In：Cousins MJ, Carr DB, Horlocker TT, et al, editors. Neural blockade in Clinical anesthesia and Pain medicine. 4th ed. Philadelphia：Lippincott Williams & Willins；2009. p.420-3.
3) Pandit JJ, Bree S, Dillon P, et al. A comparison of superficial versus combined (superficial and deep) cervical plexus block for carotid endarterectomy：a prospective, randomized study. Anesth Analg 2000；91：781-6.
4) Pandit JJ, Dutta D, Morris JF. Spread of injectate with superficial cervical plexus block in humans：an anatomical study. Br J Anaesth 2003；91：733-5.
5) Pandit JJ, Satya-Krishna R, Gration P. Superficial or deep cervical plexus block for carotid endarterectomy：a systematic review of complications. Br J Anaesth 2007；99：159-69.
6) 佐藤達夫. 頭頸部外科に必要な局所解剖 3. 頸部の筋膜. 耳喉頭頸 1993；65：181-8.
7) 佐藤 裕. 浅頸神経叢ブロック. 小松 徹, 佐藤 裕, 瀬尾憲正, 廣田和美編. 超音波ガイド下区域麻酔法. 東京：克誠堂出版；2007. p.197-200.
8) 佐藤達夫. 頭頸部外科に必要な局所解剖 1. 頸部の皮下. 耳喉頭頸 1993；65：77-84.
9) 佐藤達夫. 頭頸部外科に必要な局所解剖 7. 頸部の神経 1. 腕神経叢. 耳喉頭頸 1993；65：517-26.

（林　英明）

④ 深頸神経叢ブロック

はじめに

従来，深頸神経叢ブロックはC2-4頸椎横突起側面を穿刺目標とし，盲目的に施行されてきた[1,2]。合併症として血管内注入，くも膜下注入，横隔神経麻痺や反回神経麻痺による呼吸困難・呼吸不全などが報告されており，その発生率は浅頸神経叢ブロックよりも高いとの報告がある[3]。超音波を用いることで神経や血管，筋肉などの軟部組織，針を同定することができ，より安全にブロックを施行することが可能となる。

解 剖（図1）

頸神経叢はC1-4の前枝が結合して形成するもので，中斜角筋および肩甲挙筋の起始部の前面で胸鎖乳突筋に覆われる形で存在する。頸神経叢は深頸筋膜により覆われる。この枝は皮枝と筋枝に大別できる。皮枝は小後頭神経（C2-3），大耳介神経（C3-4），頸横神経（C3），鎖骨上神経（C3-4）が該当する。これらは胸鎖乳突筋後縁から放散するように走り，後頸部の皮膚の知覚をつかさどる。筋枝は頸神経ワナを介して舌骨下筋群の運動を支配するほか，椎前筋群，胸鎖乳突筋，肩甲挙筋，僧帽筋などを支配する。また横隔神経は第3-5頸神経から出て，前斜角筋の前面を下降する。

適 応

ペインクリニック領域では頸神経領域のさまざまな疼痛性疾患（頸椎症，頸椎椎間板ヘルニア，頸肩腕症候群，外傷性頸部症候群，帯状疱疹痛および帯状疱疹後神経痛，頭痛など）が適応となる。

手術麻酔領域では，内頸動脈内膜剝離術，甲状腺手術，頸～肩部の体表の手術などが適応となる。

体 位

患側上位の45-60°程度の半側臥位とする。

超音波プローブの位置と向き（図2）

側頸部に横断面と水平にプローブを当てる。

超音波プローブ周波数

高周波（7 MHz以上）のリニアプローブを使用

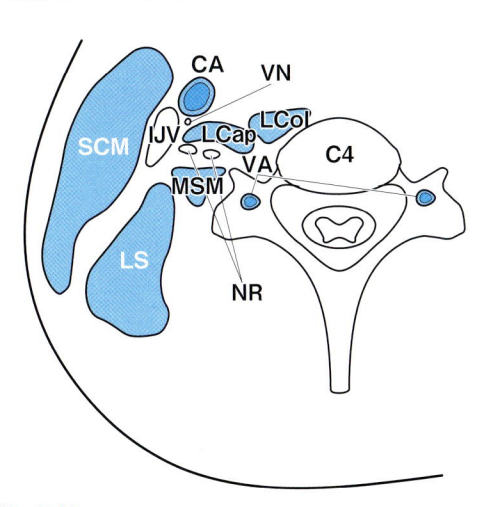

図1 頸神経叢の解剖
LCap：頭長筋，LCol：頸長筋，MSM：中斜角筋，SCM：胸鎖乳突筋，LS：肩甲挙筋，CA：総頸動脈，IJV：内頸静脈，VN：迷走神経，VA：椎骨動脈，NR：神経根

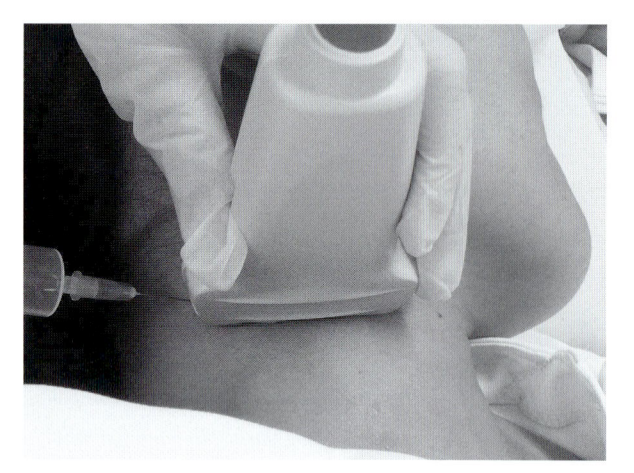

図2　超音波プローブの当て方・ブロック針の穿刺方向

する。

ブロック針穿刺法
プローブの外側より平行法で穿刺する。

穿刺前超音波画像評価（図3）
C3, 4頸椎横突起, C3, 4神経根, 中斜角筋, 胸鎖乳突筋などを同定する。

C3, 4神経根が頸神経叢を形成して中斜角筋と胸鎖乳突筋の間を走行して行くのが確認できる。神経叢周囲の血管の有無をカラードプラーで確認しておく。

ブロック針サイズ
23 G, 60 mmのカテラン針を用いる。

局所麻酔薬投与量
1％メピバカイン 3-5 ml（場合によってデキサメタゾン 2 mg 追加）。

神経ごとに選択的に分割投与する場合は各神経2 ml程度注入する。

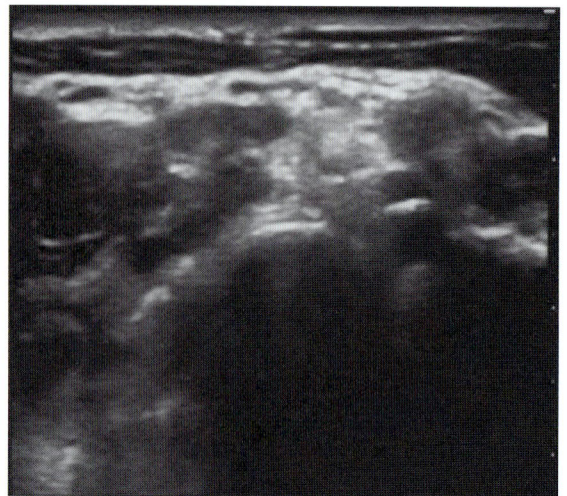

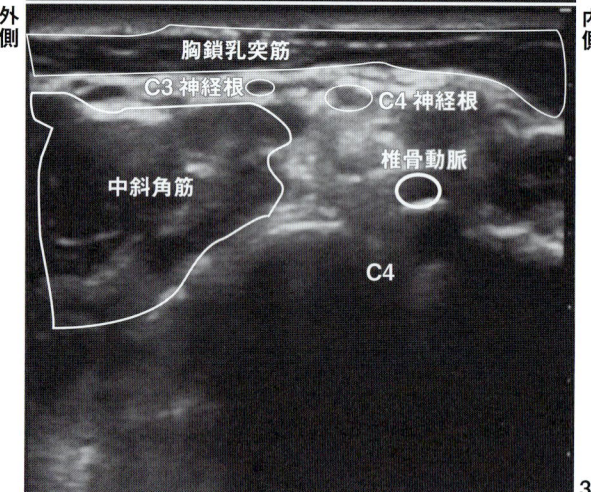

図3　穿刺前超音波画像・解剖

単回投与ブロック
通常1回注入法が行われる。

実際の手技とプロトコール（図4, 5）
まず頸椎横突起の部位を同定する。側頸部に横断面と水平にプローブを当てる。超音波装置の画像条件を患者の体格に合わせて最適化する。通常スケールは3-4 cmである。まず総頸動脈と内頸静脈を確認し，その外側にいわゆる"蟹爪様"の頸椎横突起を描出する。次に尾側方向にプローブを動かして，C7頸椎横突起を確認する。C7頸椎横突起には前結節がないので，これをメルクマールとする。C7横

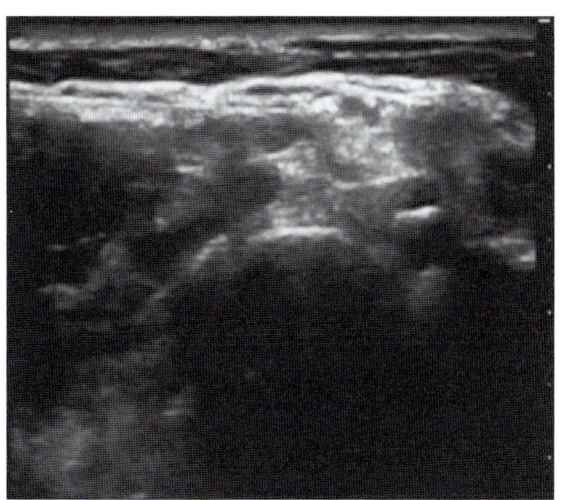

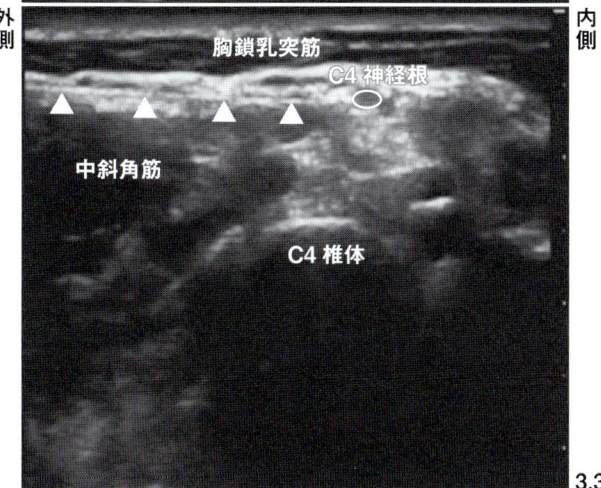

図4 ブロック針穿刺時の超音波画像

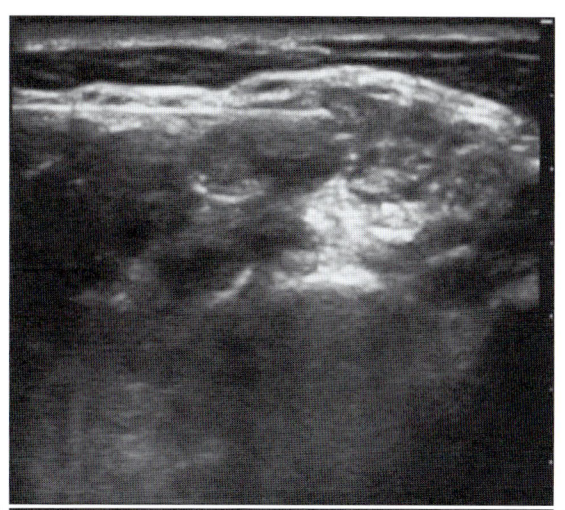

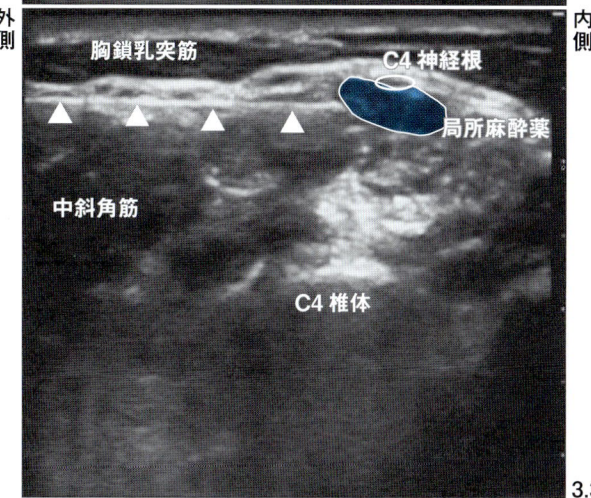

図5 局所麻酔薬注入後の超音波画像

突起よりプローブを頭側に動かして順番にC6-3横突起を確認する。

頸椎横突起の部位同定ができたら，C4頸椎横突起を描出する。横突起の前結節，後結節の形成するU字状（蟹爪様）の溝にC4神経根を同定できる。そこからプローブを尾側に移動して行くとC4神経根が頸神経叢を形成して中斜角筋と胸鎖乳突筋の間に走行してゆくのが確認できる。目的となる神経が同定できたら，カラードプラーにて周囲の血管の有無を確認する。C3神経根も同様に同定できる。

プローブの外側より平行法でブロック針を穿刺する。針先が頸神経叢に到達したら吸引テストをしながら局所麻酔薬を少量0.5 mlずつ分割投与する。神経ごとに選択的に注入してもよい。

合併症

血管内注入，くも膜下注入，呼吸困難・呼吸不全（横隔神経麻痺，反回神経麻痺による），神経損傷，感染，血腫などが報告されている。

（図1-5は，中川美里．深頸神経叢ブロック．小松 徹，佐藤 裕，瀬尾憲正，廣田和美編．超音波ガイド下脊柱管・傍脊椎ブロックと超音波画像ポケットマニュアル．東京：克誠堂出版；2010．p.39-46より引用）

Pit fall

○ 従来の盲目法に近い形での穿刺は頸椎横突起近傍での穿刺[4,5]であるが，この部位では神経根の前方を走行している椎骨動脈穿刺のリスクに加えて，上行頸動脈や深頸動脈の脊髄への交通枝も存在する[6]ことから血管内注入，脊髄梗塞の危険性が高くなる。横突起よりやや外側での穿刺のほうがより安全に施行できると考えられる。

○ 超音波ガイド下ブロック法では，患者の疼痛部位に応じてC3あるいはC4頸神経を選択的にブロックすることも可能である。さらに，一つの神経を選択的にブロックすることで診断的治療につながる。

○ Panditら[7]は，解剖献体に浅頸神経叢および深頸神経叢にメチレンブルーを注入し，その薬液の広がりを調査している[7]が，浅頸神経叢に注入した場合頸部神経根を含む深頸スペースに薬液が広がることを観察し，局所麻酔薬は深頸筋膜を透過する可能性を示唆した。そのため，浅頸神経叢ブロックと深頸神経叢ブロックには効果に差がないと考えられる。一方，浅頸神経叢ブロックと比較して深頸神経叢ブロックでは重篤な合併症が2倍以上の確率で発生しているとの報告[3]がある。横突起より内側に針を進めることで血管穿刺などによる合併症のリスクが高くなるため，リスクを冒してまで深部に針を進める価値があるかどうかは疑問である。

　C3，4神経根は横突起の結節間溝内ではほとんどの症例で同定可能であるが，そこから胸鎖乳突筋の下方への走行を同定するのは困難な場合もある。この場合，胸鎖乳突筋の下，中斜角筋・肩甲挙筋を覆う深頸筋膜の上のスペースに薬液を注入することでブロックは可能である（図6）。選択的に一つの頸神経をブロックしたい場合は横突起で同定できる神経根の周囲に薬液を注入する方法もあるが，この場合は血管穿刺に注意し，薬液の注入量も1ml程度までにとどめるほうが安全である。

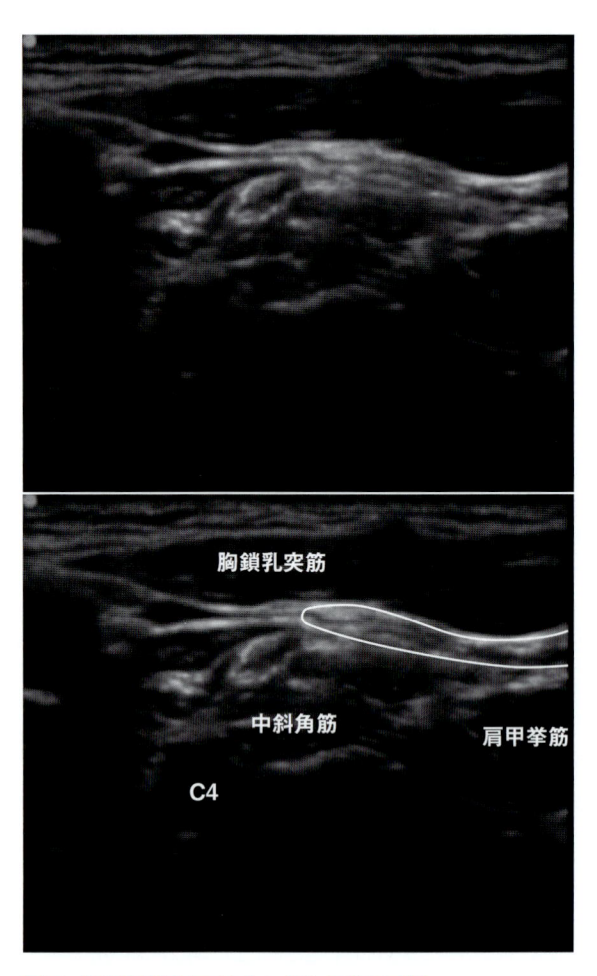

図6　神経根が同定できない場合の注入目標

文献

1) Winnie AP, Ramamurthy S, Durrani Z, et al. Interscalene cervical plexus block : a single-injection technic. Anesth Analg 1975 ; 54 : 370-5.
2) Vloka JD. Cervical plexus block. In : Hadzic A, editor. Textbook of regional anesthesia and acute pain management. New York : McGraw-Hill ; 2007. p.387-94.
3) Pandit JJ, Satya-Krishna R, Gration P. Superficial or deep cervical plexus block for carotid endarterectomy : a systematic review of complications. Br J Anaesth 2007 ; 99 : 159-69.
4) Sandeman DJ, Griffiths MJ, Lennox AF. Ultrasound guided deep cervical plexus block. Anaesth Intensive Care 2006 ; 34 : 240-4.

5) Marhofer P. Neck blocks. In : Marhofer P, editor. Ultrasound guidance for nerve blocks : Principles and practical implementation. New York : Oxford University Press ; 2008. p.51-6.
6) Huntoon MA. Anatomy of the cervical intervertebral foramina : vulnerable arteries and ischemic neurologic injuries after transforaminal epidural injections. Pain 2005 ; 117 : 104-11.
7) Pandit JJ, Dutta D, Morris J. Spread of injectate with superficial cervical plexus block in humans: an anatomical study. Br J Anaesth 2003 ; 91 : 733-5.

(中川　美里)

❺ 頸神経根ブロック

はじめに

頸部神経根痛は，頸神経が椎間孔を出るところで圧迫による刺激を受けることによって発生する上肢に広がる疼痛である。通常は鎮痛薬，頸椎牽引などが有効とされるが，無効例では頸部神経根ブロックが行われる。頸部神経根ブロックは従来，放射線透視下に行われてきたが，患者，施行者の放射線曝露の問題に加え，十分に注意深くブロックを行ったとしても，根動脈の誤穿刺による脊髄損傷の可能性が指摘されている。

超音波によってそれぞれの神経根は同定可能であり，超音波ガイド下に神経根の周囲に局所麻酔薬，ステロイドを投与することは可能である。直接超音波によって神経根を確認することで，神経損傷をはじめとするさまざまな合併症を回避できる可能性があると考えられる。また，カラードプラーを用いて根動脈の存在を確認することもできるため，根動脈の誤穿刺を回避できる可能性もある。

解 剖

第3から第6頸椎の横突起には前結節と後結節があり，雨樋のような構造となっており（脊髄神経溝），その中を神経根が走行している（図1）。

第3頸椎から第6頸椎に向かって横突起の溝は徐々に深く大きくなってくる。しかし，第7頸椎には前結節は存在せず，雨樋のような構造にはなっていない（図1）。

第1から第6頸椎の横突起基部には横突孔と呼ばれる孔があいており，この中を椎骨動脈が走行している。椎骨動脈は鎖骨下動脈から分枝，第7頸椎の前方を上行したのち，第6頸椎の横突孔に入り，各頸椎の横突孔内を通って頭蓋内に到達する。

適 応

本神経ブロックの適応としては，頸椎症性神経根症のほか，頸椎椎間板ヘルニア，帯状疱疹後神経痛などが挙げられる。

体 位

平行法で穿刺する場合，本ブロックはブロック針をプローブの前方より進めることもできるし，後方より進めることも可能である。交差法あるいは平行法で前方より進める場合は仰臥位でも可能であるが，平行法で後方より針を進める際には仰臥位では針を操作するスペースが確保できないため，患者を側臥位にするとよい。肩関節を足側に引っ張るようにしてスペースを確保すると手技が行いやすい（図2）。

超音波プローブの位置と向き

目的とする頸椎のレベルで，体軸と直交するように側頸部にプローブを置く。

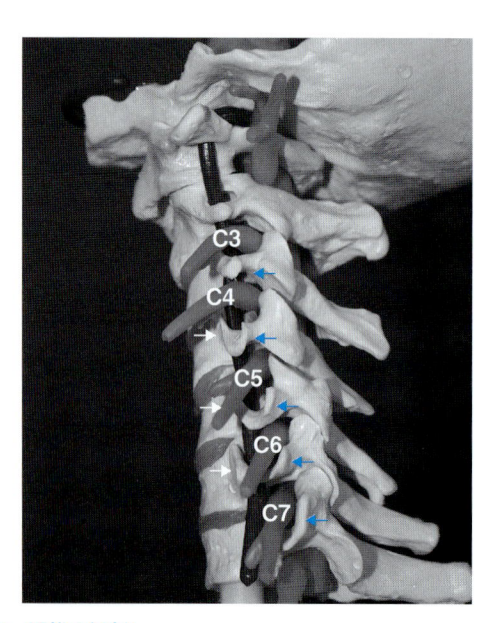

図1 頸椎の解剖
C3-7：各頸神経の神経根
⇒：横突起前結節，→：後結節

超音波プローブ周波数

ほとんどの場合，神経根の深さは最大でも3cm以下なので高周波数リニアプローブを用いる。

ブロック針穿刺法

平行法でも交差法でも可能であるが，合併症を回避するためには針先をしっかり確認する必要があり，平行法での穿刺を勧める。

穿刺前超音波画像評価

輪状軟骨レベルでそのすぐ外側にプローブを置

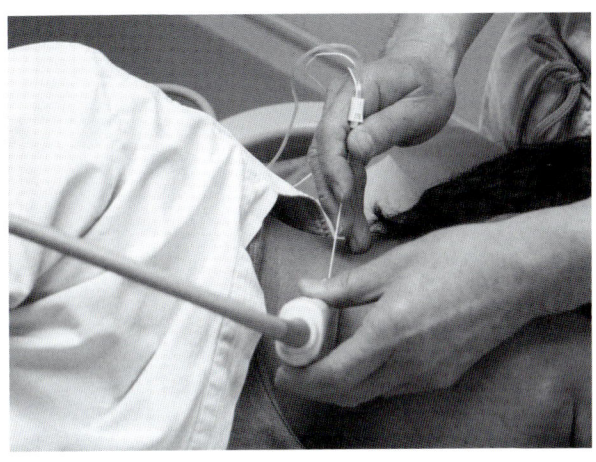

図2 超音波プローブの当て方・ブロック針の穿刺方法・体位

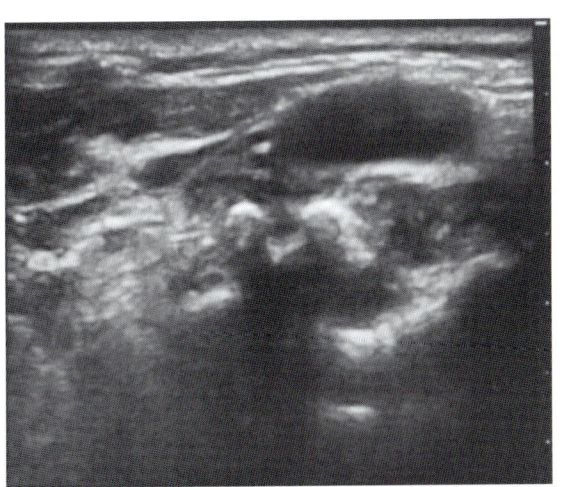

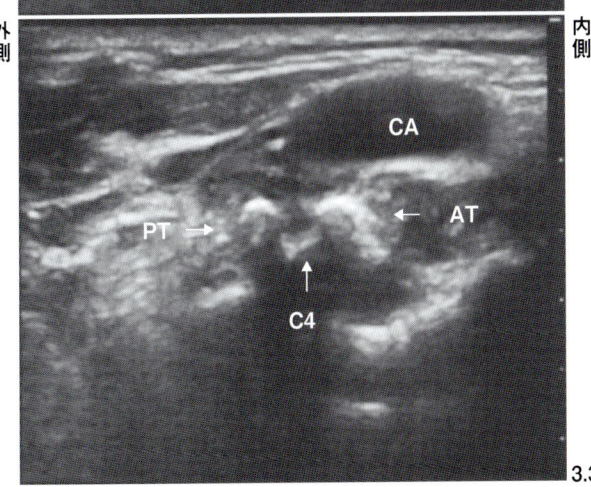

図3（A） 各頸神経根の超音波画像（C4）

CA：総頸動脈，AT：前結節，PT：後結節，C4：第4頸神経根

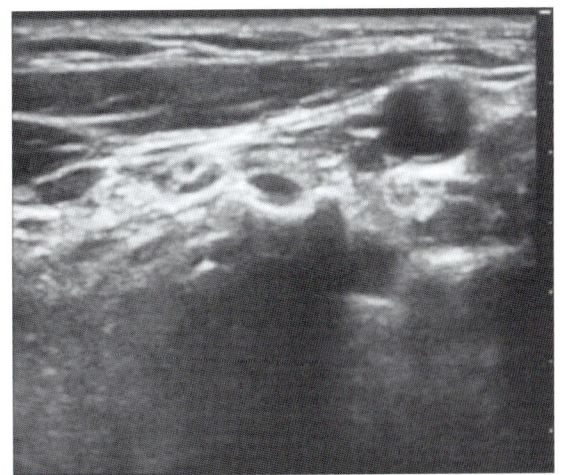

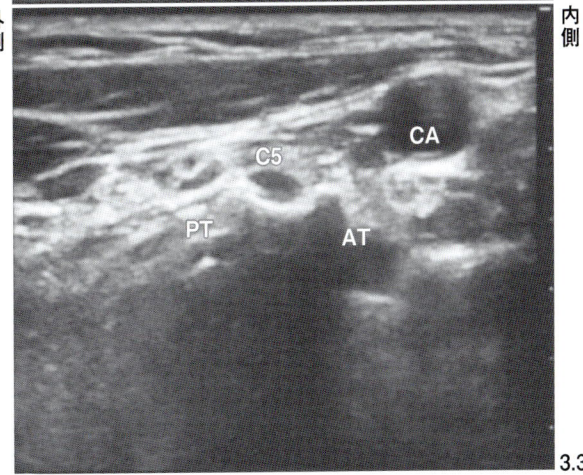

図3（B） 各頸神経根の超音波画像（C5）

CA：総頸動脈，AT：前結節，PT：後結節，C5：第5頸神経根

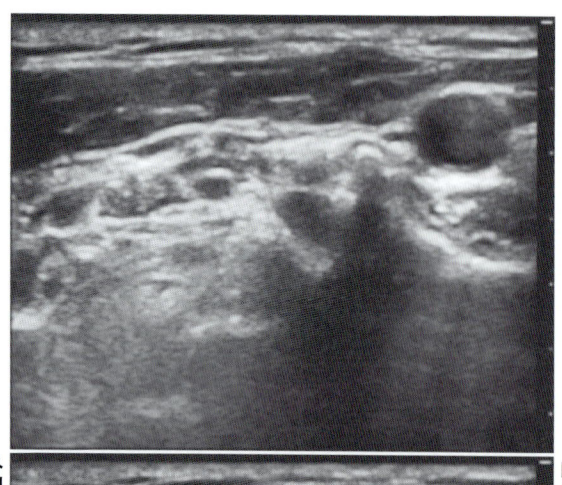

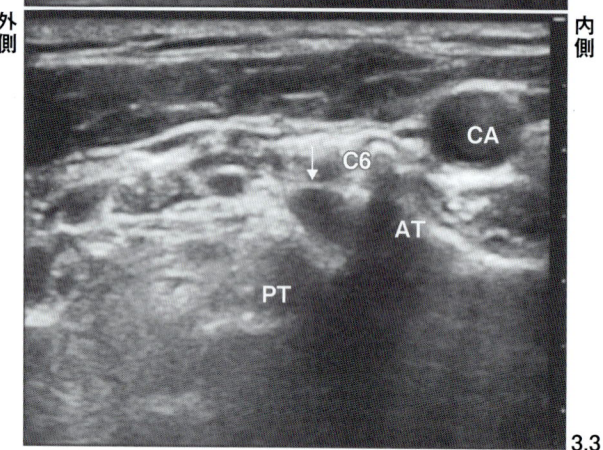

図 3 (C) 各頸神経根の超音波画像 (C6)

CA：総頸動脈，AT：前結節，PT：後結節，C6：第 6 頸神経根

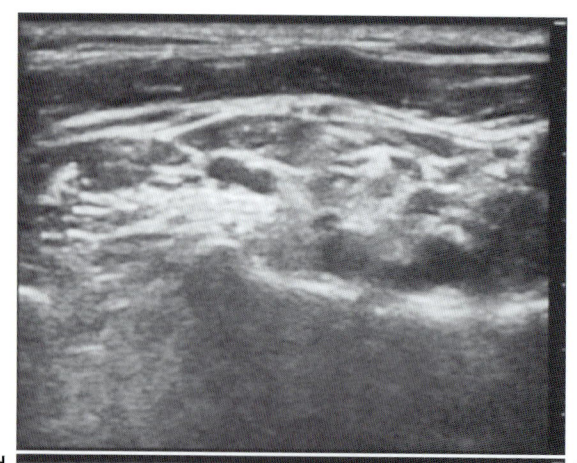

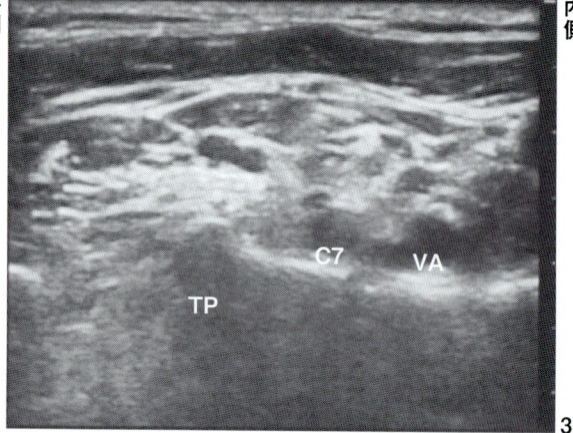

図 3 (D) 各頸神経根の超音波画像 (C7)

TP：横突起，VA：椎骨動脈，C7：第 7 頸神経根

き，甲状腺，総頸動脈，内頸静脈を確認する。内頸静脈の外側に前斜角筋，中斜角筋，それらに間に腕神経叢を確認する。

腕神経叢のそれぞれの神経根を追いながら上下にプローブを移動させると，それぞれの神経根が各頸椎横突起へと入って行くのが確認できる。

第 7 頸椎の横突起には前結節が存在しないこと，斜角筋間で観察される神経根のうち最も前側かつ外側にあるものが通常第 5 頸神経であることなどをたよりにブロックの目的とする神経根を同定する（図 3）。

ブロック針サイズ

20-22 G，50 mm の鈍針。

局所麻酔薬投与量

0.1-0.2％ロピバカイン 1-2 ml。
場合によってデキサメタゾン 2-4 mg を添加。

実際の手技とプロトコール

本項では平行法でブロック針を後方より進める方法を紹介する。目的とする神経根を同定したら，神経根が頸椎横突起の中に入って行くところを描出する。ブロック針をプローブの後側（背側）より刺入し，平行法で横突起の外側縁で神経根の近傍にブロック針の先端を位置させる（図 4）。注射器を吸引し，血液，髄液の逆流がないことを確認してから局所麻酔薬を注入する（図 5）。局所麻酔薬の広がりを確認し針先の位置を微調整する。

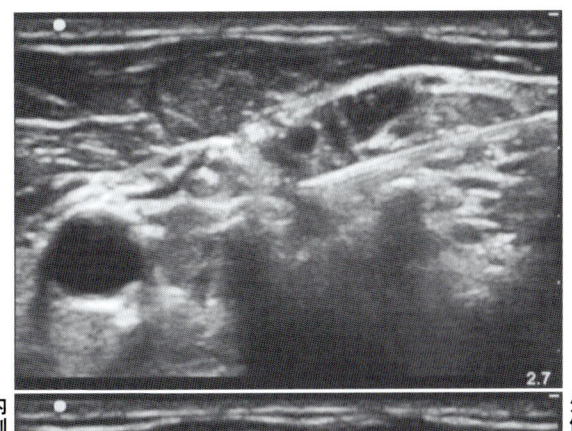

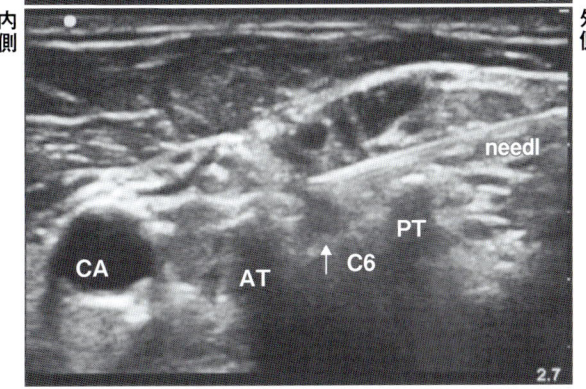

図4 ブロック針刺入時の超音波画像

CA：総頸動脈，AT：前結節，PT：後結節，C6：第6頸神経根
needle：ブロック針

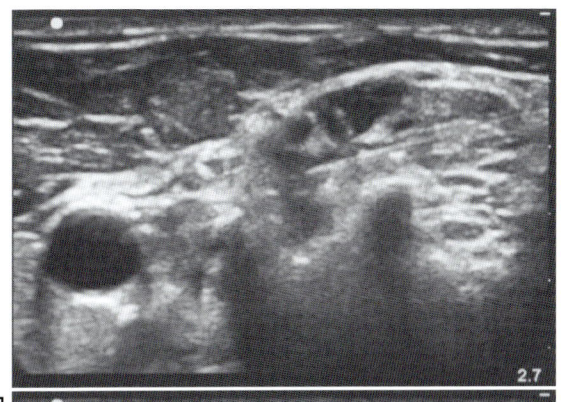

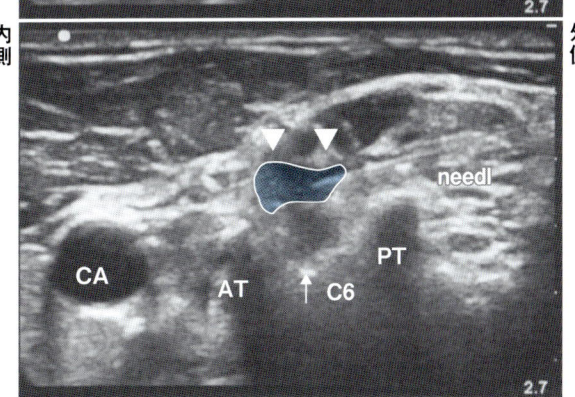

図5 局所麻酔薬注入後の超音波画像

CA：総頸動脈，AT：前結節，PT：後結節，C6：第6頸神経根
needle：ブロック針，▷：局所麻酔薬

注入時抵抗がある場合は神経内注入の可能性があるので，針先端の位置を変えて注入しなおすべきである。

合併症

出血，感染，神経根損傷，くも膜下ブロック，脊髄穿刺。

(図1-5は，藤原祥裕．神経根ブロック．小松　徹，佐藤　裕，瀬尾憲正，廣田和美編．超音波ガイド下脊柱管・傍脊椎ブロックと超音波画像ポケットマニュアル．東京：克誠堂出版：2010．p.47-56 より引用)

Pit fall

○プローブの前側（腹側）より平行法で穿刺する方法もあるが，内頸静脈が障害になってブロック針を進めにくいことがある。
○交差法を用いる場合は，針先の位置を十分に確認しながら手技を行う。
○くも膜と硬膜は一体となり神経根にそって椎間孔の外側まで延びてきている（神経根袖）。ブロック針を横突起の前結節と後結節の間に深く進めると，脊髄穿刺やくも膜下ブロックになる可能性があるので針は横突起に中に深く進めるべきでない。

文献

1) 中川美里, 大瀬戸清茂. 特集/超音波を利用する神経ブロック II. 超音波ガイド下神経ブロックの実際 4. 頸部神経根ブロック. ペインクリニック 2008 ; 29 : 1483-9.
2) 中川美里, 新堀博展, 大瀬戸清茂. 超音波ガイド併用のX線透視下頸部神経根ブロックの治療経験. 麻酔 2009 ; 58 : 1506-11.
3) Narouze SN, Vydyanathan A, Lapural L, et al. Ultrasound-guided cervical selective nerve root block : a fluoroscopy-controlled feasibility study. Reg Anesth Pain Med 2009 ; 34 : 343-8.

〔藤原　祥裕〕

❻ 頸椎椎間関節ブロック

はじめに

　頸椎椎間関節は関節炎を起こしやすく，交通事故における加速・減速外傷を受けやすい。頸椎椎間関節に由来する痛みは頭，頸，肩，上肢の痛みとして知覚されるが，画像所見から診断をつけることはできない。原因となる椎間関節をブロックし，痛みが消失する診断的ブロックで唯一診断を下すことができる。交通事故による外傷性頸部症候群の患者50％以上が頸椎椎間関節が原因で痛みを訴えているともいわれており，これらの患者に頸椎椎間関節ブロックを行うことは適切な治療を提供するうえで重要である[1]。従来はX線透視下でないと，頸椎椎間関節への診断的ブロックはできなかったが，超音波を利用することで外来処置室で頸椎椎間関節もしくはそれらに分布する頸神経後枝内側枝をブロックすることが可能となっている。

解　剖

　環椎後頭関節と環軸関節を除いた頸椎椎間関節は上位頸椎の下関節突起と下位頸椎の上関節突起からなる平面関節で，関節包で包まれている。C2-3，C3-4，C4-5，C5-6，C6-7，C7-T1の6つの椎間関節が連なって関節柱を形成する（図1）。椎間関節は水平面から約45°，矢状面から85°の角度で傾斜している。胸椎，腰椎と比べて，頸椎の椎間関節は緩く可動性があり，関節面がスライディングする。椎間関節を包んでいる関節包にはタイプ1，2，3の機械的受容器が豊富に存在し，固有感覚を伝え，筋性反射を働かせて外力による過度な関節運動に対して頸椎を守っている。しかし，この受容器が，椎間関節の痛みの原因にもなっている。

　C2-3椎間関節は後頭神経の1本のみが分布している[2,3]。第3後頭神経とは第3頸神経後枝内側枝の浅枝のことで，後頭神経の後下方を走行して，深頸筋を支配し，後頭部の皮膚に分布する。C2-3椎

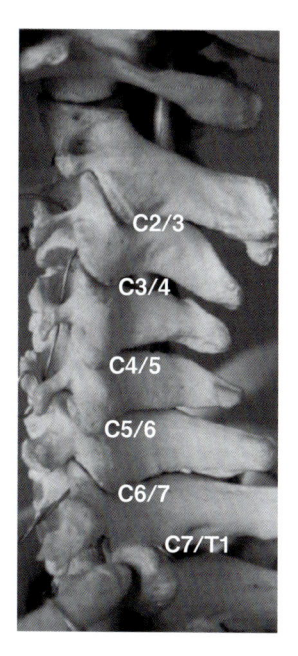

図1　骨標本における頸椎椎間関節側面
関節柱の最上端はC2-3椎間関節であり，この関節のみ1本の後枝内側枝（第3後頭神経）支配．他の関節は2本の後枝内側枝で支配される．

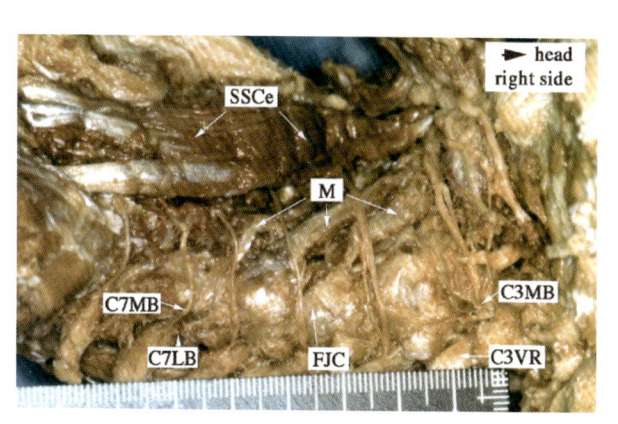

図2　頸神経後枝内側枝の走行（右頸部）
写真は頭半棘筋を除去している．物差しの幅は1mm．頸神経後枝内側枝が関節柱の骨性溝のまわりを後内方に走行している．MB：頸神経後枝内側枝，LB：頸神経後枝外側枝，FJC：椎間関節の関節包，VR：頸神経前枝，SSCe：頭半棘筋，M：多裂筋
（Zhang J, Tsuzuki N, Hirabayashi S, et al. Surgical anatomy of the nerves and muscles in the posterior cervical spine: a guide for avoiding inadvertent nerve injuries during the posterior approach. Spine（Phila Pa 1976）2003；28：1379-84より引用）

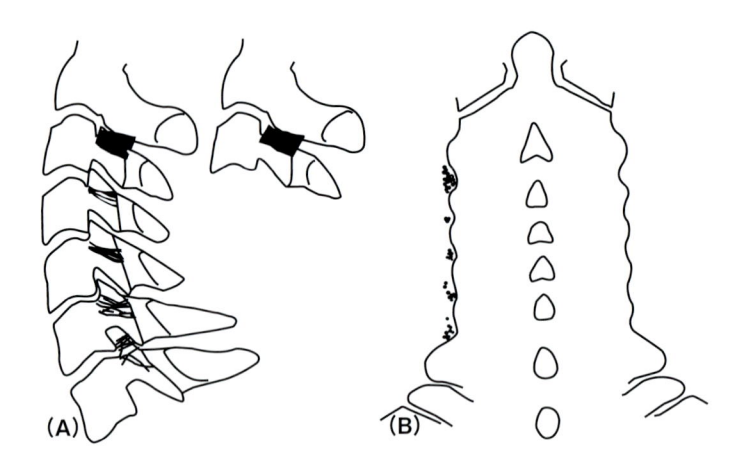

図3　頸神経後枝内側枝の走行の解剖学的変異

頸神経後枝内側枝は関節柱の骨性溝を走行するが，その走行にも解剖学的変異がある．Aは側面像，Aの左はC3からC7頸神経後枝内側枝深枝の走行を示している．Aの右はC3後枝内側枝浅枝（第3後頭神経）の走行を示している．第3後頭神経はC3後枝内側枝深枝より頭側を走行する．Bは正面像，第3後頭神経および下位の頸神経後枝内側枝の走行を示している．
(Lord SM, Barnsley L, Bogduk N. Percutaneous radiofrequency neurotomy in the treatment of cervical zygapophysial joint pain: a caution. Neurosurgery 1995; 36: 732-9 より引用)

間関節が原因となる痛みは後頭部の頭痛として知覚される．第3後頭神経はC3上関節突起をまわり込みながら後内方に向かう．

C2-3以外のC3-4からC6-7，C7-T1までの5つ椎間関節は上下2本の頸神経後枝内側枝が分布している．つまりC3-4椎間関節はC3とC4の2本の後枝内側枝が分布する．第3頸神経後枝内側枝から第6頸神経後枝内側枝は関節柱の中央（骨性溝）をまわり込みながら後内方に走行し，第7頸神経後枝内側枝はC7上関節突起先端レベルをまわり込みながら後内方に向かう[4,5]（図2，3）．

適応

頸椎椎間関節症，頸肩背部痛，頸椎性頭痛，外傷性頸部症候群が適応となるが，これらは臨床所見だけで診断できない．患者の訴える症状が頸部の屈曲，伸展，回旋，側屈で悪化する場合に頸椎椎間関節由来の痛みではないかと疑い，頸椎椎間関節ブロックを行って診断する．椎間関節によって痛みを感じる部位が決まっており（図4），椎間関節を皮膚の上から押して圧痛があれば，その椎間関節が原因であ

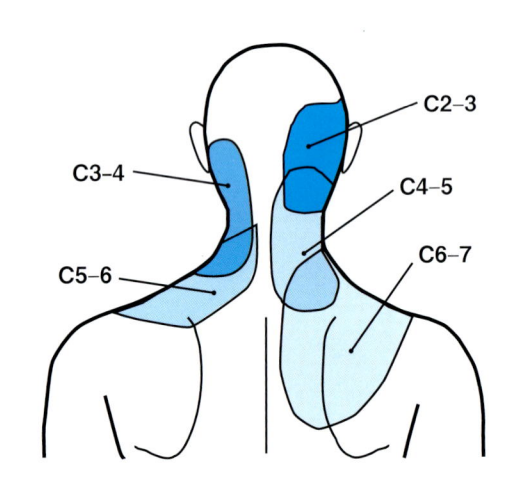

図4　頸椎椎間関節の関連痛マップ
各頸椎椎間関節で感じる関連痛の部位を示す．

ると考えてブロックを行う．頸椎椎間関節ブロックにより，痛みが90％以上改善した場合に陽性と診断する．一部の症状だけが消失した場合には，痛みの原因がほかにもあると考える．痛みが完全に消失した場合でも，擬陽性があるので，日を改めてブロックして再現性があるか確認する．

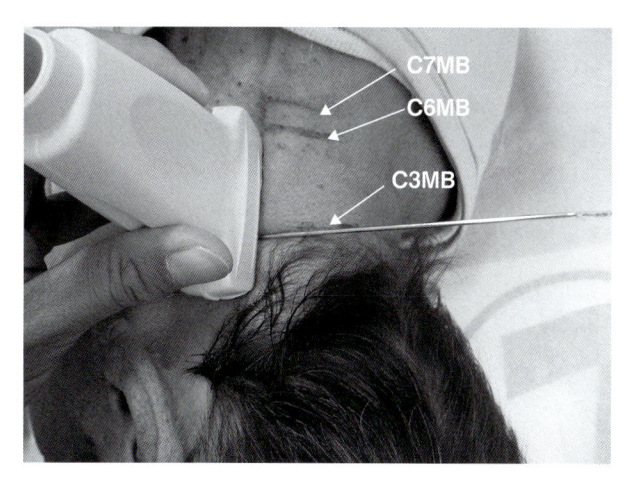

図5 頸神経後枝内側枝ブロックにおけるマーキング

プローブの下にブジーを挿入すると，画面上にブジーによる音響陰影を引く．ブジーによる音響陰影が関節柱長軸像の谷の部分に一致するように，ブジーの位置を調整してマーキングを行う．MB：頸神経後枝内側枝が関節柱を横切るレベル

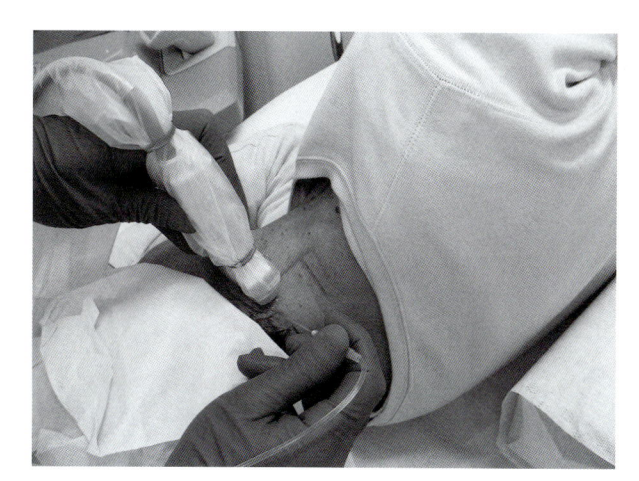

図6 超音波プローブの当て方・体表ランドマーク（頸神経後枝内側枝ブロック）

マーキングした位置にプローブを当てて，関節柱の短軸像を描出する．

体位

ブロック側を上にした側臥位とし，頸部が反対側に軽度側屈された状態になるように枕の高さを調整する．

超音波プローブの位置と向き

頸椎側面で関節柱長軸にそってプローブを置き，関節柱の長軸像を描出する．関節柱長軸像は，関節柱短軸像でブロックする際のプローブの位置と刺入点をマーキングするために利用する（図5）．マーキングを行ったのち，頸椎側面で関節柱長軸に直交するようにプローブを置き，関節柱短軸像を描出する．頸神経後枝内側枝ブロックや頸椎椎間関節ブロックは，関節柱短軸像で行う（図6）．

超音波プローブ周波数

頸神経後枝内側枝は直径1.0-1.5 mmと細いので，できるだけ高周波数のリニアプローブを選択する．13-5 MHzリニアプローブでは頸神経後枝内側枝を関節柱長軸像で同定できないが，15-6 MHzリニアプローブでは同定できる．

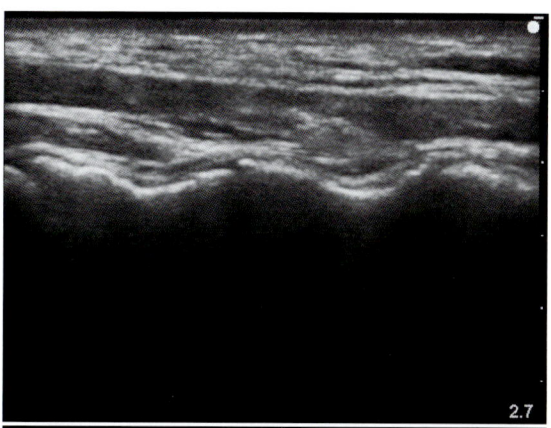

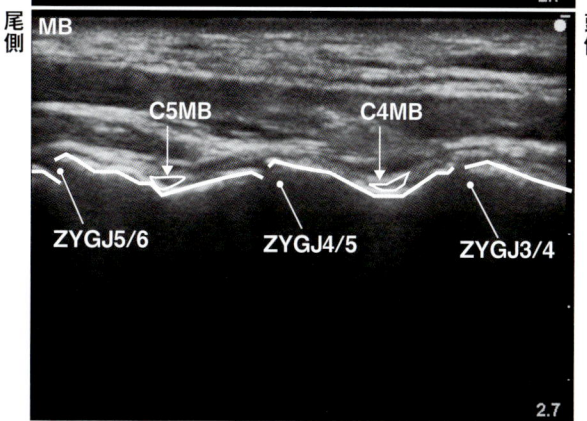

図7 C3-4，C4-5，C5-6椎間関節長軸像

ZYGJ 3/4：C3-4椎間関節，ZYGJ 4/5：C4-5椎間関節，ZYGJ 5/6：C5-6椎間関節，MB：後枝内側枝

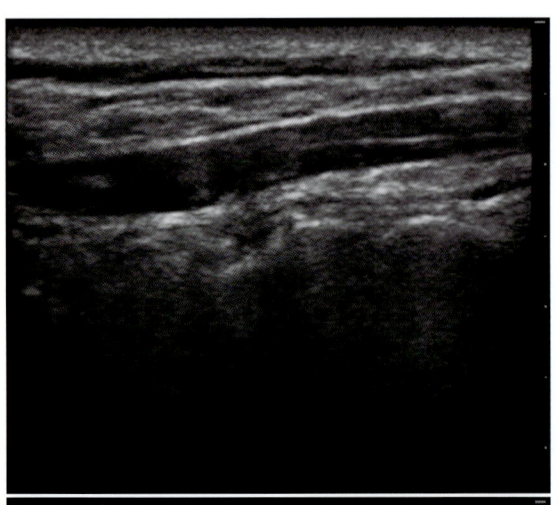

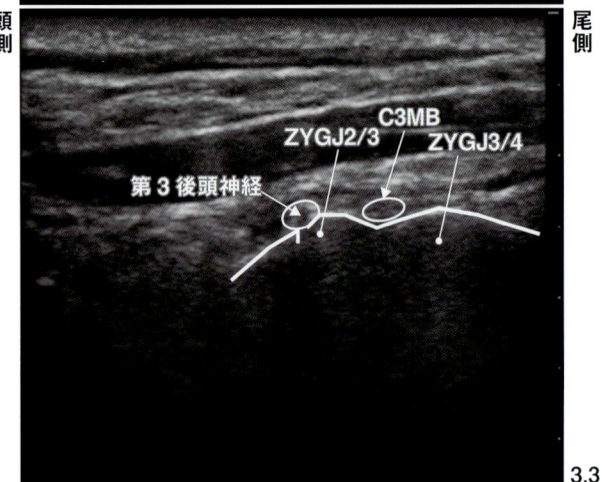

図8 C2-3, C3-4 椎間関節長軸像
ZYGJ 2/3：C2-3 椎間関節, ZYGJ 3/4：C3-4 椎間関節, C3 MB：第3頸神経内側枝深枝

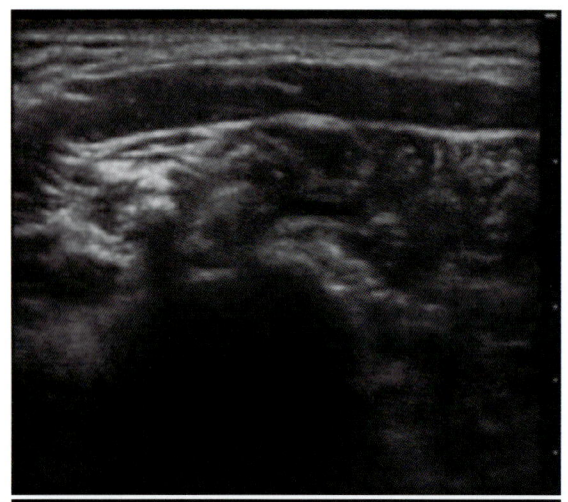

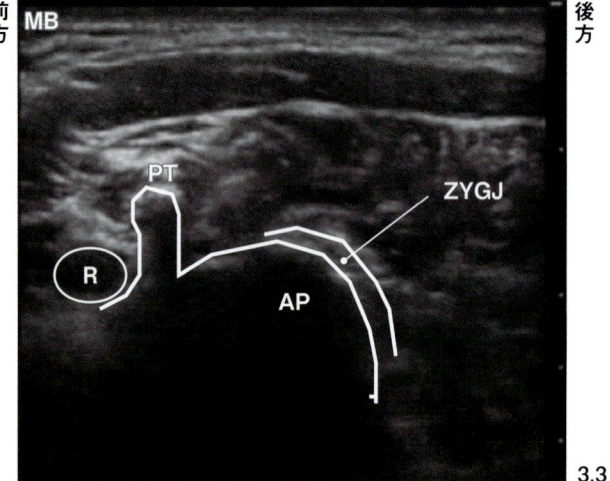

図9 穿刺前超音波画像・解剖（椎間関節ブロック）
上下関節突起により椎間関節の短軸像では関節柱の外縁が二重となる.
R：神経根, PT：横突起後結節, AP：関節柱, ZYGJ：頸椎椎間関節

ブロック針穿刺法

　関節柱短軸像を描出し，平行法で後方から前方に向かって穿刺する．頸部では総頸動脈，椎骨動脈，神経などの重要構造物が関節柱より前方に集中して存在する．平行法では必ず針を描出する．針が描出されていないのに，安易に針を刺入しつづけてはいけない．

　ここでは紹介しないが，関節柱長軸像を描出し，交差法で穿刺する方法もある．交差法では後方から前方に向かって穿刺すると，針先を描出できなかった場合に針が関節柱より前方に刺入され，頸部重要構造物を損傷する危険性がある．交差法では前方から後方に向かって針を穿刺することで重要構造物の穿刺を回避する[6]．

穿刺前超音波画像評価

関節柱長軸像

　関節柱の表面は高エコー性で，下方に音響陰影を伴う．その辺縁は山と谷が連続する波状の線として描出される．山の部分が椎間関節で，谷の部分が関節柱の骨性溝となる．谷部分で，頸神経後枝内側枝は高エコー性の小さな斑点を伴う低エコー性卵円形構造物として描出される（図7, 8）[3,6]．頸神経後

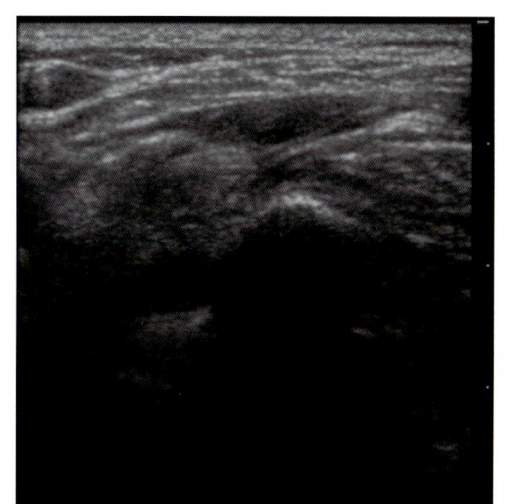

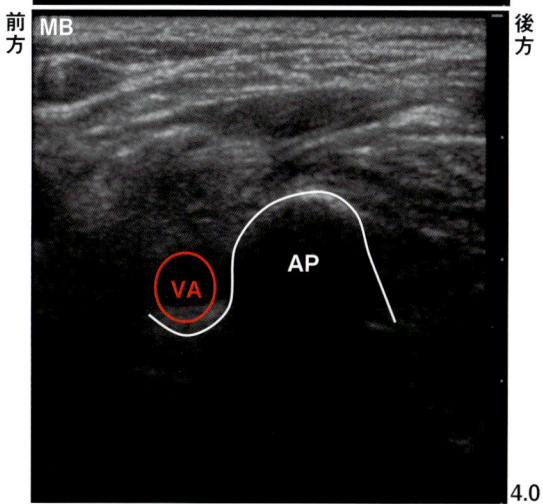

図10 穿刺前超音波画像・解剖（後枝内側枝ブロック）

後枝内側枝ブロックをする際に描出する画像.
VA：椎骨動脈，AP：関節柱

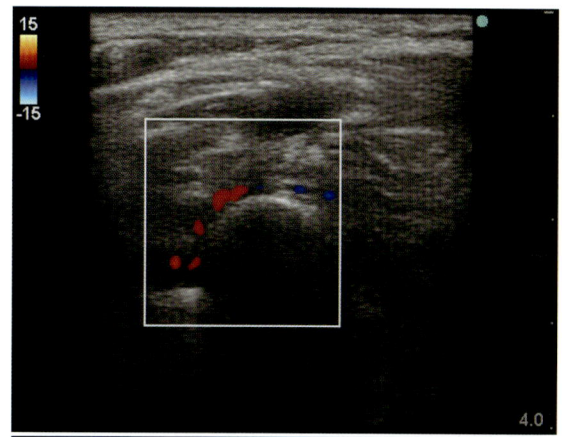

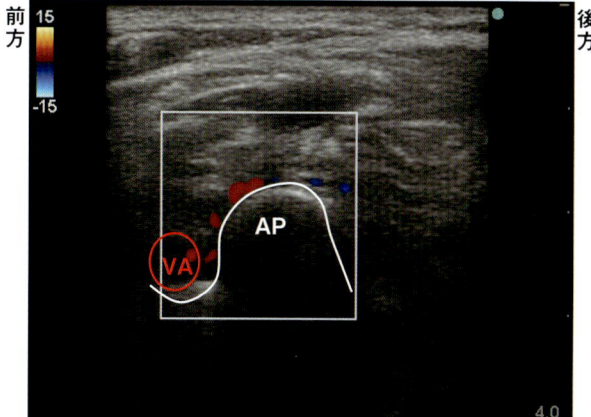

図11 頸神経後枝内側枝と伴走する血管

頸神経後枝内側枝は血管が伴走するのでカラードプラーで確認しておく.
VA：椎骨動脈，AP：関節柱

枝内側枝は関節柱から1.0 mm程度離れているが，超音波画像では接しているように描出される。第7頸神経後枝内側枝の描出は難しい[6]。一番高位にある山がC2-3椎間関節で，第3後頭神経はC2-3椎間関節による山から1.0 mmほど離れたところで，高エコー性の小さな斑点を伴う低エコー性卵円形構造物として描出される（図8）。

関節柱短軸像

関節柱長軸像で山の部分（椎間関節ブロックレベル）をマーキングして，そのレベルで関節柱短軸像を描出すると，関節柱短軸像に頸椎横突起後結節が一緒に描出されてくる（図9）。関節柱は上下関節突起の重なりによって二重に縁取られる。後結節の前方に頸神経根が描出される。

関節柱長軸像で谷の部分（頸神経後枝内側枝ブロックレベル）をマーキングして，そのレベルで関節柱短軸像を描出すると，関節柱短軸像に椎骨動脈が一緒に描出されてくる（図10）。第3-8頸神経後枝内側には常に伴走血管が走行するので，カラードプラーで確認する（図11）。

ブロック針サイズ

23 G，60 mm長ベベル針を使用する。短ベベル針は針先が鈍であるため，刺入時痛が強い。

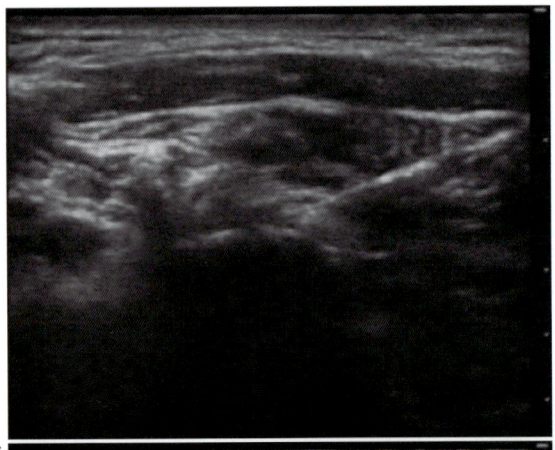

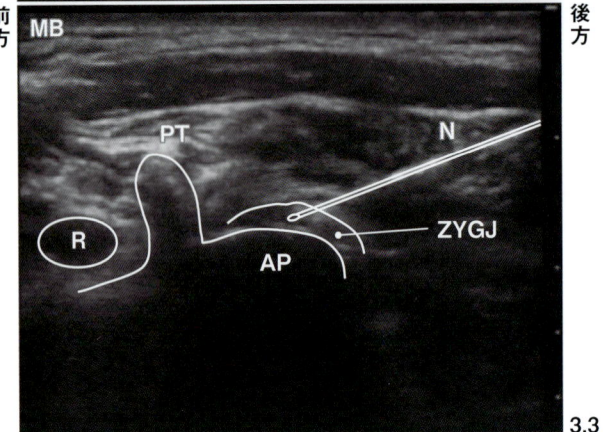

図12 ブロック針穿刺時の超音波画像（頸椎椎間関節ブロック）

R：頸神経根，PT：横突起後結節，AP：関節柱，ZYGJ：頸椎椎間関節，N：ブロック針

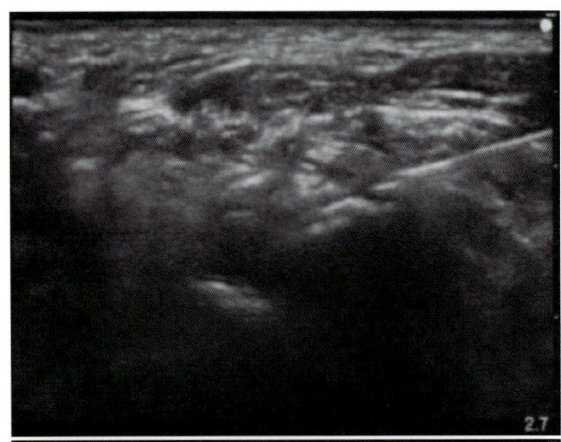

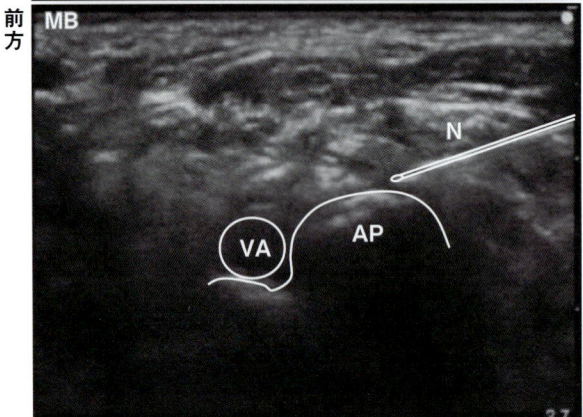

図13 ブロック針穿刺時の超音波画像（頸神経後枝内側枝ブロック）

VA：椎骨動脈，AP：関節柱，N：ブロック針

局所麻酔薬投与量

0.5-1.0％リドカイン0.5-1.0 ml と水溶性ステロイドを使用する．局所麻酔薬の使用量はできるだけ少なくする．通常，1本の頸神経後枝内側枝もしくは一つの椎間関節に対して0.5 ml 注入すれば十分である．1.0 ml 以上注入すると，関節柱側面を局所麻酔薬が広がって，他の頸神経後枝内側枝も遮断してしまい，診断が難しくなる．

実際の手技とプロトコール

①関節柱長軸像でプローブの位置および刺入点のマーキングを行う．最初に，関節柱の長軸にそって線を引く．次にクリップをプローブと皮膚の間に挟んで頭尾側に動かすと，画面上にクリップの音響陰影が出現する．この音響陰影の位置を指標に，椎間関節ブロックをする場合は関節柱の山の部分に，頸神経後枝内側枝ブロックをする場合は谷の部分にマーキングをする（図5）．

②マーキングが終了したら，手技に入る．穿刺は清潔操作で行う．頸部皮膚を消毒し，プローブに清潔なプローブカバーを装着する．

③マーキングした位置にプローブを置き，関節柱短軸像を描出する．頸椎椎間関節ブロックの場合は山の部分，頸神経後枝内側枝なら谷の部分の短軸像が描出されているかを確認する．

④刺入部に1％リドカインで皮下に浸潤麻酔をする．

⑤③で得られた画像を維持したまま，平行法で後方から前方に向かって針を穿刺する（図12，13）．

⑥関節柱側面に針先が届いたら，針の刺入を止める．椎間関節ブロックでは関節内に針先が入る感触が

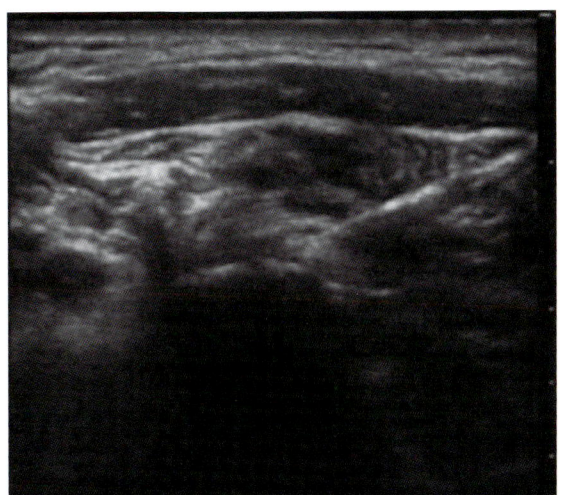

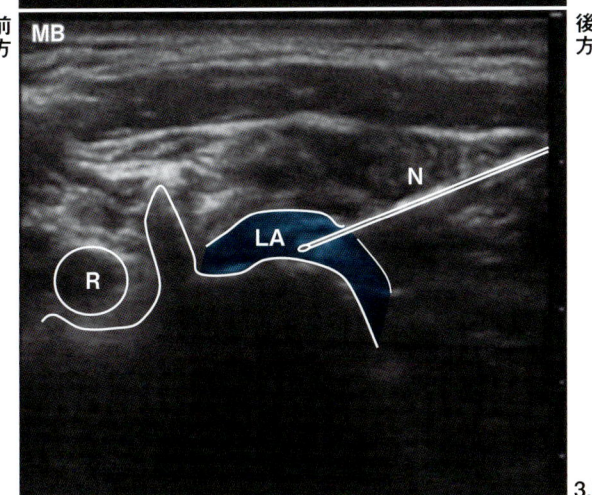

図14 局所麻酔薬注入後の超音波画像（頸椎椎間関節ブロック）

R：頸神経根，N：ブロック針，LA：椎間関節内で広がる局所麻酔薬

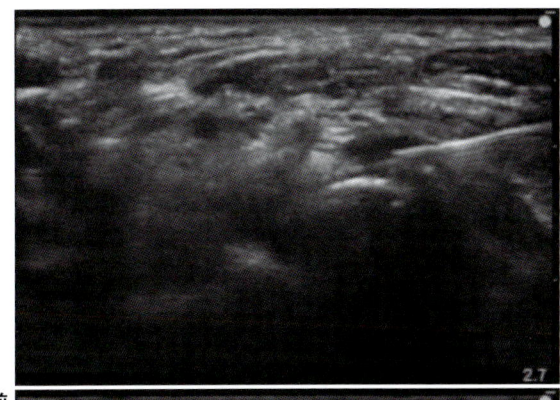

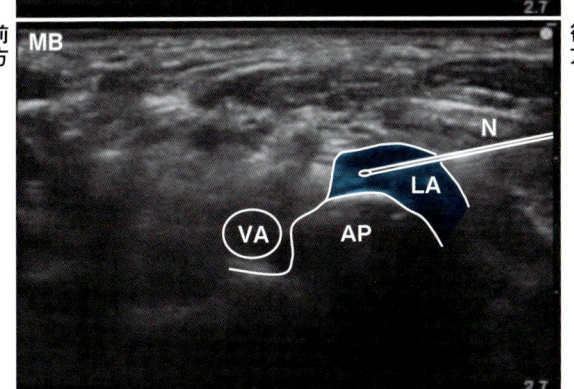

図15 局所麻酔薬注入後の超音波画像（頸神経後枝内側枝ブロック）

VA：椎骨動脈，AP：関節柱，N：ブロック針，LA：局所麻酔薬

ある。後枝内側枝ブロックでは骨表面にあたる感触が得られる。

⑦血液の逆流がないことを確認して，局所麻酔薬を介助者に注入してもらう。関節柱周囲で局所麻酔薬が広がるのを確認する（図14, 15）。

手技のコツ

- 穿刺前にマッピングを行っておくことで，迅速に穿刺部位を判断できる。
- 13 MHzまでの高周波リニアプローブでは第3後頭神経や後枝内側枝を同定しづらいので，後枝内側枝ブロックでは関節柱側面の骨性溝に針先を当てることを目標とする。
- 15 MHzの高周波リニアプローブを使用すると，第3後頭神経，後枝内側枝はより明瞭に描出できる。関節柱長軸像上で交差法で穿刺するには15 MHz高周波リニアプローブが必要。

合併症

後枝内側枝ブロックの場合，伴走する血管を穿刺して局所麻酔中毒を起こす危険性がある。

（図1, 5-10, 12-15は，柴田康之．椎間関節ブロック．小松 徹，佐藤 裕，瀬尾憲正，廣田和美編．超音波ガイド下脊柱管・傍脊椎ブロックと超音波画像ポケットマニュアル．東京：克誠堂出版；2010. p.57-70より引用または一部改変引用）

1 頸椎と傍頸椎領域

Pit fall

○頸椎椎間関節ブロックなら関節柱の山の部分，頸神経後枝内側枝ブロックなら谷の部分の関節柱短軸像が描出されたら，プローブを動かしてはならない。穿刺時に針が描出されなかった場合には針の刺入点を変更する。針を描出するためにプローブを動かしてしまうと，椎間関節ブロックをしているのか，頸神経後枝内側枝ブロックをしているか分からないブロックになってしまう。

文献

1) Lord SM, Barnsley L, Wallis BJ, et al. Chronic cervical zygapophysial joint pain after whiplash. A placebo-controlled prevalence study. Spine (Phila Pa 1976) 1996 ; 21 : 1737-44. discussion 1744-5.

2) Eichenberger U, Greher M, Kapral S, et al. Sonographic visualization and ultrasound-guided block of the third occipital nerve : prospective for a new method to diagnose C2-C3 zygapophysial joint pain. Anesthesiology 2006 ; 104 : 303-8.

3) Bogduk N. The clinical anatomy of the cervical dorsal rami. Spine (Phila Pa 1976) 1982 ; 7 : 319-30.

4) Lord SM, Barnsley L, Bogduk N. Percutaneous radiofrequency neurotomy in the treatment of cervical zygapophysial joint pain : a caution. Neurosurgery 1995 ; 36 : 732-9.

5) Zhang J, Tsuzuki N, Hirabayashi S, et al. Surgical anatomy of the nerves and muscles in the posterior cervical spine : a guide for avoiding inadvertent nerve injuries during the posterior approach. Spine (Phila Pa 1976) 2003 ; 28 : 1379-84.

6) Siegenthaler A, Narouze S, Eichenberger U. Ultrasound-guided third occipital nerve and cervical medial branch nerve blocks. Techniques in Regional Anesthesia and Pain Management 2009 ; 13 : 128-32.

（柴田　康之）

7 大後頭神経ブロック

はじめに

　大後頭神経ブロックは，小後頭神経ブロックとともに後頭部・頸部領域の痛みの治療に用いられてきた[1〜4]。従来のランドマーク法では，後頭部の上項線で後頭動脈の拍動を触知し，その内側を穿刺するが，皮膚の圧痛点を確認する以外には特異的な目標はない。このアプローチでの超音波ガイド下法への応用は，理論上可能であるが，実際は難しい。それはこの領域では，大後頭神経は，多様に分枝して皮膚表面へ近接しているので超音波画像が得られにくく，さらに毛髪がプローブと皮膚の密着を阻害するので超音波画像の描出が困難なことが多いためである。本項で紹介する新しい方法は，超音波画像装置を用いて，大後頭神経を従来のアプローチより中枢側（C2椎弓背面）で描出し，正確に神経の位置を確認したうえで局所麻酔薬を注入する方法である。したがって少量の局所麻酔薬を用いて選択的な遮断が期待できる[5,6]。

解　剖

1 頸椎の脊髄神経後枝
—後頭下神経(C1)，大後頭神経(C2)，第3後頭神経(C3)—

　C1-8の前根および後根は，合流して脊髄神経を構成したあと，前枝と後枝に分岐する。頸神経前枝は頸神経叢（C1-4）および腕神経叢（C5-8，Th1）を形成して前・側頸部および上肢の皮膚知覚や筋肉の運動を支配する。頸神経後枝は，原則的に神経叢や交通枝を構成せず，内側枝と外側枝に分岐する。しかし第1頸神経（C1）は，純運動神経であり，後枝である後頭下神経も通常は皮枝を分岐しない。また大後頭神経（C2），第3後頭神経（C3）は内側皮枝であり，後頭部に分布する。それぞれの頸神経は，一般的に外側皮枝を出さない[7,8]。

　従来の神経ブロックの著書には，大後頭神経ブロックと小後頭神経ブロックが併記されていることが多い。末梢部の小後頭神経は，上項線上で大後頭神経の2-3cm外側を走行するためそれらの神経の分布領域は隣接するが，大後頭神経はC2の後枝由

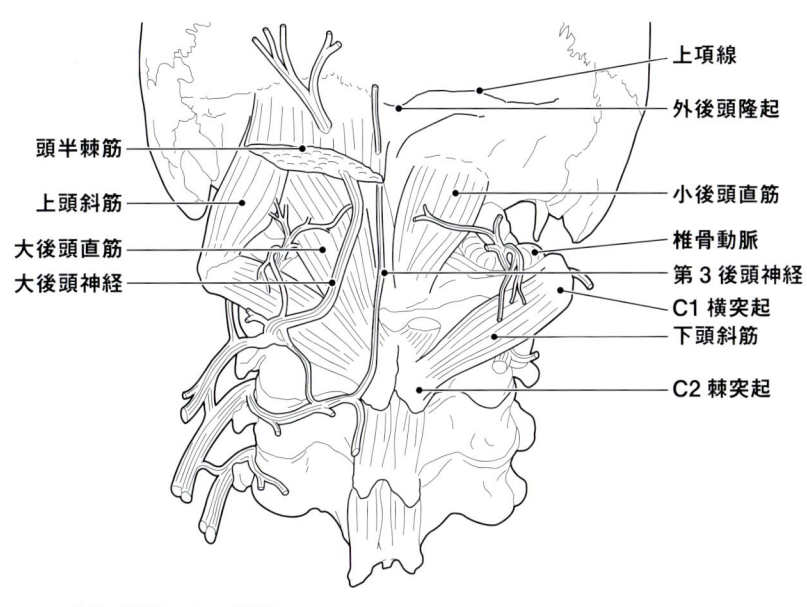

図1　大後頭神経周辺の解剖
大後頭神経は第2頸神経後枝であり，環椎と下頭斜筋の間から出て僧帽筋を貫き項筋群以外にも後頭の皮膚に分布する．

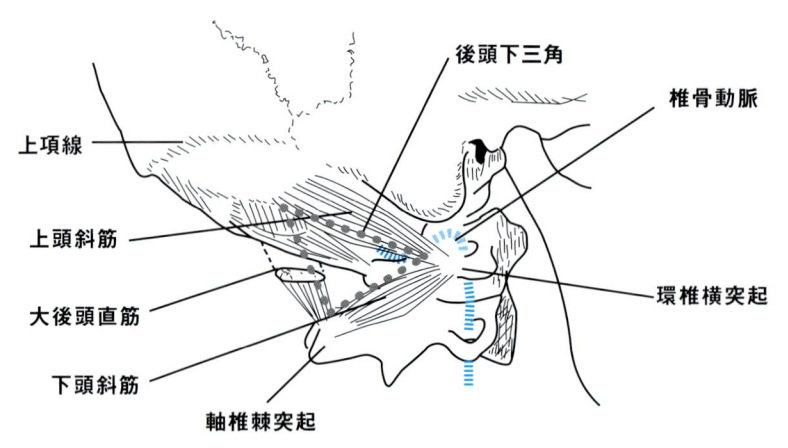

図2 後頭三角を構成する後頭下筋群の解剖

頸椎を外側から観察し，各筋群の起始と付着点を示す．
(石川春律，廣澤一成訳．頭部の筋．山田英智監訳．図解解剖学事典（第2版）．東京：医学書院；1983．p.78 より改変引用)

表1 後頭下三角周辺の筋肉と機能

筋	起始点	付着点	神経支配	運動機能
大後頭直筋	軸椎（C2）棘突起	後頭骨下項線中央部	後頭下神経（C1後枝）	頭部背屈同側への回旋
小後頭直筋	環椎（C1）後突起	後頭骨下項線内側1/3	後頭下神経（C1後枝）	頭部背屈
上頭斜筋	環椎（C1）横突起	後頭骨上・下項線中間	後頭下神経（C1後枝）	頭部背屈と側屈
下頭斜筋	軸椎（C2）棘突起	環椎（C1）横突起下背側	後頭下神経（C1後枝）	顔面の同側への回旋

来であるのに対し，小後頭神経はC2の前枝由来であり，浅頸神経叢を経由して胸鎖乳突筋外縁から頭側へ走行し，耳介後部，側頭部を支配する．したがって両神経の性質は若干異なる点に注意されたい（図1）．

2 頸椎の脊髄神経後枝の走行

後頭下神経（C1後枝）は，後頭下三角で椎骨動脈と環椎の間から後頭下部へ現れ，後頭下筋群に筋枝を出す．大後頭神経（C2後枝）は，下頭斜筋下縁とC2横突起間から出現し，下頭斜筋の背面を内側上方へ走行し，さらに大後頭直筋，小後頭直筋の背側を頭側へ上行し，頭半棘筋を貫いて，後頭部の皮膚に分布する．第3後頭神経（C3後枝）は，C2/3椎間関節を経てC2棘突起の下頭斜筋の付着部から小後頭直筋の背側を走行して，項部と後頭部の狭い範囲を支配する（図1）．頭半棘筋の深層に

ある下頭斜筋を底辺とした大後頭直筋，上頭斜筋で囲まれた部分を後頭下三角と呼ぶ（suboccipital triangle）（図2）．

3 後頭下三角の解剖

大後頭直筋，小後頭直筋，上頭斜筋および下頭斜筋は，筋の起始と終結に応じて，頭部の伸展および同側への回旋，頭部の外側への屈曲，環椎の回旋による頭部の回転などの運動機能を分担する（表1）．それぞれの筋肉は，環椎（C1）の横突起，軸椎（C2）の棘突起または環椎の後結節周辺，後頭骨の上・下項線周辺を3つの頂点として三角形を形成する．この後頭下三角にはこれら4つの筋に分布する後頭下神経のほか，大後頭神経や第3後頭神経が交叉分布する（図1）．さらに後頭下三角の内縁では，環椎後弓や椎骨動脈（環椎横突孔を貫通し大孔に向かって内側に走行）や後頭動脈下降枝が頭半棘筋の直下

を走行する．したがって超音波ガイド下大後頭神経ブロックでは，後頭下三角周辺の超音波画像の評価が必須である．

適 応

後頭部領域の痛み，緊張型頭痛，頸肩腕症候群，外傷性頸部症候群，頸椎症に伴う後頭部痛[1~4]，群発頭痛[9]や大後頭神経痛の診断（＝選択的ブロック）[6]．

体 位

従来法と同様に腹臥位が望ましい．頸部を軽く屈曲させて項部を展開する．毛髪の影響は従来法に比べて少ない．ブロック側の胸部に枕を入れて頸部を回旋するとプローブを固定させやすく，穿刺時に針を安定させやすい．

超音波プローブの位置と向き

外後頭隆起から正中付近にプローブを当て，超音波画像によりC2の棘突起を同定する（図3）．棘突起上が内側にくるように超音波プローブを外側にずらす（図4）．超音波プローブの外側をやや頭側にずらし，C1横突起（図4▶）に起始する下頭斜筋の長軸像を描出するように回旋する．C1横突起は，超音波画像上でも確認が難しいので，乳様突起を外縁の指標にしてもよい．

超音波プローブ周波数

10-14 MHz以上の高周波リニア型プローブを用いる．成人で20 mm前後の浅い部位が目標なので，解像度の高いプローブが望ましい．

ブロック針穿刺法

下頭斜筋と伴にC2椎弓を描出し，原則としてプローブの外側から（C1横突起からC2棘突起に向けて），平行法で針を進める．浅い角度で穿刺すると針先を描出しやすくなる．針先が下頭斜筋を貫通

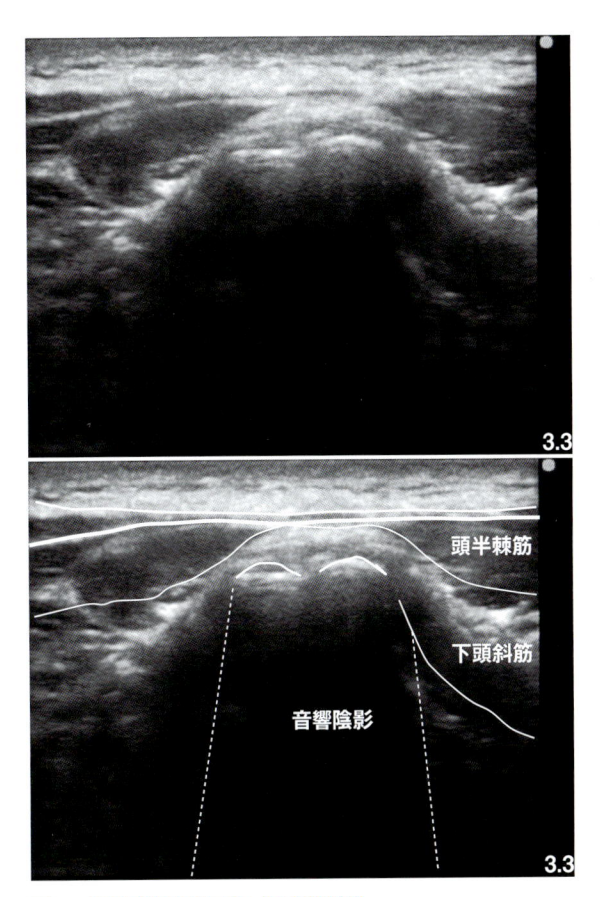

図3 穿刺前超音波画像（C2棘突起）

頸部後方から水平断でプローブを当てると，二股になった棘突起（カブトムシの角の様な形）の表面が，凹型に輝度の高い線として描出される．その後面（前方）は音響陰影となる．棘突起には左右外側から頭半棘筋，下頭斜筋の筋膜が付着する．

してもC2椎弓に阻まれるので脊髄穿刺は避けられる．逆方向（C2棘突起側からC1横突起に向けて）の穿刺は，針の先端が椎骨動脈や後頭下三角内に向かうので危険である．

神経刺激法による確認

本法は，超音波画像上で下頭斜筋をメルマークとして大後頭神経をより中枢側でブロックする方法である．超音波ガイドなしの施行は非常に危険であるので施行すべきでない．また神経刺激法は，筋収縮により針先がずれるおそれがあり使用しない．

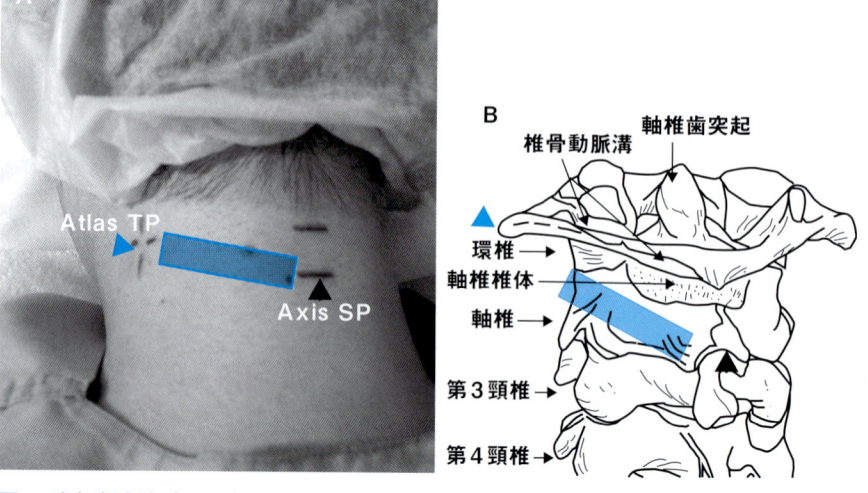

図4 （A）超音波プローブの体表での方向，（B）頸椎の模式図

Atlas TP：環椎横突起，Axis SP：軸椎棘突起
C2棘突起上の▶とC1横突起上の▶を結んだ線上にプローブを当てる．▶は超音波画像で容易に鑑別されるが，▶は，確認が難しい場合もある（乳様突起の1cm程度下方）．

穿刺前超音波画像評価

① C2棘突起の同定（先述）：水平断のC2棘突起は，その先端がカブトムシの角状の分岐を示し特徴的である（図3）．C2棘突起を確認したらプローブを外側にスライドし，さらに軽く回旋して下頭斜筋の長軸像を描出する（図5）．この際，C2椎弓板から棘突起への隆起をプローブ内側から見失わないようにする．

② 皮膚表面から皮下組織，僧帽筋（腱膜），頭半棘筋，下頭斜筋，軸椎（C2）椎弓板の順に超音波画像が構成されるが，椎弓板と下頭斜筋以外は境界が不明瞭な場合がある．

③ 下頭斜筋は椎弓板を円弧にした半月状に描出される．大後頭神経はその弦のほぼ中間に紡錘状の高エコー性構造としてその横断像が描出される（図5）．このレベルで，大後頭神経は下頭斜筋と交差し，下頭斜筋の背側を頭内側方向に走行するが，神経を連続して追跡するのは難しい．大後頭神経は超音波画像上で横径4.0mm前後，縦径1.8mm前後で，皮膚表面から9.8-29.0mmの深さに存在する[6]．大後頭神経と交差する位置での下頭斜筋の厚みは1cm以下である[6]．

④ 超音波プローブを傾けることにより，後頭下三角内の椎骨動脈の拍動をカラードプラーで観察でき

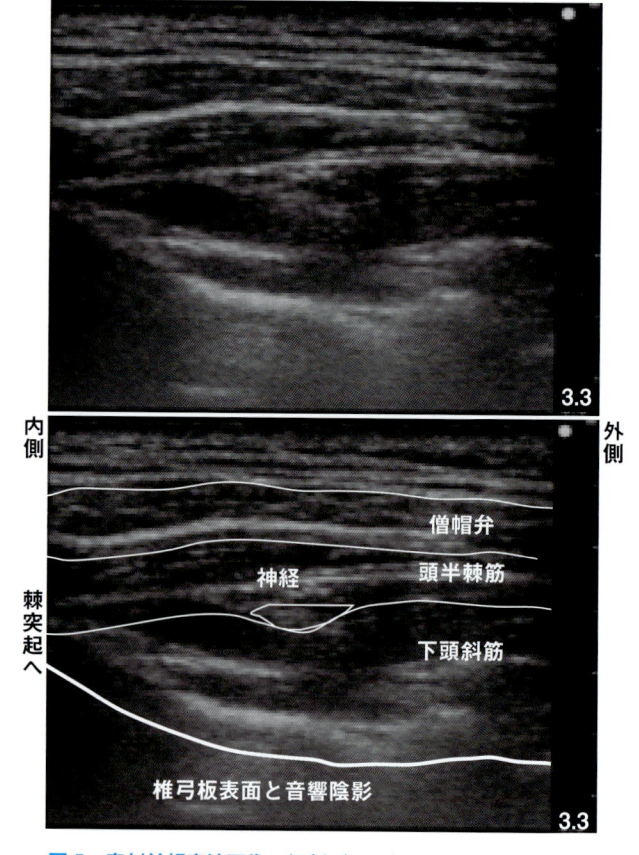

図5 穿刺前超音波画像・解剖（下頭斜筋長軸像）

皮膚表面から皮下組織，僧帽筋，頭半棘筋，下頭斜筋，C2椎弓板の表面が観察されその背側に音響陰影が重なる．頭半棘筋と下頭斜筋の間に紡錘状の高エコー性構造の大後頭神経を描出できるが，神経の走行は追跡できない．

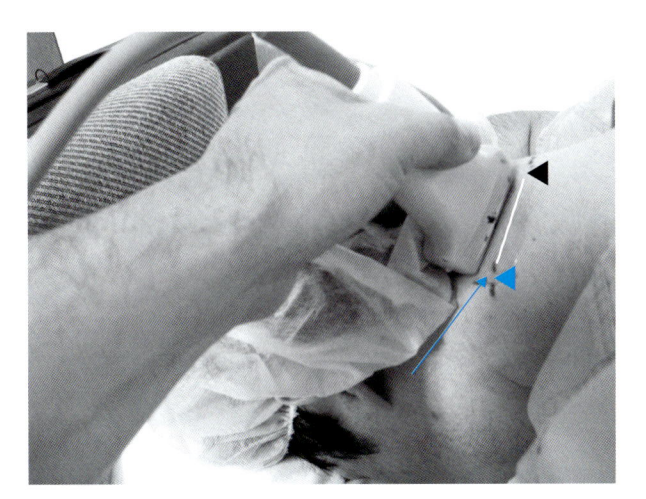

図6 穿刺時の超音波プローブの位置・ブロック針の穿刺方向
▶：C2棘突起上，▶：C1横突起上

る。椎骨動脈が被らず，大後頭神経と下頭斜筋が最適に描出できるプローブの位置を，本穿刺の直前に決めて参考のために静止画像を保存する。
⑤プローブ外縁から大後頭神経までの距離と角度を概算し，穿刺イメージを得る。

ブロック針サイズ

22-25 G，25-27 mm の注射針で十分可能である。カテラン針などの長い針は避けるべきである。針先をより安定に保持するため，薬液の注入は介助者に行ってもらう。

局所麻酔薬投与量

1-0.5％リドカインまたはカルボカイン 2-4 ml を使用する。必要に応じてデカドロンを添加する。診断目的で同神経の選択的ブロックを行う場合には，神経周囲にごく少量（0.1 ml 前後）投与する[6]。

実際の手技とプロトコール

①プレスキャンを行ったのち，後頭部の毛髪と皮膚を含めて消毒する。
②超音波画像上に下頭斜筋長軸像と軸椎椎弓板を描出する。
③下頭斜筋の背側（浅層）の大後頭神経の境界が鮮明になるようにプローブを回旋し，傾きを調節する。下頭斜筋を見失わないように微調整し，皮膚上にマーキングする。
④プローブ外側の皮膚から内側に向けて（図6），穿刺針を平行法で慎重に進める。
⑤頭半棘筋と下頭斜筋の筋層間または下頭斜筋の筋腹上に針先を慎重に誘導し，筋膜を貫く感覚で針を止める。また途中で放散痛や違和感を生じた場合，穿刺を止めて針先の位置を再確認する（図7）。
⑥血液の逆流のないことを確認し，局所麻酔薬を少量注入する（約 0.5 ml）。筋膜間に薬液が広がるように針先を微調整して 0.5-1.0 ml ずつ注入する。
⑦頭半棘筋と下頭斜筋間の局所麻酔薬の広がりを確認して終了する（図8）。

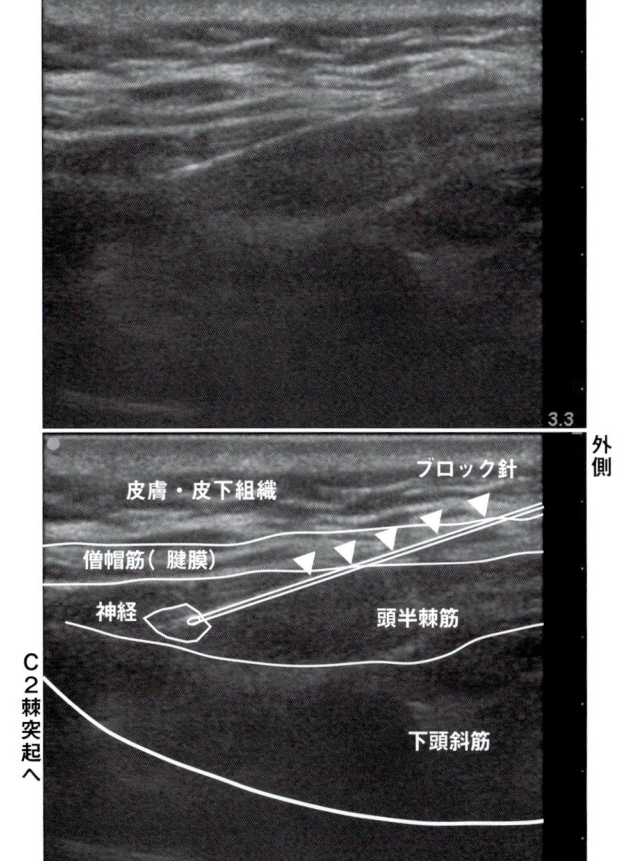

図7 ブロック針穿刺時の超音波画像（下頭斜筋筋膜面上のブロック針）

穿刺針の全体像を必ず描出する．針先が見えない場合や患者が放散痛を強く訴える際は無理に針を進めない．

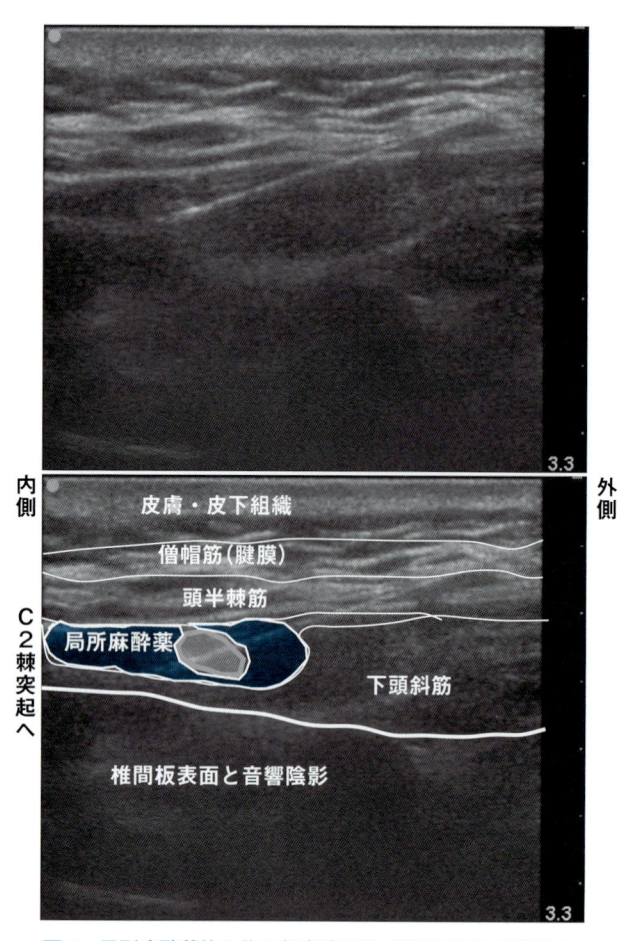

図8 局所麻酔薬注入後の超音波画像（神経周辺に浸潤した局所麻酔薬の超音波像）

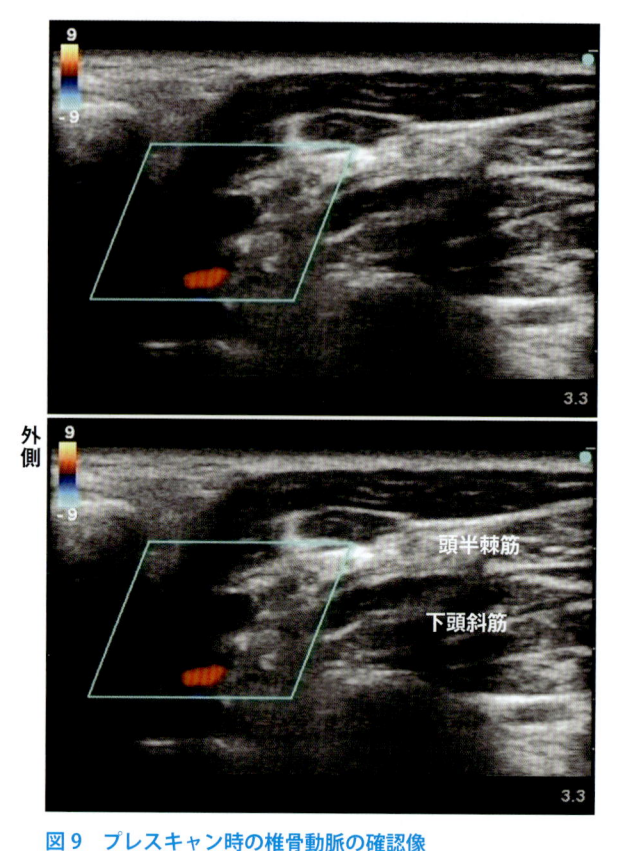

（画像内ラベル：内側／外側、皮膚・皮下組織、僧帽筋（腱膜）、頭半棘筋、局所麻酔薬、下頭斜筋、椎間板表面と音響陰影、C2棘突起へ）

図9 プレスキャン時の椎骨動脈の確認像

下頭斜筋の環椎横突起付着部の外側・深層に椎骨動脈の拍動とカラードプラー血流を確認できる.

手技のコツ

① C1横突起の位置が分かりにくい場合は，乳様突起を指標にする.
　また下頭斜筋は，頭部の回旋で収縮するので，プレスキャンの段階で筋層の鑑別に有用と考えられる.
② 超音波画像上，下頭斜筋・C2椎弓板の重なる位置での穿刺が望ましい.
③ 神経の描出が不明瞭な場合，頭半棘筋および下頭斜筋の筋膜間に局所麻酔薬を注入する．ただし放散痛がある際には針先の位置を少しだけずらす.
④ 下頭斜筋の外側および頭側に椎骨動脈が走行するので，プレスキャンの段階で必ずその位置を確認しておく（図9）.

Pit fall

○ 本項で紹介した大後頭神経ブロックの方法は，近年Greherらにより提唱された新たなアプローチであり[6]，後頭領域の疼痛治療への今後の研究が期待される．本ブロックでは重大な合併症が生じうるので，十分な超音波画像が得られることが肝要である．安易なブロック施行は厳に戒められるべきである.

合併症

椎骨動脈穿刺，血腫，脊髄穿刺などの重大な合併症を起こす可能性がある．後頭三角周辺の超音波画像が描出しづらい場合は無理に施行しない．

(図1は，北山眞任，佐藤　裕，廣田和美．大後頭神経ブロック．小松　徹，佐藤　裕，瀬尾憲正，廣田和美編．超音波ガイド下脊柱管・傍脊椎ブロックと超音波画像ポケットマニュアル．東京：克誠堂出版；2010．p.71-9 より引用)

文献

1) 増田　豊，岡本健一郎．後頭神経ブロック．若杉文吉監．ペインクリニック 神経ブロック法．東京：医学書院．2000；p.74-6.
2) Rathmell JP, Pollack JP. Occipital nerve block. In：Hadzic A, editor. Text book of regional anesthesia and acute pain management. New York；McGrew-Hill Medical Publishing；2007. p.324-6.
3) Young WB, Marmura M, Ashkenazi A, et al. Expert opinion：greater occipital nerve and other anesthetic injections for primary headache disorders. Headache 2008；48：1122-5.
4) Naja ZM, El-Rajab M, Al-Tannir MA, et al. Occipital nerve blockade for cervicogenic headache：A double-blind randomized controlled clinical trial. Pain Pract 2006；6：89-95.
5) Eichenberger U. Ultrasound imaging of cervical spine and ultrasound guided blocks in this region. International Synposium on Spine and Paravertebral Sonography for anaesthesia and Pain medicine. 17-20.（Text book for work shop2009 Hong Kong)
6) Greher M, Moriggl B, Curatolo M, et al. Sonographic visualization and ultrasound -guided blockade of the greater occipital nerve：a comparison of two selective techniques confirmed by anatomical dissection. Br J Anaesth 2010；104：637-42.
7) 熊木克治．末梢神経系 Ⅱ脊髄神経 1.脊髄神経後枝．日本人のからだ—解剖学的変異の考察．佐藤達夫，秋田恵一監．東京：東京大学出版；2008．p.519-24.
8) Clemente CD. Suboccipital region：nerves and muscle chart (Plate341). In：Clemente CD, editor. Anatomy A regional atlas of the human body 5th ed. USA：Lippincott Williams & Wilkins；2006.
9) Busch V, Jakob W, Juergens T, et al. Occipital nerve blockade in chronic cluster headache patients and functional connectivity between trigeminal and occipital nerves. Cephalalgia 2007；27：1206-14.

〈北山　眞任，佐藤　裕，廣田　和美〉

2 胸椎と傍胸椎領域

❶ 傍脊椎（肋間神経）ブロック

はじめに

　胸部交感神経幹と脊髄神経を遮断する胸部傍脊椎ブロック（thoracic paravertebral block：TPVB）は20世紀初頭に登場したが，その後の硬膜外ブロックの登場により1950年ごろを境にして臨床で行われなくなった．2000年以降，硬膜外ブロックより神経遮断作用が強く，一カ所大量注入により片側多分節に脊髄神経が遮断されること，乳腺手術の日帰り手術の麻酔方法として適していること，乳腺手術後の慢性痛の発症を抑えられることが明らかになり，再び脚光を浴びることになった[1,2]．TPVBは硬膜外ブロックと違って，尿閉や下肢筋力低下を生じさせないことから，ペインクリニック領域でもブロック後の安静時間を減少させうるのでベット稼働率を上げることが期待される．

解　剖

1 傍脊椎腔とは

　TPVBは傍脊椎腔に局所麻酔薬を注入することにより，椎間孔から出たばかりの脊髄神経を遮断する手技である．傍脊椎腔とは前方を壁側胸膜，後方を内肋間膜および上肋横突靱帯，内側を椎間孔および胸椎椎体側面により囲まれたスペースをいう（図1）．傍脊椎腔は外側では肋間隙に，内側では椎間孔を介して硬膜外腔に，前方では縦隔を介して対側の傍脊椎腔と連続しており，傍脊椎腔の連続性が合併症の原因として関連がある[3]．脊椎腔は胸内筋膜という疎な膜により前後2つのコンパートメントに分けられる．前方を胸膜外コンパートメント，後方を胸内筋膜下コンパートメントという．交感神経幹は胸膜外コンパートメントに位置し，脊髄神経前枝（肋間神経）と肋間動静脈が胸内筋膜下コンパートメン

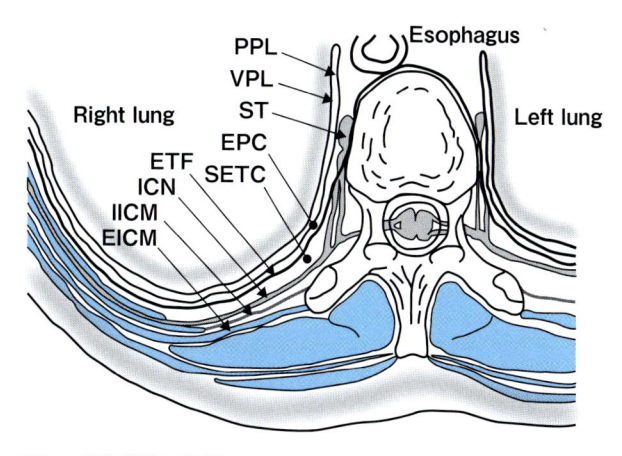

図1　傍脊椎腔の解剖
PPL：壁側胸膜，VPL：臓側胸膜，ST：交感神経感，EPC：胸膜外コンパートメント，SETC：胸内筋膜下コンパートメント，ETF：胸内筋膜，ICN：肋間神経，IICM：内肋間膜，EICM：外肋間筋

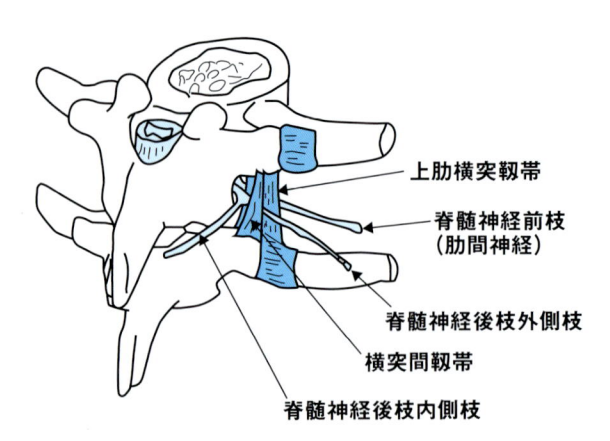

図2　脊椎周囲の靱帯と脊髄神経の位置関係

脊髄神経前枝（肋間神経）は上肋横突靱帯の前方を外側に向かって走行する．脊髄神経後枝外側枝は上肋横突靱帯と横突間靱帯の間を後下外方に向かって走行する．脊髄神経後枝内側枝は横突間靱帯より内側で分枝し，椎間関節に分布する．

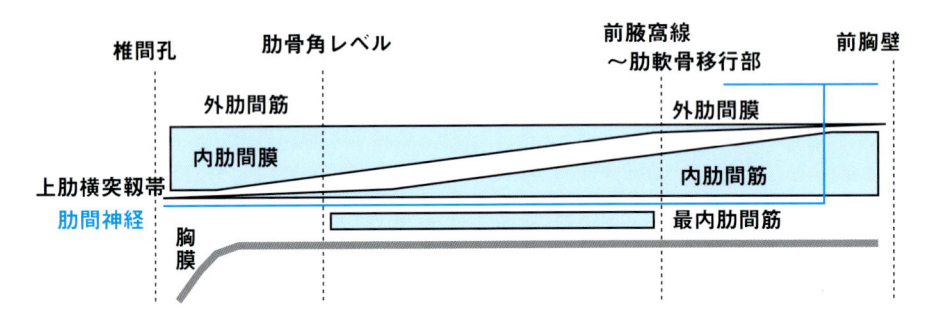

図3　肋間筋群と肋間神経の位置関係

肋間筋群が三層構造をしているのは側胸部のみ．外肋間筋は後方では筋として存在するが，前方では膜化して外肋間膜となる．内肋間筋は前方では筋として存在するが，後方では膜化して内肋間膜となる．

トを走行する。壁側胸膜と胸内筋膜は接しているので，実質的には胸膜外コンパートメントに厚みはなく，傍脊椎腔は胸内筋膜下コンパートメントによる厚みでてきている。胸内筋膜下コンパートメントでは脂肪組織が占拠しており，脊髄神経はすでに硬膜袖に覆われていない。このコンパートメントに注入された局所麻酔薬が頭尾側に広がって，多分節にわたって脊髄神経を強力に遮断する。

2 胸椎横突起周囲の靱帯

胸椎横突起周囲の靱帯が脊髄神経の走行を限定している（図2）。横突間靱帯は横突起後面とひとつ下の横突起後面の間に，上肋横突靱帯は横突起後面とひとつ下位の肋骨頸前面の間に張っている。椎間孔から出た脊髄神経は前枝・後枝に分岐する。上肋横突靱帯の前を前枝が走行し，後を後枝が走行する。後枝はすぐに外側枝と内側枝に分岐するが，後枝外側枝は横突間靱帯と上肋横突靱帯の間を走行する。

3 肋間筋

肋間筋は胸壁の全周にわたって外肋間筋，内肋間筋，最内肋間筋の三層構造をしているわけではない（図3）。三層構造は肋骨角あたりから前腋窩線あたりまでにしか存在ない。外肋間筋は背側では筋として存在するが，前腋窩線から前胸壁にかけては外肋間膜になる。逆に内肋間筋は前胸壁では筋として存在するが，背側では肋骨角あたりからは内肋間膜になる。最内肋間筋は肋骨角から前腋窩線にかけて存在しているにすぎない。胸椎横突起のすぐ外側では，外肋間筋と内肋間膜が超音波で描出され，内肋間膜

の前方には傍脊椎腔と胸膜が描出される．横突起周囲では外肋間筋を覆うように肋骨挙筋があり，横突間靱帯と連続していく．内肋間膜は上肋横突靱帯に連続していく．

適 応

手術麻酔では，術側が左右どちらか片側に限局するもの，乳腺手術，呼吸器外科手術，腎臓摘出，副腎摘出術，鼠径ヘルニアが適している．両側に行うことで，胸骨縦切開の開胸術や正中切開および横切開の開腹術にも対応できる．ただし両側TPVBでは両側の交感神経遮断によって低血圧が生じる可能性があることに留意する．ペインクリニックでは体幹の帯状疱疹，肋間神経痛に使用できる．上部胸椎T3レベルで実施すると，頭頸部に分布する交感神経を遮断しホルネル徴候も得られるが星状神経節ブロックの代替ブロックとしての報告はまだない．

体 位

腹臥位もしくはブロック側を上にした側臥位とする．腹臥位では両側上肢をベットサイドから垂らしておく．側臥位で上部胸椎レベルを穿刺する場合には，ブロック側の上肢をベットから垂らしておくとよい．

超音波プローブの位置と向き

プローブを肋骨に平行になるように肋間隙に置き，傍脊椎腔の外側端と横突起下端の水平断面が描出されるように調整する（図4，5）．

超音波プローブ周波数

皮膚から傍脊椎腔までの距離が4cm程度であれば高周波リニアプローブ（7.0-14 MHz）で実施可能である．Depth設定が6cmを超える症例，主に肥満者ではコンベクスプローブ（3.5-5 MHz）を使用するほうがよい．ただし，どのプローブを選択するかは術者の平行法の技量により異なる．

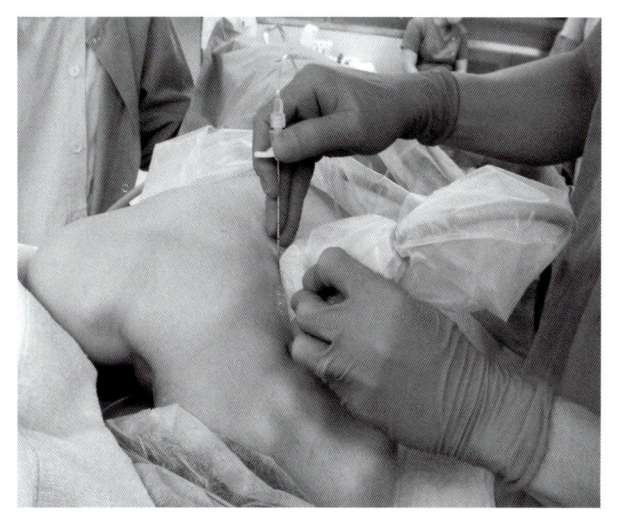

図4 超音波プローブの当て方

肋骨に平行になるようにリニアプローブを当て，プローブの外側端からTuohy針を外側から内側に向けて穿刺する．この際，Tuohy針のベベルはプローブ側に向けて穿刺する．

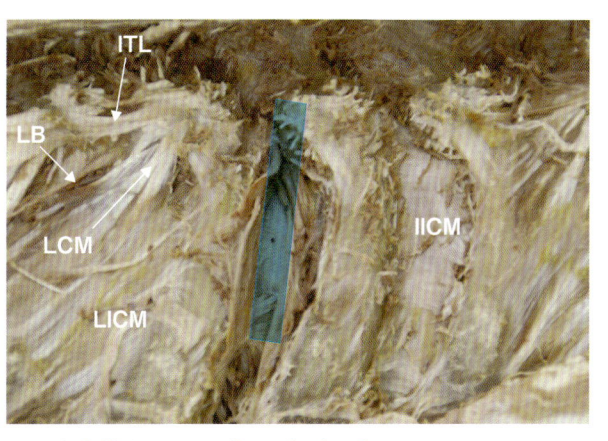

図5 解剖献体におけるプローブの当て方のシミュレーション

■：リニアプローブの位置，LB：脊髄神経後枝外側枝，ITL：横突間靱帯，LCM：肋骨挙筋，LICM：外肋間筋，IICM：内肋間膜

第5肋間隙にプローブを当てた状況を示している．第4肋間隙は外肋間筋を除去し内肋間膜が露出している．第5肋間隙で肋骨に平行にプローブを当てると，ちょうど横突起下端が描出されるのが理解できる．

ブロック針穿刺法

平行法で穿刺する．交差法で行っている報告[4]もあるが，皮膚から傍脊椎腔までの距離が深いので交差法では針先を見失う可能性が高い．平行法でも，TPVBでは針の刺入角度が40°を超えるので針が描出できないことがあるが，Tuohy針を使うこと

で針先の同定は最後まで可能となる。平行法の刺入経路は交差法より長くなるため，意識のある患者では穿刺時痛が強くなる。脊髄神経後枝外側枝が横突起間で外肋間筋や肋骨挙筋の外表面に出てくるので（図6），刺入点から外肋間筋の外表面まで浸潤麻酔をしておく。

ランドマーク法

さまざまなアプローチが報告されてきたが，現在は棘突起と横突起をランドマークとして，矢状断面上で針を操作する手技が最も一般的である。このアプローチでは，棘突起の胸椎が横突起の胸椎より一つ上のレベルの胸椎である点に注意する。例えばT4棘突起上端の外側2.5 cmの点を刺入点として，皮膚に垂直に針を穿刺すると，T5横突起に当たる。そこでいったん，針を引き抜いて頭側に針を向けると，第4胸神経に針を向けることになる。尾側に針を向けると第5胸神経に針を向けることになる。横突起に当たったのち，針を尾側もしくは頭側に向けて皮膚から横突起までに距離に1 cm足した距離まで針を刺入すると，傍脊椎腔に針先が刺入される。ここで血液の逆流がないことを確認して局所麻酔薬をゆっくり分割注入する。皮膚から横突起までの距離＋1 cmを刺入するだけの方法もあれば，傍脊椎腔に針先が入ったことを抵抗消失法や通電刺激[5]で確認することも可能である。

穿刺前超音波画像評価

横突起は凸型で表面が高エコー性に描出され，音響陰影を伴っている。胸膜は高エコー性に描出され，呼吸性に動いている。壁側胸膜と臓側胸膜の区別はつかない。横突起の外側に外肋間筋が描出され，外肋間の内面が内肋間膜である。内肋間膜と胸膜に挟まれた空間を肋間神経，肋間動静脈が走行している（図6）。これは傍脊椎腔が肋間隙の一部（解剖学上定義されていないため，ここでは肋間神経血管隙と名付ける）に移行するところを描出している。解剖学的に傍脊椎腔と肋間神経血管隙の境界も定義されていない。よって，傍脊椎腔と肋間神経血管隙の移行部を描出できるようになった今，傍脊椎ブロック

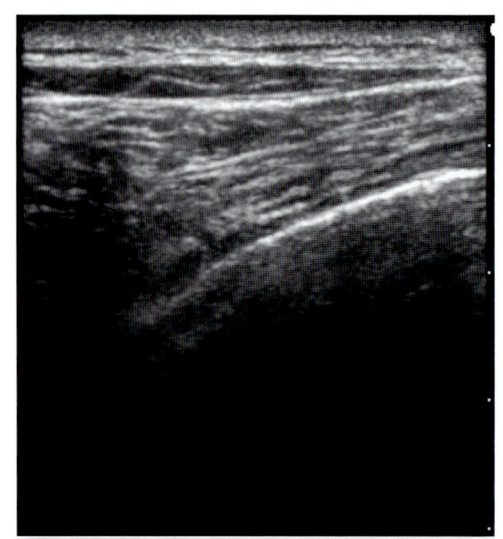

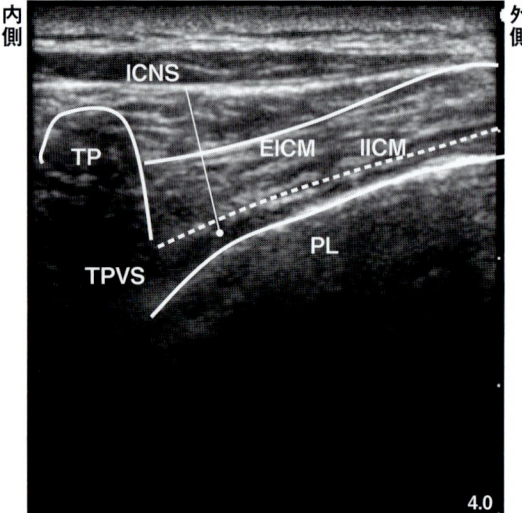

図6　穿刺前超音波画像・解剖
TP：横突起，EICM：外肋間筋，IICM：内肋間膜，ICNS：肋間神経血管隙，TPVS：胸部傍脊椎腔，PL：胸膜

と肋間神経ブロック後方アプローチを明確に区別することはできなくなっている。

ブロック針サイズ

単回注入では19-20 G，Tuohy針。持続注入では17-18 G，Tuohy針を使用する。

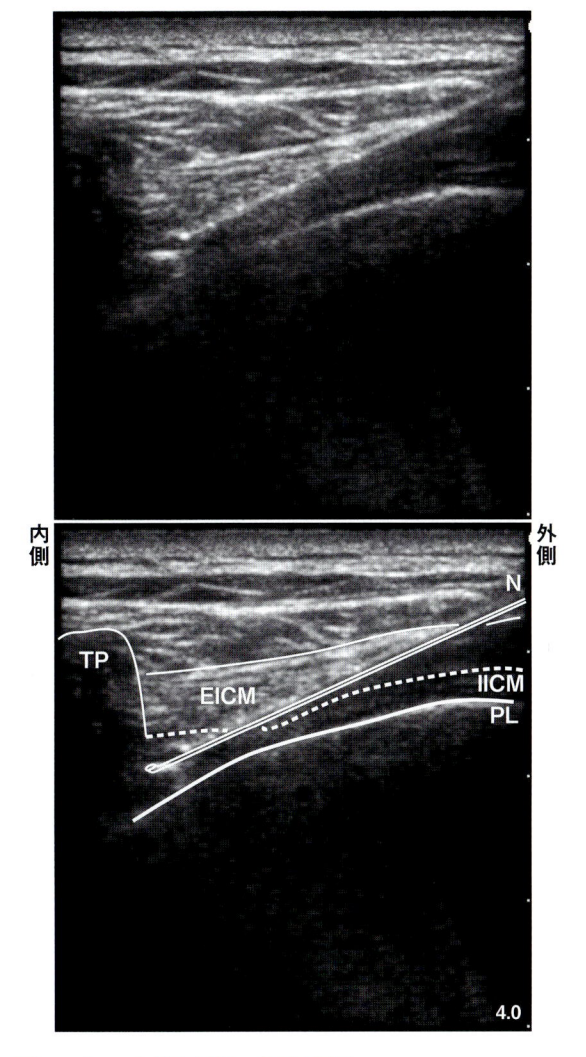

図7　ブロック針穿刺時の超音波画像

TP：横突起，EICM：外肋間筋，IICM：内肋間膜，PL：胸膜，N：Tuohy針

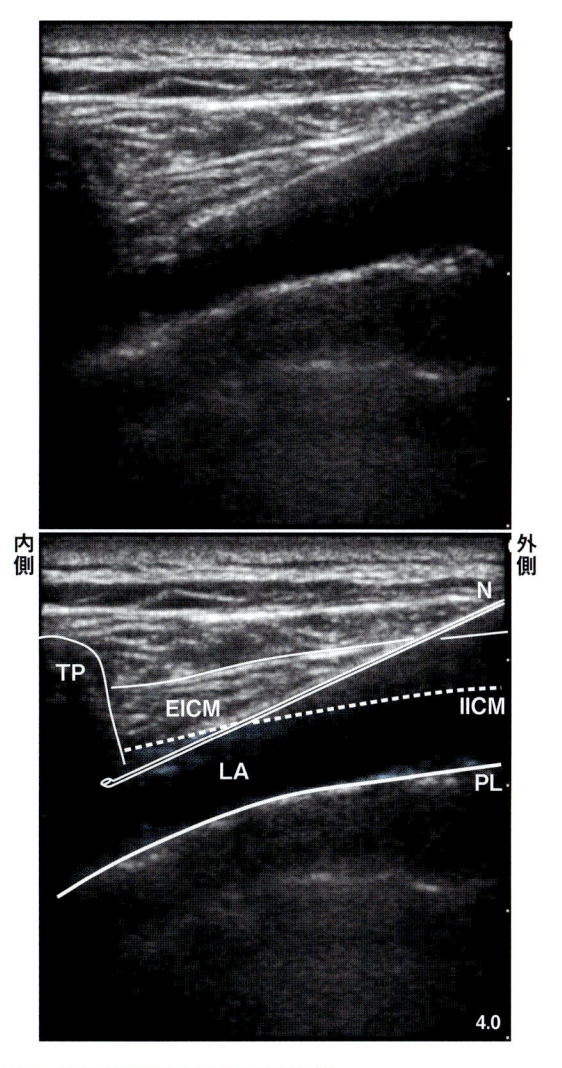

図8　局所麻酔薬注入後の超音波画像

TP：横突起，EICM：外肋間筋，IICM：内肋間膜，PL：胸膜，N：Tuohy針，LA：局所麻酔薬の広がり

局所麻酔薬投与量

単回注入では0.2-0.5％ロピバカイン15-20 mlを使用する。持続注入では0.2％ロピバカイン4-6 ml/hrで使用する。

実際の手技とプロトコール

持続傍脊椎ブロックのカテーテルを挿入する手技について紹介する。単回注入の手技は，カテーテル挿入操作前までが該当する[6]。

体位はブロック側を上にした側臥位とする。術者は患者の背後に立ち，超音波診断装置は患者を挟んで，術者の反対側に設置する。消毒前にプレスキャンを行い，穿刺レベルを確認しマーキングをする。穿刺レベルは，第1肋骨もしくは第12肋骨から順に肋骨を数えて確認する。その後の手順を以下に記す。著者は，外科手術に対してUSG-TPVBを実施する場合には，全身麻酔下に行っている。

①術野を消毒し，超音波プローブに清潔なプローブカバーを装着する。

②目的の穿刺レベルの肋間隙に，肋骨と平行にリニアプローブを当てる。横突起下端とその外側に傍

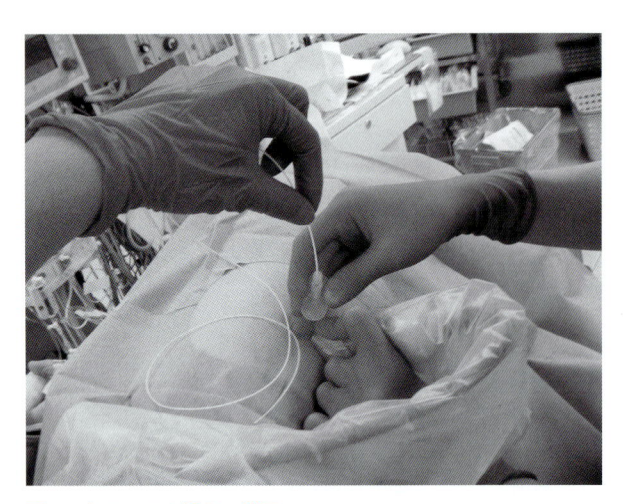

図9 カテーテル挿入の様子

針を180°回転させてベベルを腹側に向けてから，カテーテルを針先から5 cmだけ挿入する．カテーテル挿入は介助者に行ってもらっている．

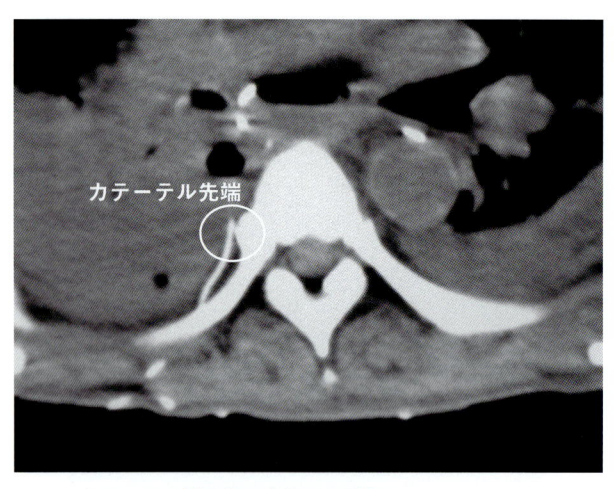

図10 カテーテル挿入後の胸部CT画像

カテーテルを針先から5 cm挿入したときのカテーテルの位置を示す．カテーテルは椎体側面にそうように挿入されている．本症例では術後呼吸器合併症のためCT撮影を行った．

脊椎腔と肋間神経血管隙を描出する（図6）。

③内針を抜いた17 G, Tuohy針に，生理食塩液10-20 mlを入れたシリンジを延長管を介して接続して針先まで満たす。ただし，意識下の患者は生理食塩液を傍脊椎腔に注入すると，強い痛みを訴えるので，生理食塩液ではなく0.5％リドカインにする。

④シリンジを接続したまま，ベベルをプローブ側に向けた状態でプローブの外側から平行法で針を刺入する（図4）。

⑤針先が内肋間膜を貫き，傍脊椎腔に達したら針の刺入を止める（図7）。

⑥傍脊椎腔に生理食塩液を10-20 ml注入する。1回注入では，局所麻酔薬15-20 mlを注入する。胸膜が生理食塩液によって腹側に押し下げられていく様子が描出される（図8）。

⑦注入が終了したら，延長管を外し，Tuohy針を180°回転させてベベルを腹側に向ける。

⑧カテーテルを針先から5 cm挿入する（図9）。カテーテルは椎体側面にそって挿入される（図10, 11）。カテーテルの挿入に慣れない場合には介助者に行ってもらうとよい。

⑨傍脊椎腔の矢状断面を描出し，カテーテルより少量の空気を混入させた生理食塩液3 mlを注入し，傍脊椎腔に空気の混ざった生理食塩液が広がるのを確認する。

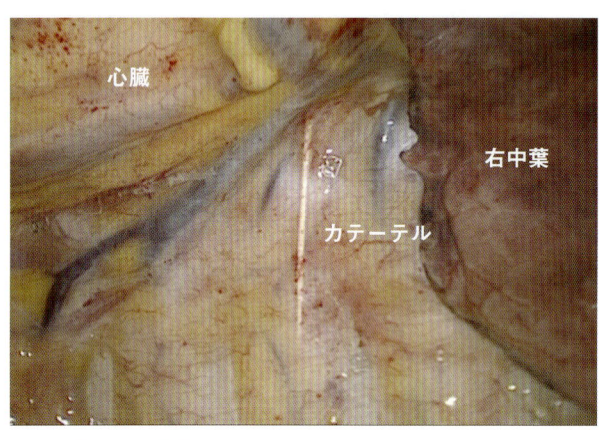

図11 術野から見たカテーテル

右上葉切除術でT4レベルに挿入したカテーテルが壁側胸膜を隔てて観察される．画面の左が頭側，右が尾側．

⑩カテーテル刺入部を3-0ナイロン糸で固定する（図12）。

本アプローチの特徴はTuohy針を使って平行法で刺入することである。Tuohy針のベベルをプローブ側に向けて穿刺することで，針の刺入角度が大きくなっても針先を描出しやすくなる。さらに針先の丸い部分により肋間神経，肋間動静脈，壁側胸膜への障害を避けるように刺入されるため，神経損傷，血管穿刺，胸膜穿刺，気胸などのリスクが少なくなる。

Luyetら[7]は解剖献体を使って，傍脊椎腔を斜めに切った超音波画像を描出して，カテーテルを後下

Pit fall

- ベットの高さにも手技の成否に影響する。ベットが低すぎると，プローブを把持している手の手首が固定されてしまい，プローブの微調整ができない。ベットが高すぎると，正しい刺入点の確認ができず，針を描出することが難しくなる。プローブを把持している側の肘がちょうど直角になるくらいに，ベットの高さを調整すると手技が行いやすい。
- 胸膜と内肋間膜の2つが同時に描出されるウィンドウは狭い。胸膜と内肋間膜が描出される位置でTuohy針を穿刺して，針が描出されない場合に，プローブの位置を調整して針を描出すると，今度は胸膜と内肋間膜が消えてしまう。見ている画面で一発で針を描出させること，つまり正しい刺入点を選んで穿刺することがUSG-TPVBでは重要となる。
- 慣れないうちは太いTuohy針を使うと，針先を描出しやすくなる。刺入角度が大きい場合には針のシャフトを描出することは困難になるので，針先を描出することだけ集中する。初心者は外肋間筋まで刺入したあたりで針先を見失うことが多い。針先が超音波ビーム面上に乗っていれば，針先は明瞭に描出される。針先が消えた瞬間というのは，針先がビーム面からちょうどはずれてしまったことを意味する。針を少しだけ引き戻してみると，再び針先が描出される。
- カテーテル挿入時にpop感があるときには，カテーテルが胸膜を貫いて胸腔内に留置されている可能性が高い。傍脊椎腔で局所麻酔薬が広がらない場合には穿刺をしなおしたほうがよい。
- 抗凝固薬，抗血小板薬の服用者にUSG-TPVBが実施可能かについては十分なエビデンスがない。術者の平行法に関する技量も判断材料となる。Tuohy針を使用しても，肋間静脈穿刺によって血液逆流を認めることがまれにあるで，硬膜外麻酔や脊髄くも膜下麻酔と同じ基準で実施すべきだろう。

方から内上方に挿入した。彼らのアプローチは20本のうち6本のカテーテルが硬膜外腔に留置されていた。肋骨や横突起と壁側胸膜は線維性結合織で結合しており，カテーテルを肋骨や横突起を横切って頭側に挿入するのは，抵抗が大きく非常に難しい。われわれの方法では頭側方向にカテーテルを挿入するのではなく，椎体側面にそうように留置するので挿入が容易である。ベベルが腹側を向くので，カテーテル先端が椎間孔に向かうこともない。

合併症

ホルネル徴候，硬膜外ブロック，胸膜穿刺，気胸，肋間静脈穿刺。

（図1, 4, 6-8は，柴田康之．傍脊椎神経（肋間神経）ブロック．小松　徹，佐藤　裕，瀬尾憲正，廣田和美編．

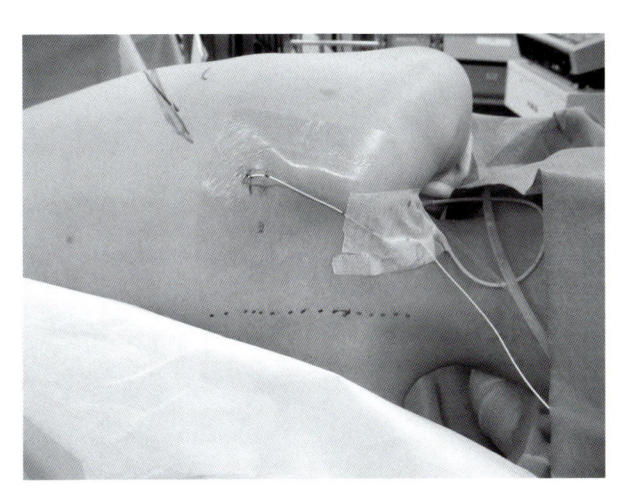

図12　カテーテルを固定後の状態

カテーテルをナイロン糸で固定後，術野にかからないようにテガダーム™被覆する．手術終了後に被覆を再度行う．皮膚に描かれた実線は予定皮膚切開線，点線は正中線．

超音波ガイド下脊柱管・傍脊椎ブロックと超音波画像ポケットマニュアル. 東京：克誠堂出版；2010. p.81-8 より引用）

文献

1) Lönnqvist PA. Entering the paravertebral space age again? Acta Anaesthesiol Scand 2001；45：1-3.
2) Kairaluoma PM, Bachmann MS, Rosenberg PH, et al. Preincisional paravertebral block reduces the prevalence of chronic pain after breast surgery. Anesth Analg 2006；103：703-8.
3) Karmakar MK, Kwok WH, Kew J. Thoracic paravertebral block：radiological evidence of contralateral spread anterior to the vertebral bodies. Br J Anaesth 2000；84：263-5.
4) Marhofer P, Kettner SC, Hajbok L, et al. Lateral ultrasound-guided paravertebral blockade：an anatomical-based description of a new technique. Br J Anaesth 2010；105：526-32.
5) Naja ZM, Al-Tannir MA, Zeidan A, et al. Nerve stimulator-guided repetitive paravertebral block for thoracic myofascial pain syndrome. Pain Pract 2007；7：348-51.
6) Shibata Y, Nishiwaki K. Ultrasound-guided intercostal approach to thoracic paravertebral block. Anesth Analg 2009；109：996-7.
7) Luyet C, Eichenberger U, Greif R, et al. Ultrasound-guided paravertebral puncture and placement of catheters in human cadavers：an imaging study. Br J Anaesth 2009；102：534-9.

（柴田　康之）

❷ 硬膜外ブロック（胸部手術）

解 剖

　胸椎では椎体背側の正中から尾側に向かって棘突起が飛び出し，その左右になだらかな椎弓が関節突起へと続く（図1）。関節突起は頭側の椎体と関節する上関節突起，尾側の椎体と関節する下関節突起となっている。左右に延びる横突起および椎弓と椎体の交点の2カ所で肋骨と胸椎は関節を形成している。脊椎に囲まれた脊柱管内で，脊髄は3枚の膜と髄液によって保護されている。外側から硬膜および硬膜と一体化したくも膜が，髄液に保護された脊髄を取り囲んでいる。軟膜は脊髄表面に密着している。

　上部胸椎の背部では棘突起と椎弓の重なりが屋根瓦状または鎧戸のようになっている。そのため背部正面からみても，硬膜外穿刺すべき椎弓間隙は確認できない（図2）。胸椎を尾側または外側から観察することで，椎弓間隙をはっきりと観察することが可能となる。

適 応

　上腹部，胸部体幹や肺の手術およびそれらの部位の疼痛。上肢の痛みや交感神経亢進症状に対して，上胸部硬膜外ブロックが行われる。

　通常は盲目的に触診と針先の感覚で穿刺を行うが，穿刺困難症例や穿刺リスク軽減に対して，X線透視や超音波画像の適応がある（表1）。

　超音波画像は，現段階では穿刺前に解剖を把握する目的にとどめたほうが無難と思われる。リアルタイムでの超音波ガイド下硬膜外穿刺はかなりの慣れを必要とするため，本項では解説しない。

体 位

　側臥位または腹臥位で前屈させて，椎弓間隙をなるべく開いた状態とする。正中線を確実に判断するためには坐位でもよいが，腰部と異なり上胸部を押

表1　超音波画像を利用した硬膜外ブロックの適応

目 的	具体例
リスク軽減	小児症例
穿刺困難の解消	肥満症例，脊椎変形
患者の苦痛軽減	穿刺時間の短縮，穿刺回数の減少
麻酔科医のストレス軽減	小児症例，研修医への指導

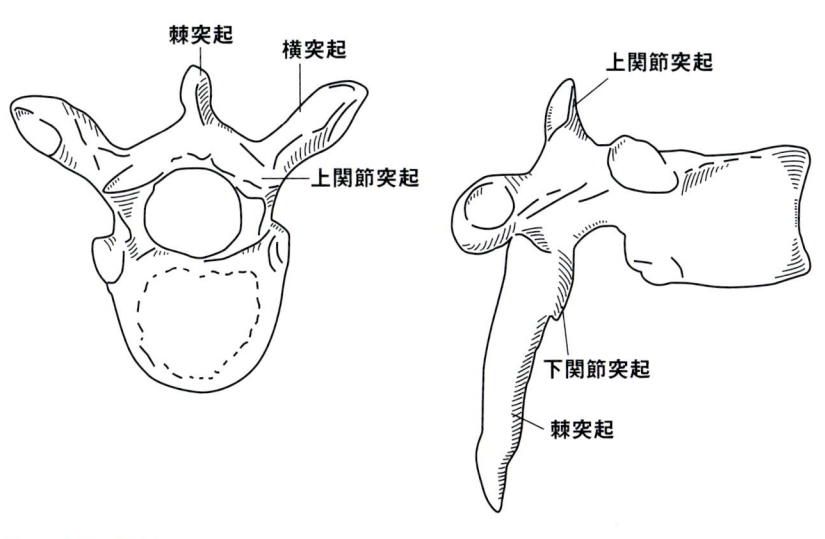

図1　胸椎の解剖
上部胸椎では棘突起が尾側に長く伸びているのが特徴である．

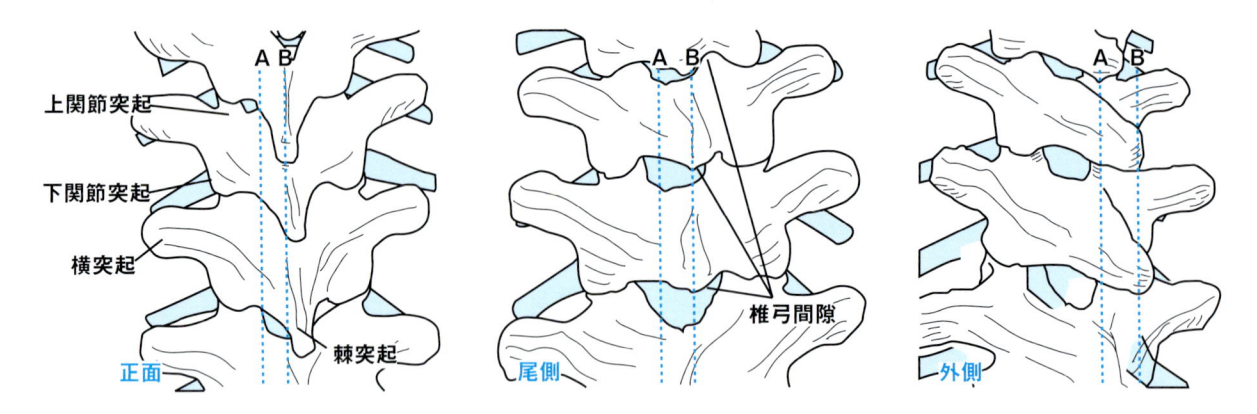

図2 上部胸椎の椎弓間隙の観察

棘突起と椎弓が尾側に長く伸びているため，正面像（図左）では椎弓間隙の観察が困難である．尾側から（図中），または外側（図右）から観察すると椎弓間隙を広く観察しやすい．椎弓が連続する破線Aのほうが，棘突起のある正中線（破線B）よりも超音波画像で硬膜外腔を観察しやすい．

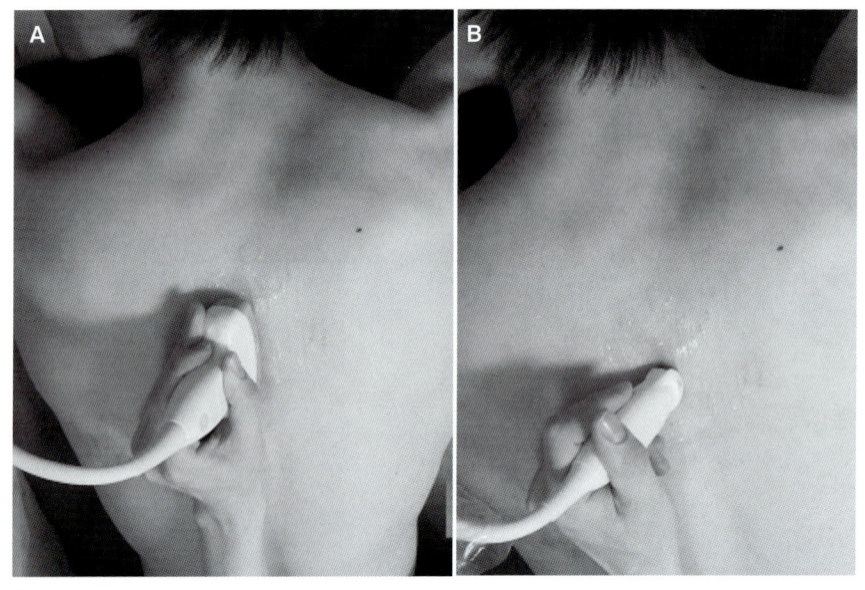

図3 上胸部硬膜外腔の観察
（A）コンベクスプローブ，（B）マイクロコンベクスプローブ

正中から棘突起のない部位までずらした傍正中で観察する．

すと前方に体が倒れてしまうことに配慮する．小児では十分な胸膝位にすることで，側臥位でも十分に硬膜外腔を確認できる。

超音波プローブの位置と向き

正中部から棘突起がないところまで左右いずれかにずらした部位で長軸像を描出する（図3）。硬膜外腔の短軸（水平断）像は第1-3胸椎間では観察も可能であるが（図4），棘突起が尾側に長くなる第3胸椎以下では傍正中からわずかに観察できる程度である。

超音波プローブ周波数

コンベクスプローブ，リニアプローブどちらも一長一短あるが，使用可能である。

5 MHz前後のコンベクスプローブまたはマイク

ロコンベクスプローブを利用するほうが，深さ5 cm以上の観察を行いやすく，尾側や外側から幅広く深部を観察できる。しかし，椎弓間の表面情報は信頼できるものの，椎弓間隙に通過可能な針の刺入角度の推定はやや難しくなる。

10 MHz以上のリニアプローブでは直線的に超音波を照射するため，胸椎表面をトレースして穿刺角度を考えるうえでは有利である。リアルタイム穿刺を平行法で行う際も，針の描出に有利である。しかし，尾側から深部をのぞき込むような観察はできないため，皮膚に対して垂直走査のみで判断することになる。

ブロック針穿刺法

超音波装置の現段階での能力では交差法，平行法いずれも超音波ガイド下穿刺は容易ではなく，穿刺前評価のために硬膜外腔を観察する程度で十分と思われる。リアルタイムで行う際は，長軸で描出し，尾側から平行法で穿刺することになる。

穿刺前超音波画像評価

傍正中法で硬膜外穿刺の方向，深さの確認を行うことが可能である。

ブロック針サイズ

17-22 G，80-100 mmのTouhy針または神経ブロック針。神経刺激装置の利用は行っていない。

局所麻酔薬投与量

生理食塩液，局所麻酔薬，ステロイドまたはX線造影剤を1-10 ml程度使用する。

実際の手技とプロトコール

①胸椎の高位確認をより正確に行うためには，コンベクスプローブを用いて仙骨から頭側に数えていく。正中では棘突起によりプローブをスライドさせづらいため，棘突起のすぐ脇にプローブを当て

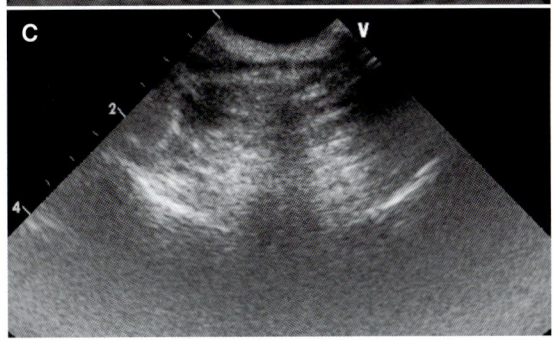

図4 第2/3胸椎間での硬膜外腔（短軸像）
(A) コンベクスプローブ
(B) セクタプローブ
(C) マイクロコンベクスプローブ

たほうが操作しやすい。
②目的とする胸椎間で正中部から棘突起の分だけずらした位置で，長軸（矢状断）となるように超音波プローブを当てる（図2）。やや内側に向けると硬膜外腔が観察される。
③超音波プローブを頭側に向け，胸椎の内部，すなわち硬膜，くも膜下腔，椎体または椎間板まで超音波ビームが到達する位置と角度を探す（図3）。短軸（水平断）像での観察は椎弓に阻まれて観察が困難である（図4）。
④硬膜外腔を確認できない場合は，外側の関節突起

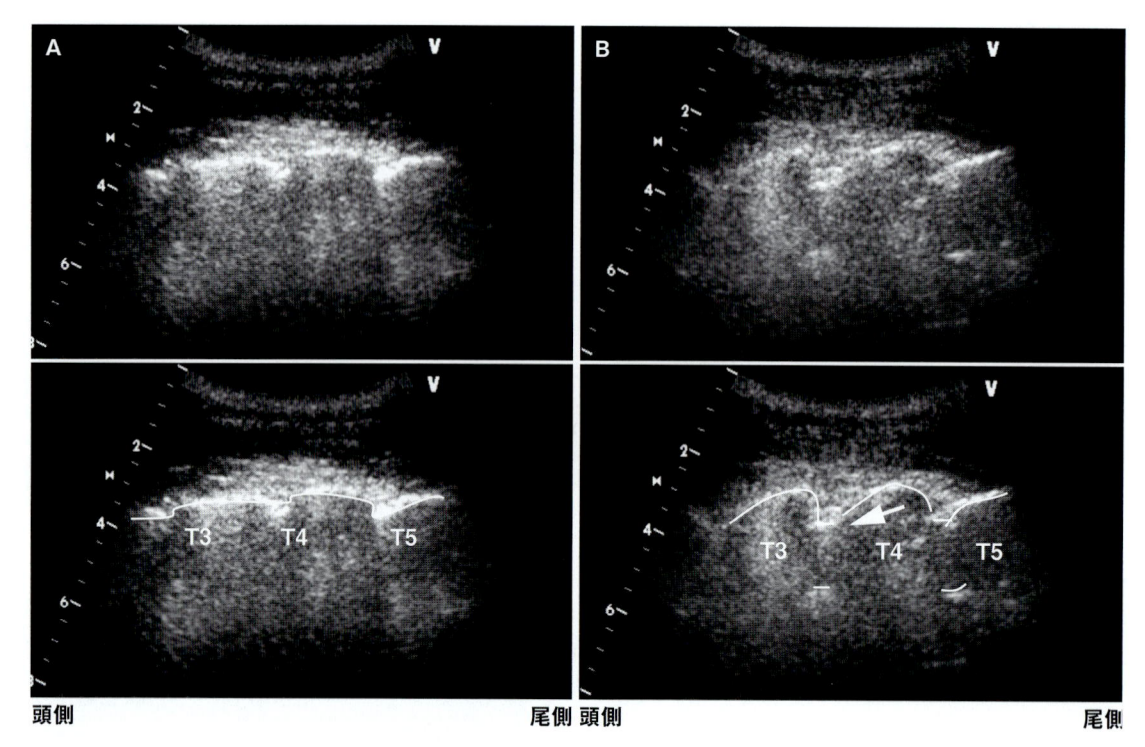

図5　コンベクスプローブによる上胸部硬膜外腔長軸像の観察

傍正中の椎弓が連続する長軸（A）では，骨の連続で硬膜外腔を観察できないが，そこで正中に向けると（B），かろうじて硬膜（⇨）が観察可能となる．

が連続する部位を描出し（図5），そこからプローブを内側に向けて椎弓間隙を探す．コンベクスプローブが最もこの操作を行いやすい（図6）．

⑤現段階ではリアルタイムでの超音波ガイド下穿刺は容易ではなく，針が骨に当たったときに修正していく技術は，通常の触診だけで穿刺する技術とあまり変わらないと思われる．

⑥穿刺後のスキャンでは，留置された硬膜外カテーテルや薬液投与により硬膜が動く様子を観察できる場合もある．

⑦コンベクスプローブとリニアプローブによる椎弓から硬膜外腔の観察までの画像の違いを図7～9に示す．棘突起直上では硬膜外腔をほとんど観察できない（図7）．いわゆる傍正中からの観察ではプローブを正中に向けなくても硬膜外腔外側を観察でき（図8），正中部に向けることで（図9）より広く硬膜外腔を観察できることが分かる．

コンベクスプローブは観察範囲が広い．リニアプローブでは椎弓表面の形状が分かりやすいため，椎弓が終了して椎弓間隙に移行する部分をはっきりととらえやすいため，穿刺角度も理解しやすい．

椎弓の形状と椎弓間隙の位置を把握することにより，さまざまなアプローチでの硬膜外穿刺の可能性が広がる．

手技のコツ

①硬膜が大きくはっきりと観察できるわけではないため，脊椎のどの部分を観察しているかを把握していることが重要である．椎弓表面のなだらかなラインが尾側で落ち込む部分が椎弓間隙となることが，超音波画像のメルクマールの一つである．

②瀧野[3]の modified laminar approach の概念と同様に，棘突起間よりもアコースティックウィンドウ（音響窓）が広い椎弓間隙を観察するほうが容易であるというのが，基本的な観察のポイントである．超音波装置で観察している角度が，一般的な正中法，傍正中法，もしくは modified laminar

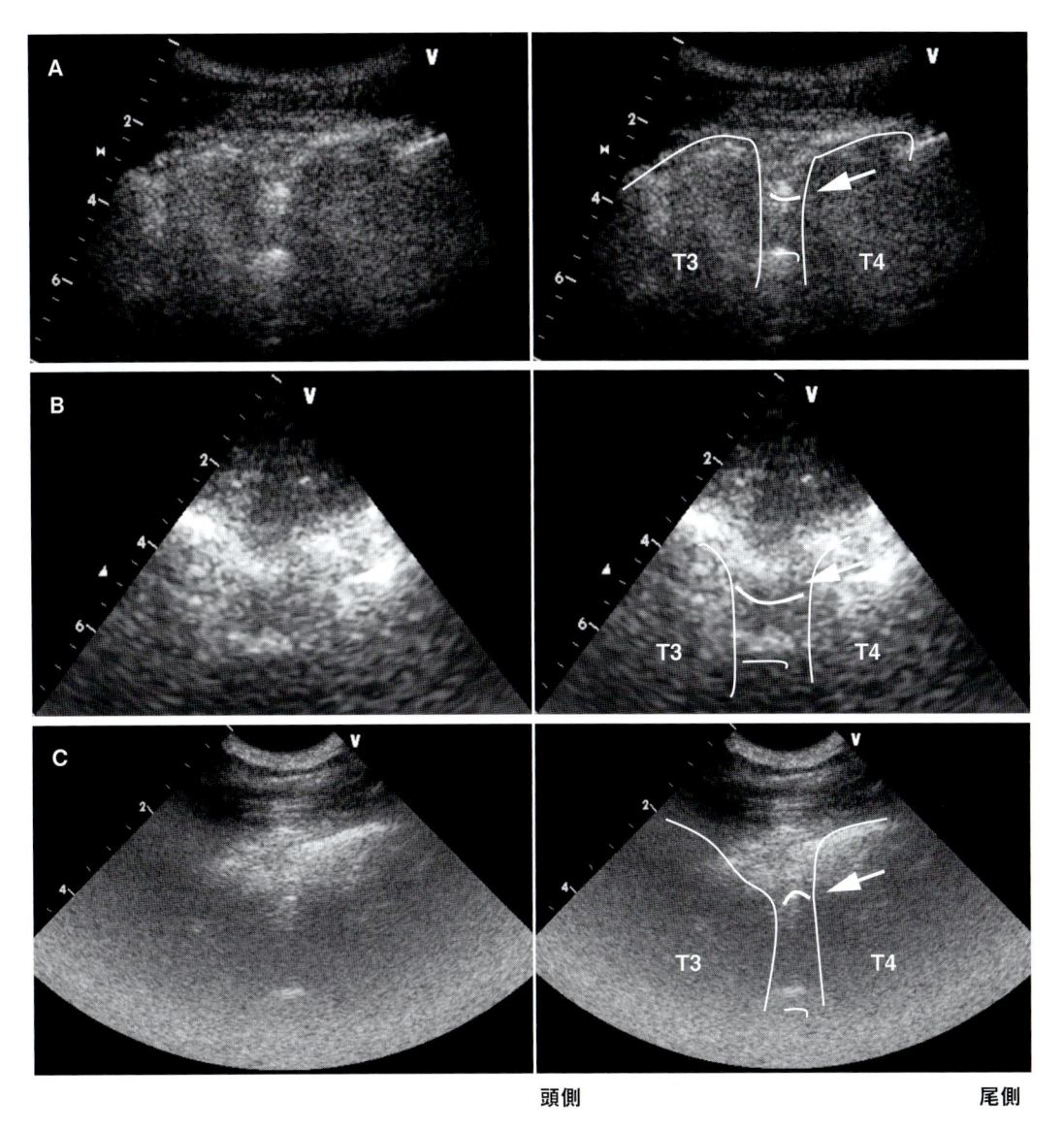

図6 上胸部硬膜外腔（長軸像）
　　(A) コンベクスプローブ
　　(B) セクタプローブ
　　(C) マイクロコンベクスプローブ

T3：第3胸椎，T4：第4胸椎，⇨：硬膜

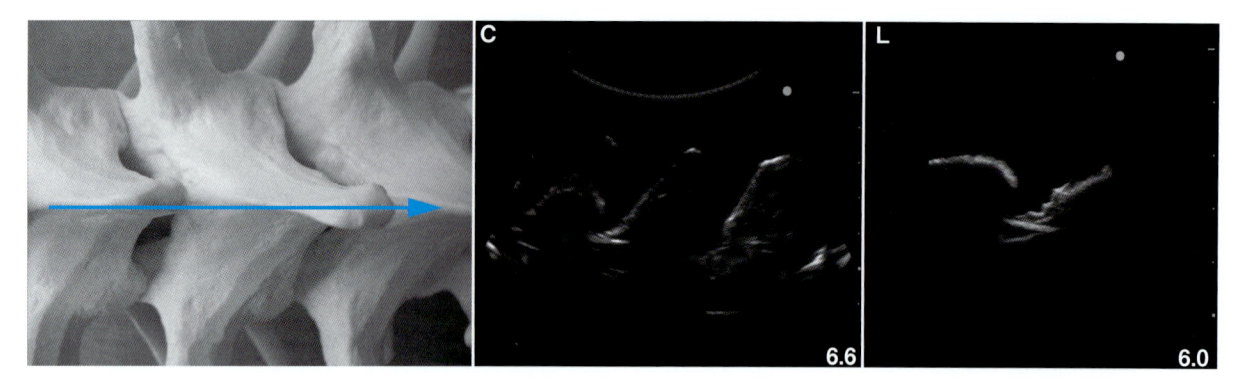

図7 プローブによる違い(棘突起上)
　　　(C) コンベクスプローブ,(L) リニアプローブ

　→:超音波ビームのあたっている部分

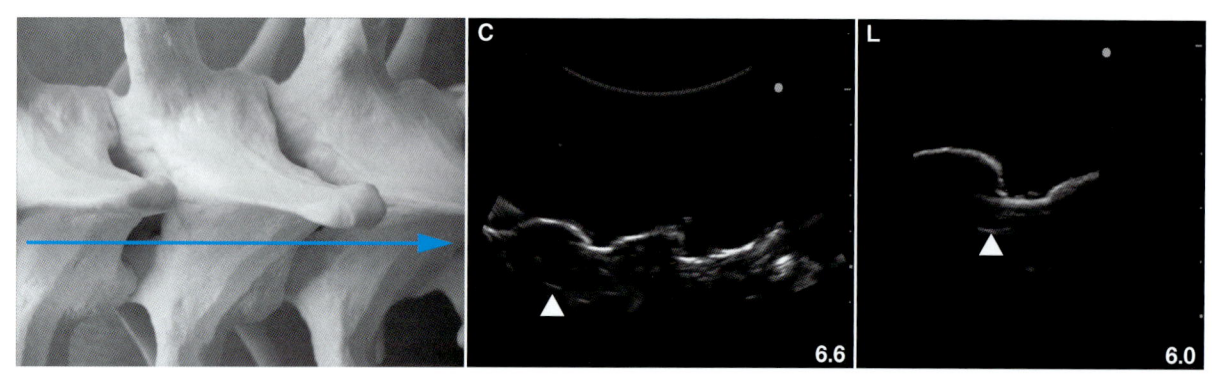

図8 プローブによる違い(椎弓上)
　　　(C) コンベクスプローブ,(L) リニアプローブ

　→:超音波ビームのあたっている部分, ▷:硬膜外腔

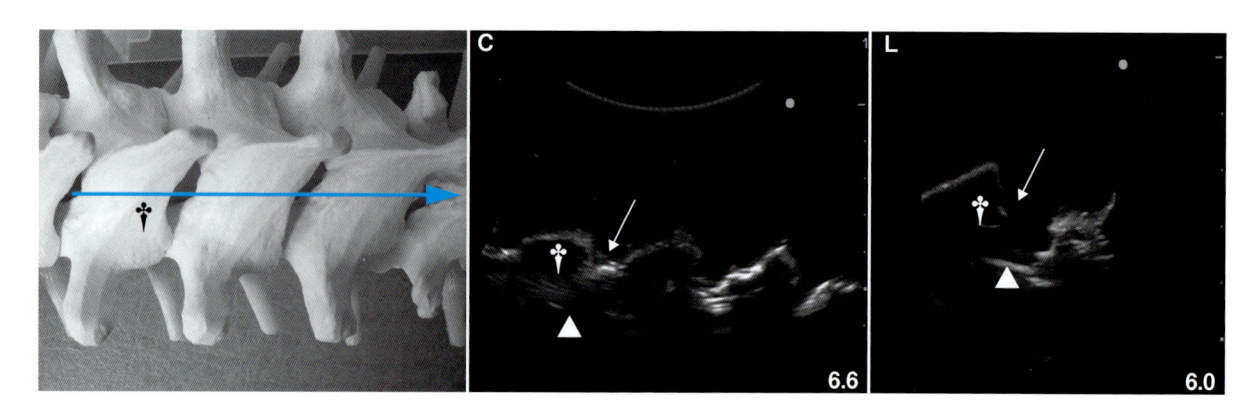

図9 プローブによる違い(椎弓上,正中に向けた角度)
　　　(C) コンベクスプローブ,(L) リニアプローブ

　→:超音波ビームのあたっている部分, ▷:硬膜外腔, ✝:椎弓, ⇒:穿刺ライン

> **Pit fall**
> ○いまだ定型的なアプローチが確立していない手技なので，今後の発展が期待される。

approachでの穿刺角度を把握しようといているのか，または，観察により単に脊椎各部位のマーキングをしているだけなのかを意識して観察することが理解を早めるコツである。

合併症

胸部から下肢への神経症状，血腫，感染，胸膜穿刺，気胸。

(図1, 3-6は，山内正憲．硬膜外ブロック（胸部Th1-6）．小松　徹，佐藤　裕，瀬尾憲正，廣田和美編．超音波ガイド下脊柱管・傍脊椎ブロックと超音波画像ポケットマニュアル．東京：克誠堂出版；2010．p.89-96より引用)

文献

1) 坂井建雄，松村讓兒，大谷　修，河田光博監訳．プロメテウス解剖学アトラス全3巻．東京：医学書院；2007.
2) 超音波ガイド下区域麻酔法．小松　徹，佐藤　裕，瀬尾憲正，廣田和美編．東京：克誠堂出版；2007.
3) 瀧野善夫．胸部硬膜外麻酔―ビジュアルに解説するMLA（Modified Laminar Approach）．東京：真興交易医書出版部；2009.

（山内　正憲，中本　達夫）

③ 硬膜外ブロック（腹部手術）

はじめに

Th6 以下の硬膜外穿刺は基本的に上部胸椎と同様であるが，Th11 以下は腰部硬膜外穿刺に類似した知識と技術が必要となる．本項は前項（Th1-6）と重複した内容が多いが，異なる超音波装置で撮影した健常人の下部胸部硬膜外腔とその周囲構造の画像の供覧と，文献的な知識の紹介を目的とした．

解 剖 [1,2]

第 6-10 胸椎（Th6-10）は前項の上部胸椎同様に棘突起が尾側に向かって出ているため，硬膜外腔の観察は困難である．椎弓間隙も狭いが棘突起がないため穿刺および超音波装置による観察のスペースは正中部よりは広い（前項図 1, 2 を参照）．尾側から頭側に見上げるようにすると椎弓間の穿刺スペースを見やすい（図 1）．

Th11-L1 の棘突起は下部腰椎よりも小さいが，背側に水平に伸びているため，単純 X 線写真でも確認可能なくらい棘突起間の穿刺スペースが広い（図 2）．

超音波画像では図 1 に見られる骨表面の凹凸をトレースすることになる．正中部の棘突起とその両側にある関節突起がプローブ（画像浅層）に向かって出ていることになる．さらに横突起と肋骨の付着部や椎弓がメルクマールとなる．下部胸椎以外は背部正面から直接硬膜外腔は観察できない．胸椎を尾側または外側から観察することで，椎弓間隙をはっきりと視認できる．

適 応

腹部手術の術中および術後鎮痛．
腹部帯状疱疹などの疼痛コントロール．
穿刺前・穿刺中のイメージを可視化することで，初心者への教育[3]，肥満患者[4]や，脊椎側弯症患者

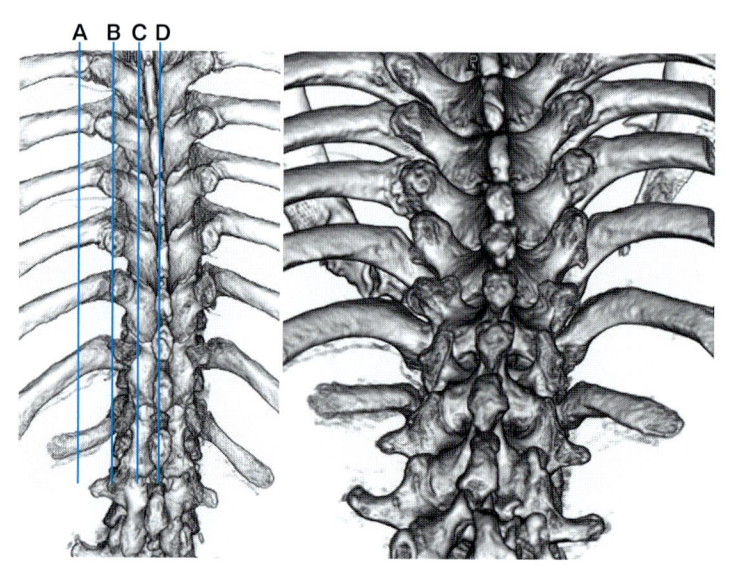

図 1 下部胸椎の 3 DCT 画像
背側正面（図左）では Th11 以下しか硬膜外穿刺のスペースを観察できないが，尾側からのぞき込む（図右）ことによって Th10 より頭側でも穿刺スペースを観察できる．A-D は矢状断像を観察する際のプローブの位置．

での穿刺に応用できる[5,6]。

乳児では棘突起が短く骨化が進んでいないため、容易に観察しやすい。胸部硬膜外ブロックでの穿刺と薬液の広がりや[7,8]、仙骨部から挿入した硬膜外カテーテルが胸部に到達していることを確認するために使用できる[9]。

体位

側臥位または腹臥位で前屈させ、椎弓間隙をなるべく開いた状態とする。

妊婦や肥満患者で正中線を確実に判断するためには腹臥位または坐位が好ましい。

超音波プローブの位置と向き

傍正中の棘突起がない部位で長軸像を描出する。硬膜外腔の短軸（水平断）像は、棘突起と椎弓が尾側に伸びているTh10以上では骨に阻まれて深層を観察することは難しいが、Th11以下では深層を観察することが可能となる（図3）。

超音波プローブ周波数

5 MHz程度のコンベックスプローブが観察を行いやすい。しかし、椎弓間の表面情報は信頼できるものの、椎弓間隙に通過可能な針の刺入角度の推定はやや難しくなる。

小児ではリニアプローブでも穿刺前の皮膚からの硬膜までの距離、カテーテルの位置、薬液の広がりを観察可能である[10,11]。

ブロック針穿刺法

Th11以下では超音波ガイド下穿刺は可能であるが慣れを要する。Th1-6同様に穿刺前評価のために硬膜外腔を観察することで十分と思われる。

穿刺前超音波画像評価

胸椎では脊椎の圧迫変形が少ないため、Th1-10では傍正中部椎弓間で硬膜外穿刺の方向、深さの確

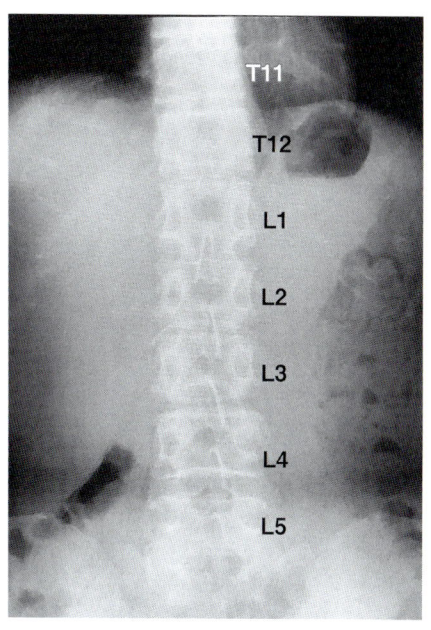

図2　腹部単純X線画像（54歳，女性）
Th11より下部では棘突起間の硬膜外穿刺のスペースが、上下・左右とも広い。

認を行うことが可能である。Th11以下では正中部でも硬膜外腔までの距離や方向を評価しやすい。

超音波画像での穿刺前評価は、MRIや3DCT画像に劣らない情報を得ることができる[13,14]。

ブロック針サイズ

17-22 G、80-100 mmの硬膜外針（Touhy針）または神経ブロック針。

局所麻酔薬投与量

生理食塩液、局所麻酔薬、ステロイドまたはX線造影剤を1-10 ml程度使用する。

実際の手技とプロトコール[14]

①胸椎の高位確認をより正確に行うためには、コンベックスプローブを用いて仙骨から頭側に数えていく。
②目的とする胸椎間で正中部から棘突起をずらした位置で、長軸（矢状断）となるように超音波プロー

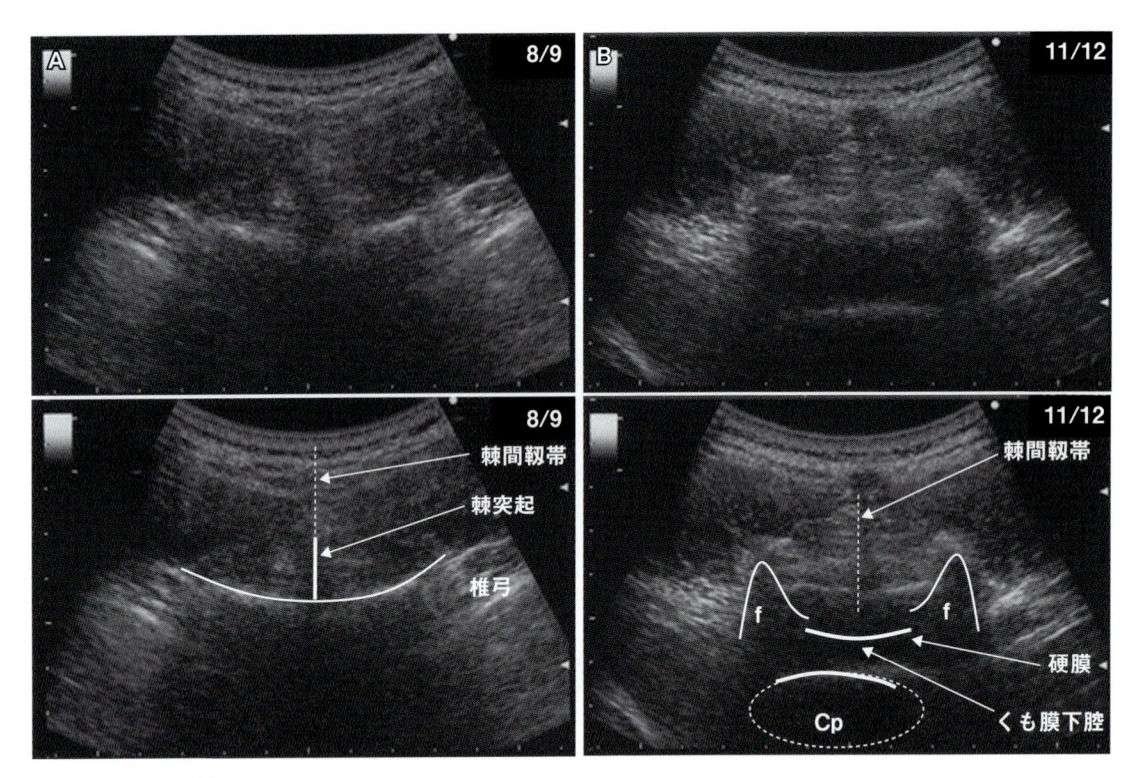

図3 硬膜外腔短軸像
　　（A）Th8/9，（B）Th11/12

Th8/9では硬膜外腔は椎弓の音響陰影により観察不可能である．
Th11/12では猫の耳様に左右に広がる椎間関節（f）のわずかに深層正中部で硬膜がはっきりと高輝度に観察される．
さらに深層には椎体（Cp）表面が描出され，椎体は音響陰影となる．

ブを当てる．

③3-5 cm 外側（図1：A）では肋骨と呼吸性に輝度が変化する胸膜を観察できる（図4）．Th10以下では肺ではなく腎臓が観察される．

④プローブを正中部にスライドしていくと（図1：B），横突起（図1：A）（図5），さらに正中近傍（図1：C）で椎弓が連続する画像を得ることができる（図6）．Th11以下ではこの位置で硬膜を観察できる．

⑤超音波プローブをわずかに正中部に向けて，硬膜，くも膜下腔，椎体または椎間板まで超音波ビームが到達する位置と角度を探す（図7）．Th11/12は椎弓間が広く観察しやすい．

⑥正中部（図1：D）では棘突起の表面が高輝度に浅層に現れる（図8）．ここでプローブを90°回転して頭側をのぞくようにすると，左右対称な水平断像が得られる（図3）．

⑦現段階ではリアルタイムでの超音波ガイド下穿刺は成人では容易ではなく，針が骨に当たったときに修正していく技術は，通常の触診だけで穿刺する技術とあまり変わらないと思われる．小児，特に骨化の進んでいない乳幼児ではリアルタイム穿刺も可能である．

⑧穿刺後のスキャンでは，留置された硬膜外カテーテルや薬液投与により硬膜が動く様子を，成人でも観察できる場合もある．

手技のコツ

①硬膜はわずかに観察できる程度であるため，椎弓表面の骨が連続する画像が重要なメルクマールとなる．

②微妙なプローブの傾きで硬膜を観察できたりできなかったりする．

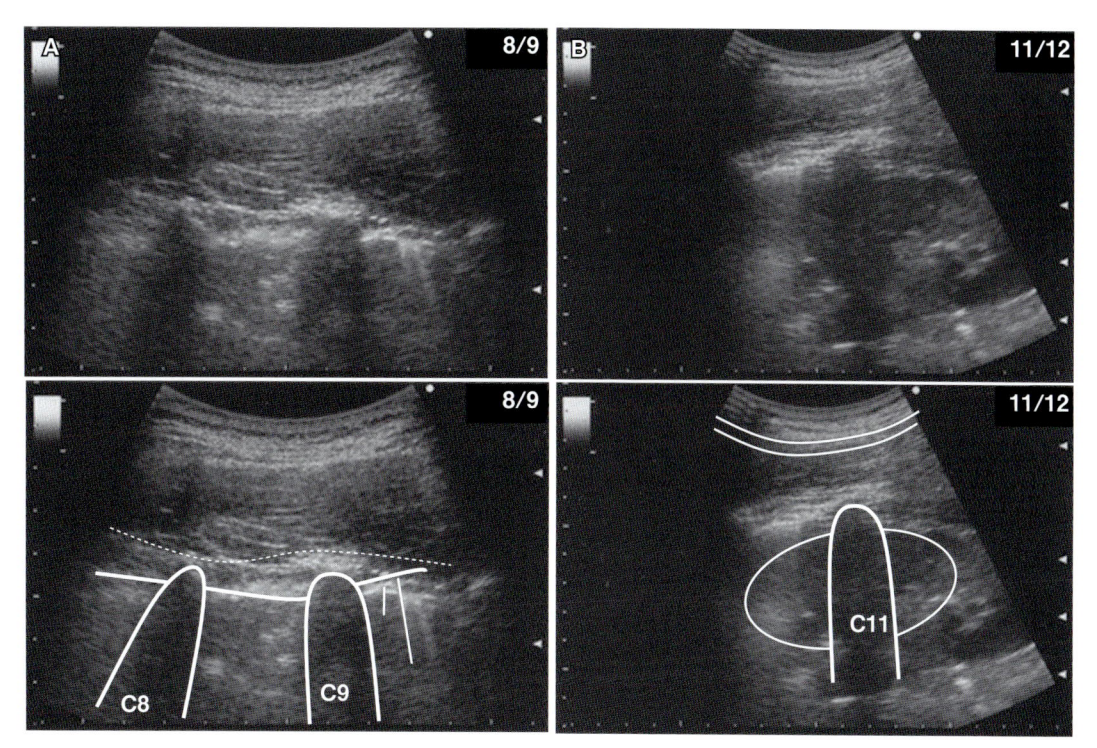

図4 図1 A（4 cm 外側）での矢状段画像
　　（A）Th8 /9，（B）Th11 /12

（A）Th8 /9 では外肋間筋膜（破線）の深層で第 8，9 肋骨（C8，C9）の間に輝度の高い胸膜（実線）が呼吸性に動いている．
（B）Th11 /12 では第 11 肋骨（C11）の深層に腎臓が観察される．

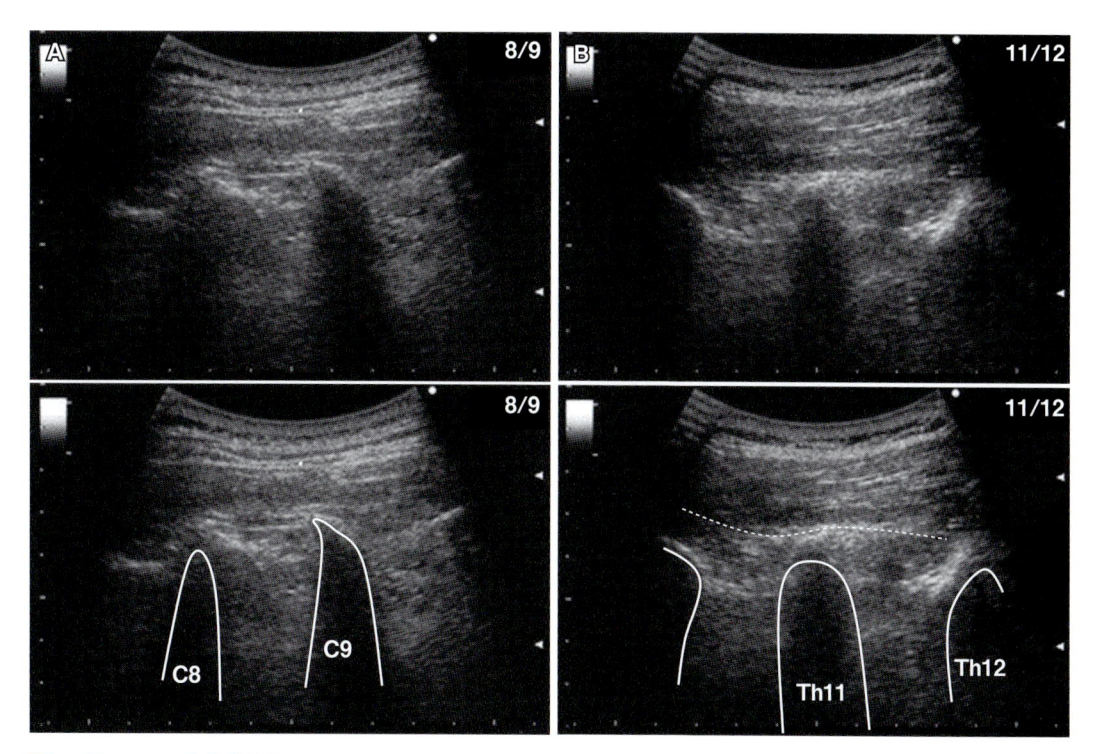

図5 図1 B での胸椎横突起
　　（A）Th8 /9，（B）Th11 /12

（A）Th8 /9，（B）Th11 /12 ともに横突起の深層は音響陰影で観察されない．

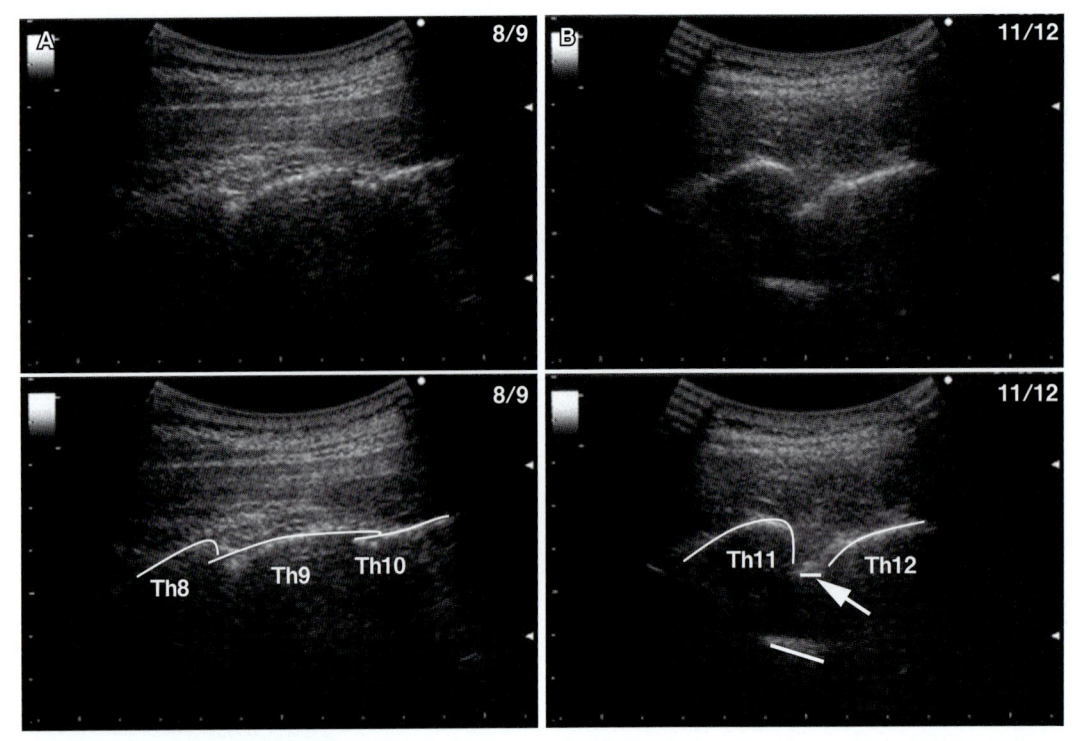

図6　図1Cでの胸椎椎弓矢状断像
　　（A）Th8/9，（B）Th11/12

(A) Th8/9では椎弓の深層が音響陰影で観察できない．
(B) Th11/12では硬膜（⇨）とさらに深層に椎体背面が高輝度で観察される．

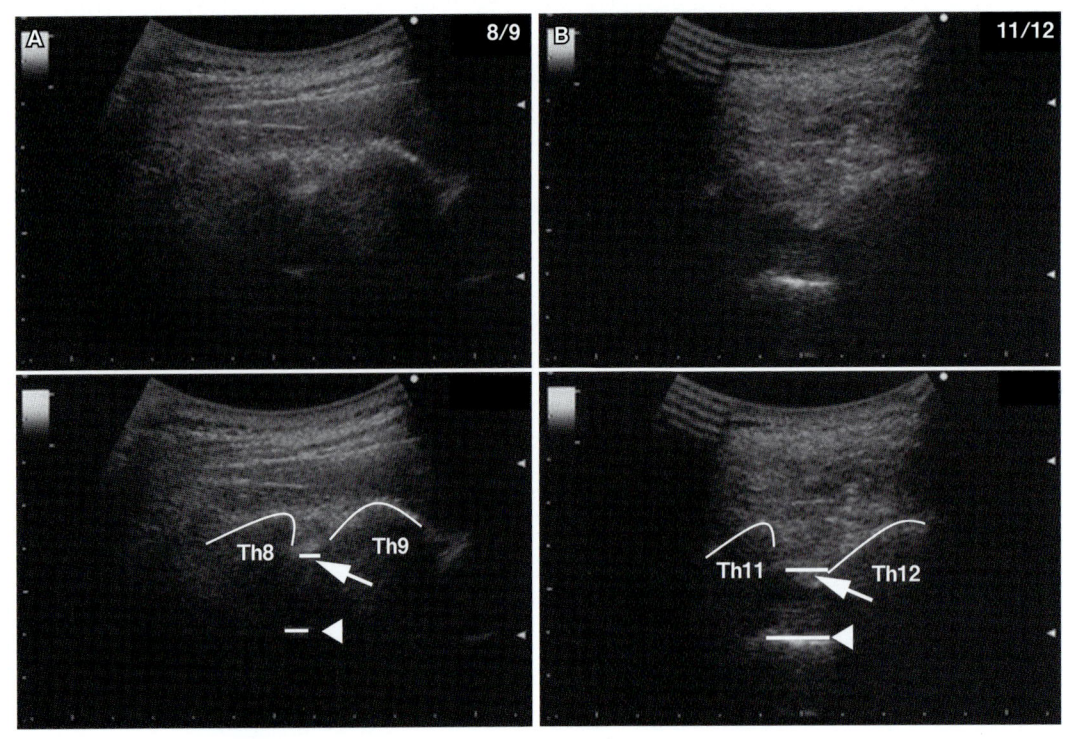

図7　図6から正中部の観察
　　（A）Th8/9，（B）Th11/12

硬膜（⇨），くも膜下腔，椎体または椎間板（▷）まで超音波ビームが到達する．Th8/9（A）よりもTh11/12（B）のほうが椎弓間を広く観察しやすい．

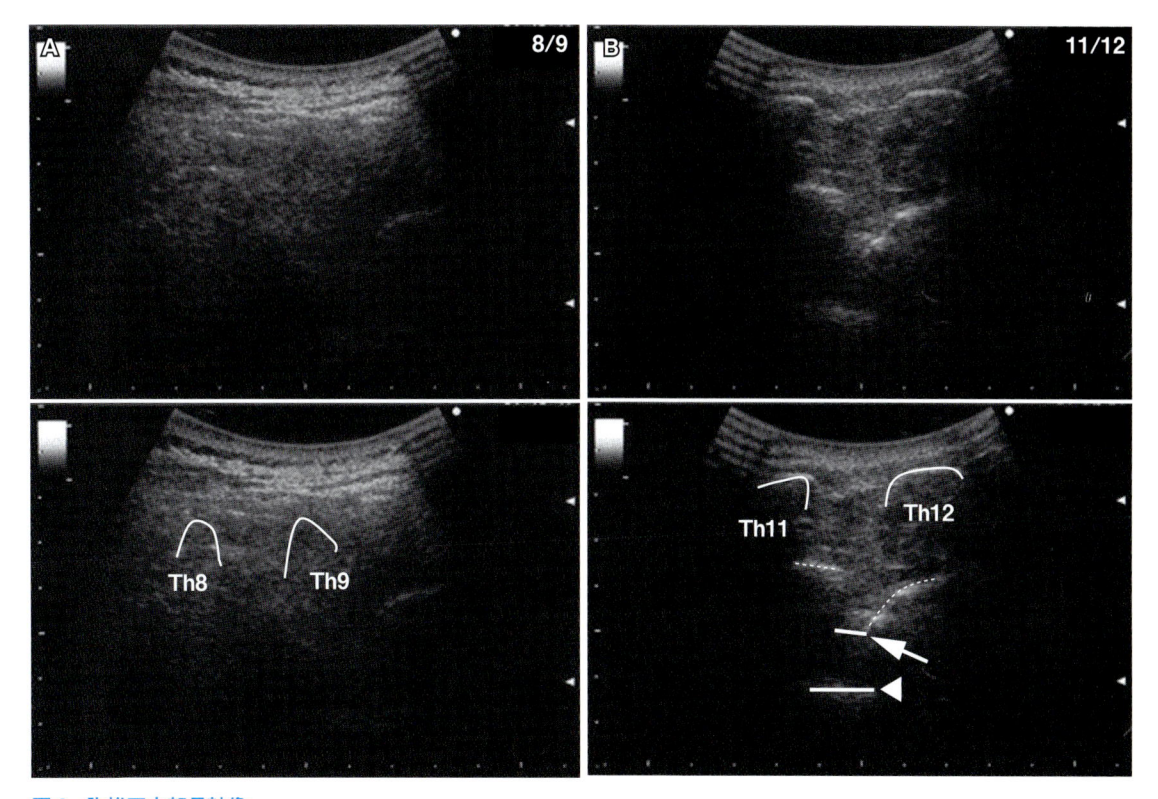

図8　胸椎正中部長軸像
　　（A）Th8/9，（B）Th11/12

(A) Th8/9 音響陰影だけになる．
(B) Th11/12では浅層に棘突起表面の高輝度画像（実線），深層に硬膜（⇨），くも膜下腔，椎体または椎間板（▷）まで容易に観察できる．

Pit fall

○横突起や胸膜を硬膜と勘違いしない．
○超音波画像に集中しすぎると，いつのまにかプローブがずれていることがある．

合併症

胸部から下肢の神経症状，血腫，感染，胸膜穿刺，気胸．

文献

1) 坂井建雄, 松村讓兒, 大谷　修, 河田光博監訳. プロメテウス解剖学アトラス全3巻. 東京：医学書院；2007.
2) 超音波ガイド下区域麻酔法. 小松　徹, 佐藤　裕, 瀬尾憲正, 廣田和美編. 東京：克誠堂出版；2007.
3) Tsui B, Dillane D, Pillay J, et al. Ultrasound imaging in cadavers: training in imaging for regional blockade at the trunk. Can J Anaesth 2008; 55: 105-11.
4) 川口亮一, 山内正憲, 杉野繁一ほか. 超音波画像を用いて硬膜外麻酔を行った2症例. 麻酔 2007；56：702-5.
5) Pandin P, Haentjens L, Salengros JC, et al. Combined ultrasound and nerve stimulation-guided thoracic epidural catheter placement for analgesia following anterior spine fusion in scoliosis. Pain Pract 2009; 9: 230-4.
6) McLeod A, Roche A, Fennelly M. Case series: Ul-

trasonography may assist epidural insertion in scoliosis patients. Can J Anaest 2005 ; 52 : 717-20.
7) Willschke H, Machata AM, Rebhandl W, et al. Management of hypertrophic pylorus stenosis with ultrasound guided single shot epidural anaesthesia - a retrospective analysis of 20 cases. Paediatr Anaesth 2010. Epub ahead of print.
8) Tsui BC. Innovative approaches to neuraxial blockade in children : the introduction of epidural nerve root stimulation and ultrasound guidance for epidural catheter placement. Pain Res Manag 2006 ; 11 : 173-80.
9) Schwartz D, King A. Caudally threaded thoracic epidural catheter as the sole anesthetic in a premature infant and ultrasound confirmation of the catheter tip. Paediatr Anaesth 2009 ; 19 : 808-10.
10) Willschke H, Marhofer P, Bösenberg A, et al. Epidural catheter placement in children : comparing a novel approach using ultrasound guidance and a standard loss-of-resistance technique. Br J Anaesth 2006 ; 97 : 200-7.
11) Marhofer P, Bösenberg A, Sitzwohl C, et al. Pilot study of neuraxial imaging by ultrasound in infants and children. Paediatr Anaesth 2005 ; 15 : 671-6.
12) Chawathe MS, Jones RM, Gildersleve CD, et al. Detection of epidural catheters with ultrasound in children. Paediatr Anaesth 2003 ; 13 : 681-4.
13) Grau T, Leipold RW, Delorme S, et al. Ultrasound imaging of the thoracic epidural space. Reg Anesth Pain Med 2002 ; 27 : 200-6.
14) 橋本　篤．3 硬膜外ブロック（胸部 Th6-12）．超音波ガイド下脊柱管・傍脊椎ブロックと超音波画像ポケットマニュアル．小松　徹，佐藤　裕，瀬尾憲正，廣田和美編．東京：克誠堂出版；2010．

（山内　正憲）

3 腰椎と傍腰椎領域

❶ 硬膜外ブロック・脊髄くも膜下ブロック

はじめに

　腰部硬膜外ブロックと脊髄くも膜下ブロックは neuraxial blockade（脊柱管ブロック）という名称で，脊柱管内へ穿刺針を刺入する神経ブロックである．一般的には，どちらも正中から腰椎椎間を経由して刺入する正中アプローチで施行される．しかしながら穿刺困難の場合は，胸部硬膜外ブロックの場合と同様にやや側方から刺入する傍正中アプローチが用いられることもある．これらのブロックにおいて超音波画像の応用は，1980年代に欧米で始まった[1,2]．当初は機器の性能が不十分で，画像の解像度が悪かったため，複雑な骨組織の存在する部位での画像の描出は困難であった．近年では，超音波機器の進歩につれて穿刺方向や穿刺深度の確認に用いることが可能となってきた．欧米で小児や高齢者における脊柱変形患者や，妊婦などの肥満患者での報告が多数行われている[3~5]．わが国でも肥満患者，肥満妊婦の増加に伴い，超音波ガイド下法の重要性が高まっている．

解 剖（図1）

　硬膜外腔は，脊柱管内面の全周に広がる脂肪と血管に富んだ疎な組織である．背側の硬膜外腔の外側は黄色靱帯と椎弓の骨膜で，左右の側方は椎間孔，腹側は硬膜と接している．硬膜外腔は正中部で最も幅広くなるほぼ三角形の形状をしている．棘突起間の刺入部の解剖では，皮膚・皮下組織の内部に，棘上靱帯，棘間靱帯，黄色靱帯が存在する．その前方（腹側）に硬膜外腔がある．このため正中部の，短軸像では硬膜外腔は，黄色靱帯と背側硬膜が作る高エコー性の陰影間の間隙として認められる．その前方（腹側）（画像では深部）に低エコー性の脳脊髄液を含んだくも膜下腔が認められる．

　腰椎では脊柱管の構造物のうち，比較的一つ一つの骨が他の部位よりも大きく，また棘突起が水平に伸びているために，脊柱管内が超音波により描出しやすい．短軸像では正中部に棘突起が容易に確認でき，その外側に脊柱起立筋，椎間関節が確認できる．硬膜外腔やくも膜下腔は棘間部で，棘上，棘間，黄色靱帯を通じて確認が可能な場合が多い．高齢者に

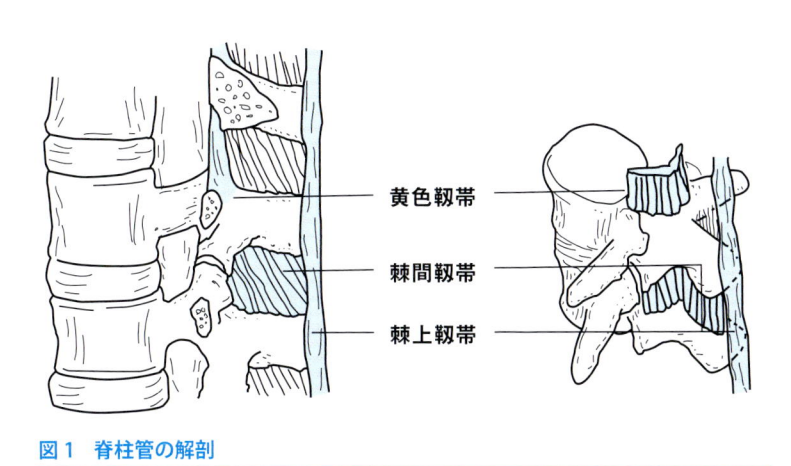

図1　脊柱管の解剖

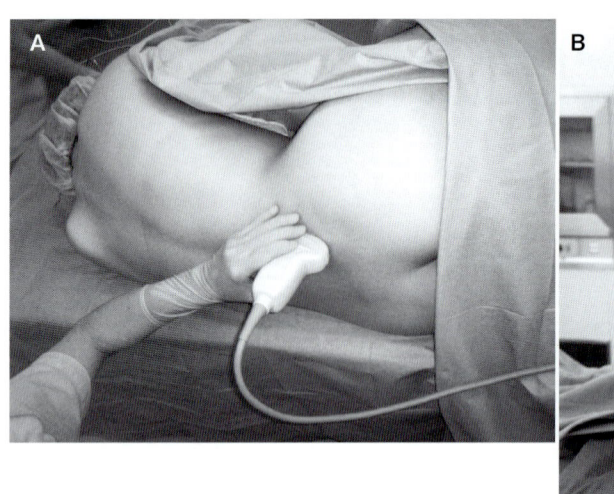

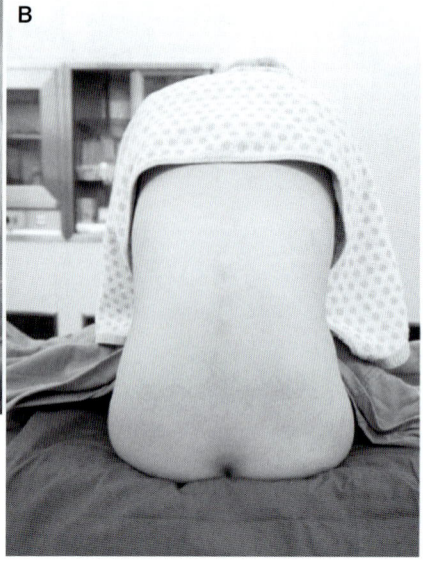

図2　硬膜外ブロックにおける体位
　　(A) 1 側臥位, (B) 2 坐位

おいて靱帯が骨化などの変性を生じている場合は，黄色靱帯や硬膜の構造物がはっきりととらえられない。

適　応

　棘突起が触れない患者（肥満患者，妊産婦[6]），脊椎の変形のある患者など硬膜外・脊髄くも膜下穿刺が困難と予想される患者が超音波ガイド併用の硬膜外・脊髄くも膜下穿刺の適応となる。

体　位

　側臥位：通常の穿刺体位とする（図2A）。
　坐位：妊婦や肥満患者の場合に好まれる。しかし体位が安定しないために，前方で患者を支えることが必要である（図2B）。
　どちらの体位でも通常の脊髄くも膜下麻酔や硬膜外麻酔時の体位と同様に，患者に膝を抱え込むような姿勢をとってもらい，十分に脊柱を前屈（屈曲）させる。穿刺時には，広い範囲を消毒し，できれば透明なドレープを使用する。背部を広く見えるようにすると，穿刺中の針と脊柱との関係が分かりやすい。

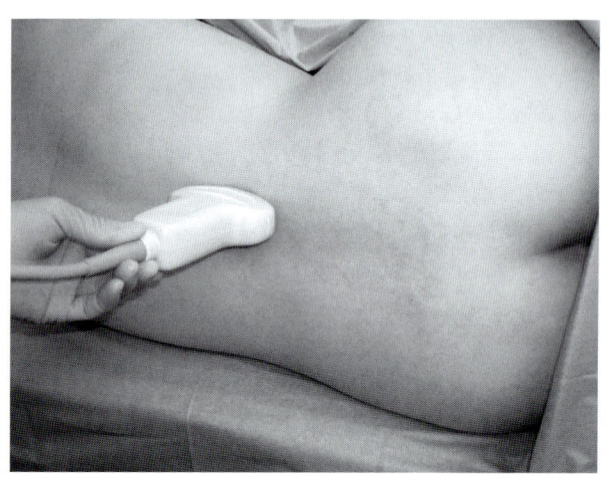

図3　脊柱長軸像を得る超音波プローブの向き
超音波プローブを棘突起上で長軸にそって置く．

超音波プローブの位置と向き

　まず仙骨の部位にプローブを長軸に当てて，第5腰椎と仙骨を確認する。その後腰椎を尾側から数えて，穿刺部位を確認する（図3）。
　超音波プローブは棘突起直上に脊柱に垂直に置く。棘間での短軸像が有用である（図4）。超音波ビームは垂直に当てたほうが，反射した波をより多くとらえられるので鮮明な画像が得られる。
　また長軸像の場合，正中では棘突起の音響陰影に

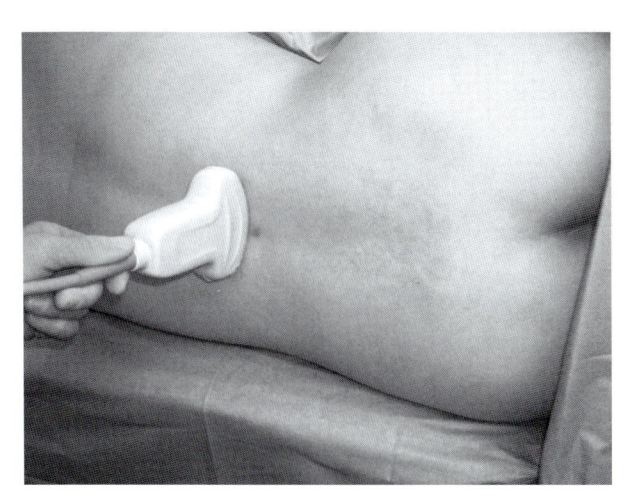

図4　脊柱短軸像を得る超音波プローブの向き
超音波プローブを棘間で脊柱に垂直に置く．

て構造物が描出できないことが多い．このため傍正中からの描出が脊柱管内の観察がしやすい．

超音波プローブ周波数

　脊椎組織は皮膚より深いところにあるので，大人の場合，40または60 mmのコンベクス型2-5 MHzを使用する．この周波数のものが，解像度は低いものの深部まで超音波が届く．またカーブしたプローブはより広い範囲を描出することができるので，周辺組織を確認することができる．これらの特長を理解したら痩せた患者ではリニア型でも可能である．

ブロック針穿刺法

　硬膜外ブロック・脊髄くも膜下ブロックのための腰椎の超音波画像の描出は，いわゆるプレスキャン（穿刺前に画像を評価する）とリアルタイムスキャン（画像を描出しながら穿刺する）がある[7]．現時点ではプレスキャンのみにとどめることが推奨される．プレスキャンによって刺入する椎間のレベル，脊柱の正中部，刺入点，刺入角度，硬膜までの距離などの情報が得られる．プレスキャンのみにとどめる場合は，プレスキャンで得られた情報をもとに通常の硬膜外または腰椎穿刺方法を行う．最近リアルタイムの超音波ガイド下硬膜外穿刺やくも膜下穿刺の報告も散見されるが[8〜11]，現状では研究段階で

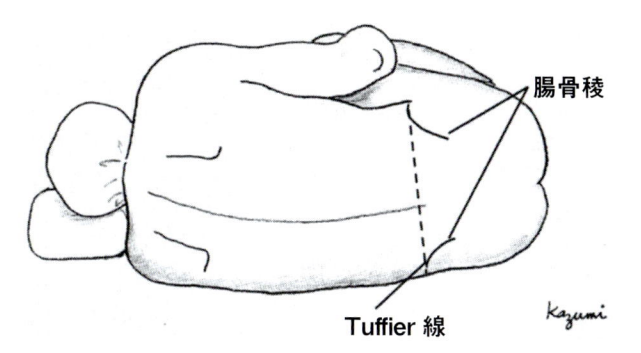

図5　硬膜外穿刺のランドマーク
（土井克史．硬膜外ブロック．佐倉伸一，野村岳志編．図説超音波ガイド下神経ブロック．東京：真興交易医書出版部；2007．p.316より引用）

ある．リアルタイムスキャンは，穿刺に複数の実施者を要したり，操作中に超音波プローブが硬膜外針の挿入の妨げになったり，穿刺中に目的とする構造物の画像の描出がずれてくることがある．リアルタイムスキャンでは，硬膜外への薬液注入前後で，硬膜が押された所見が得られることがある．

ランドマーク法・神経刺激法による確認

　体表のランドマークとして，左右の腸骨稜を結ぶTuffier線（ヤコビー線）が重要とされてきた（図5）．その線上には，おおよそ第4または5腰椎の棘突起が存在する．しかしながらそのランドマークを用いた触診での腰椎レベルの推定は71％で不正確であったとされる[12]．超音波を用いることでより正確な腰椎レベルを決めることができる[13]．
　硬膜外ブロックにおける神経刺激法について，Tsuiらが電気刺激可能なカテーテルを用いて仙骨裂孔からの穿刺により腰椎胸椎レベルまでカテーテルを挿入する方法を報告している．上位胸椎などへの直接穿刺が躊躇される小児において有用と思われる[14]．

穿刺前超音波画像評価

　まず仙骨部にプローブを長軸にそって置く（図6）．その部位で皮下の板上の高エコー性（hyperechoic）陰影とその直下に認められる低エコー性（hypoechoic）の陰影を見つける．高エコー性陰影

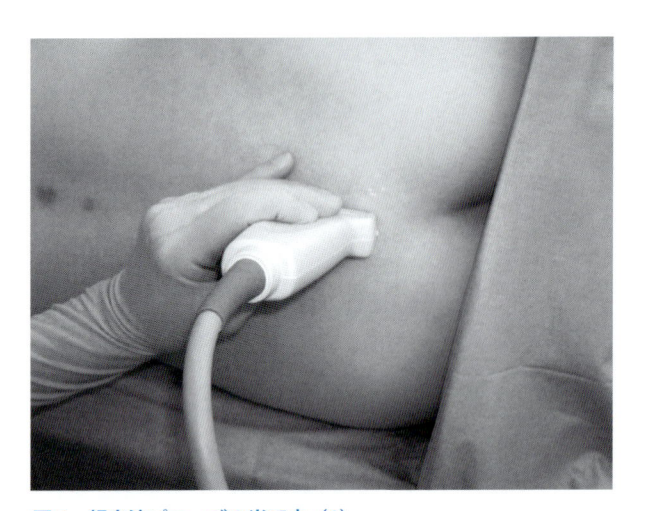

図6 超音波プローブの当て方（1）
プローブを仙骨部に長軸にそって置く．

は仙骨であり，低エコー性陰影は骨組織によるアコースティックシャドウ（音響陰影）である（図7）。その後，プローブを脊柱にそってゆっくりと頭側に滑らせて，腰椎に移行する部位を探す．

腰椎刺入部で脊柱にそってプローブを置く（図8）。腰椎の超音波長軸画像を図9に示す。最初に，上に凸の高エコー性陰影とその直下に認められる幅の広い低エコー性の陰影を見つける．これは棘突起を表わしており，低エコー性陰影は骨組織による音響陰影である．

目標とする穿刺予定の棘間でプローブを90°回転させて，短軸像を描出する（図10）。棘突起間で皮膚に垂直にプローブを当てる．その位置を基準に，プローブを頭側または尾側へ傾ける．棘突起間を超音波が貫通すると，背側から棘上靱帯，棘間靱帯，黄色靱帯，背側硬膜などが確認できる像が得られる（図11）。黄色靱帯と硬膜は，はっきりとした一つずつの高エコー性の線状構造物（高エコー性のequal mark）として認められる場合が多いが，両者で一つの線に見えることもある．正中部の奥にあるくも膜下腔の低エコー性の陰影の深部には，腹側硬膜，後縦靱帯，椎体が存在する．

脊柱短軸像の超音波画像上で，黄色靱帯と硬膜が確認できるときのプローブの傾き，皮膚からこれらの構造物までの距離を測定する[15]。

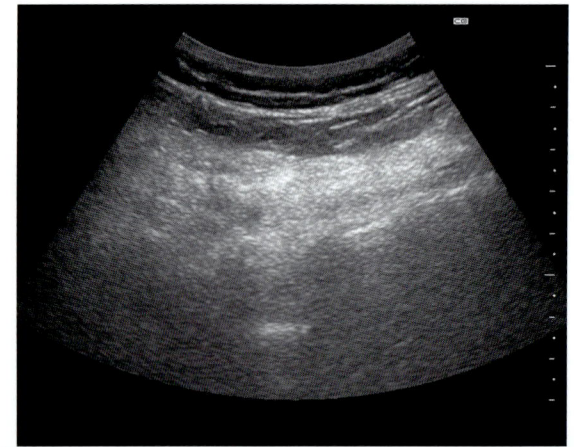

図7 仙骨部正中での超音波画像（長軸像）

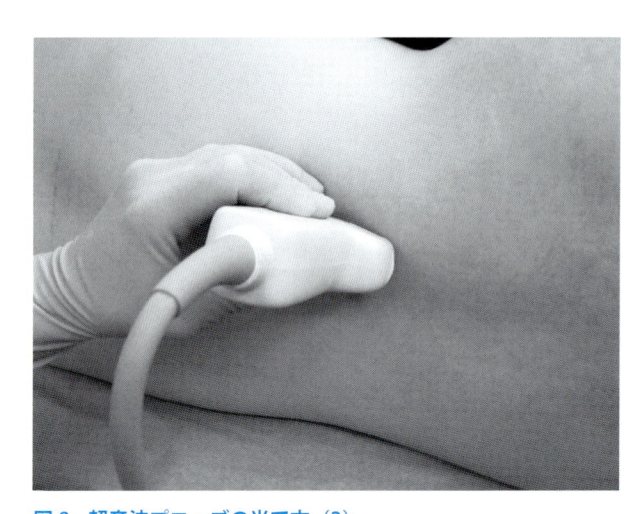

頭側　　　尾側
皮膚
第5腰椎　　仙骨
腹側硬膜

図8 超音波プローブの当て方（2）
プローブを腰椎に長軸にそって置く．

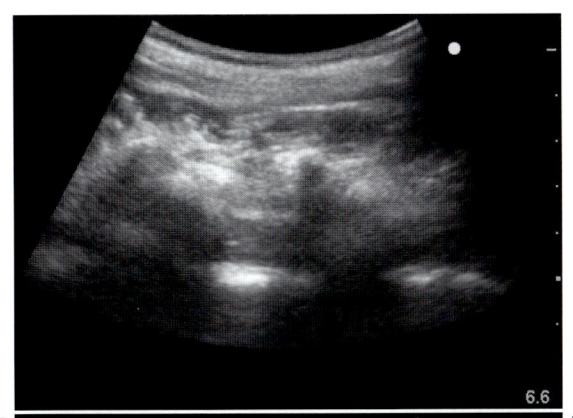

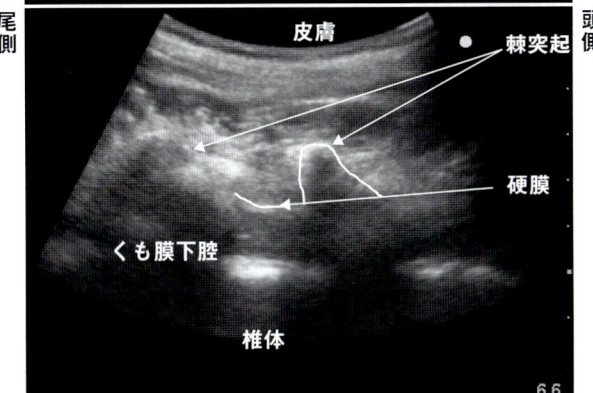

図9 正中での超音波画像（長軸像）

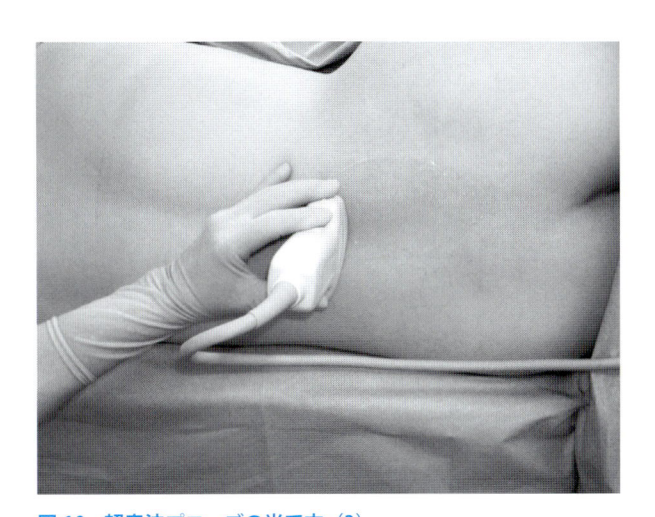

図10 超音波プローブの当て方（3）
プローブを腰椎棘間で脊柱に垂直に置く．

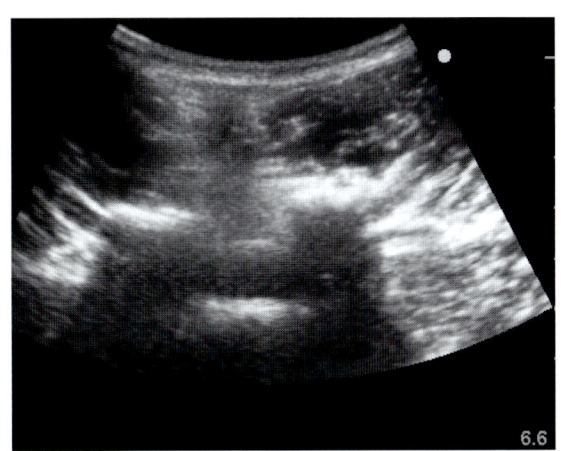

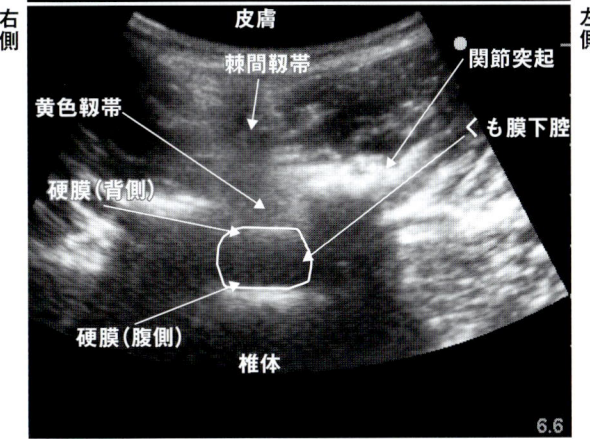

図11 正中での超音波画像（短軸像）

ブロック針サイズ

通常の硬膜外穿刺と脊髄くも膜下穿刺と同様の針を用いる。硬膜外麻酔にはTouhy針（18 G），脊髄くも膜下麻酔には23ないしは25 Gの脊麻針を使用する。

局所麻酔薬投与量

通常の硬膜外麻酔，脊髄くも膜下麻酔と同様とする。

単回投与ブロック

穿刺前に描出した超音波画像より得られた，穿刺点，穿刺方向，硬膜または黄色靱帯までの距離を参考にして，硬膜外穿刺，くも膜下穿刺を通常の手技で行う。

3 腰椎と傍腰椎領域　115

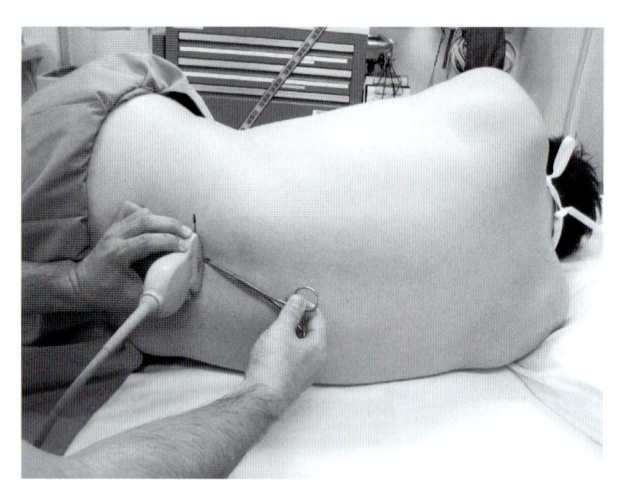

図12 鉗子を当てている様子

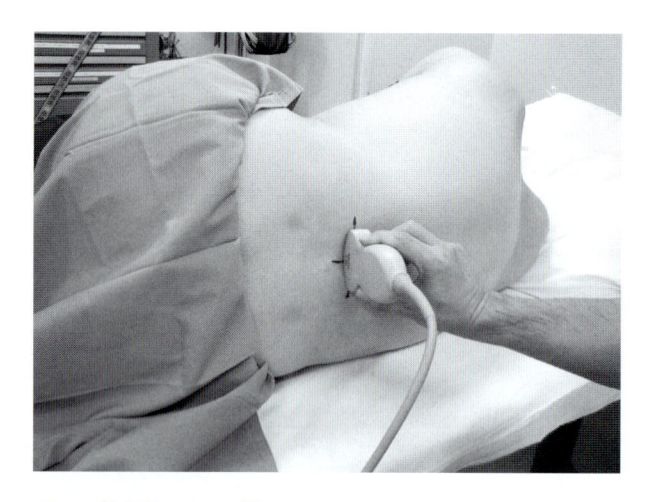

図13 線を引いている様子

持続ブロック

硬膜外ブロックの場合は，カテーテルを挿入した持続法をとることが多い。プレスキャンのみの場合は通常の手技でカテーテルを挿入する。穿刺後のスキャンで成人の場合はカテーテルを確認することは困難であるが，小児の場合では傍正中からの描出でカテーテルを確認できることがある。

実際の手技とプロトコール

超音波画像で確認した穿刺部位に，局所浸潤麻酔を行う。プレスキャンで得られた情報に基づいてTouhy針を刺入する。

プレスキャンの画像を実際の刺入に応用する方法としては，2つの方法がある。プレスキャンの画像が得られたときに，金属製の鉗子や太い針を予定刺入点上に置き，上からプローブを当てると，鉗子に伴う音響陰影が得られるので，針の刺入点と刺入角度の確認に便利である（図12）。

また，超音波ビームは，プローブの正中部より垂直に約1mm程度の非常に細い幅で走っている。このため黄色靱帯や背側硬膜がきれいに描出された部位で，プローブの前後，左右の径の中心部に印をつけて，それを線で結んだ点を刺入点とする（図13）。刺入方向はプローブの傾きを参考にして刺入する。

皮膚から刺入すると，超音波で予測した深さより

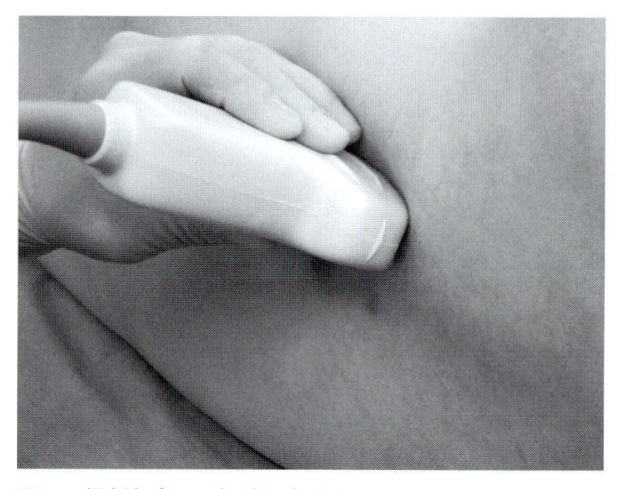

図14 超音波プローブの当て方（4）
プローブを腰椎に長軸にそって傍正中より置く．

浅い位置でスタイレットを抜く。実際の針の深さは超音波で予測した深さよりも深い場合が多い。硬膜外腔の確認には生理塩液を用いた抵抗消失法を用いる。

正中法でうまく描出できない場合でも，傍正中から超音波画像を容易に得られる場合がある[16,17]。傍正中法では，プローブを棘突起からずらして，傍正中部に長軸方向に当て（図14），斜めから脊柱長軸像を得る。傍正中法は正中法よりも硬膜外腔の描出に優れていると報告され，穿刺部位の決定や深さの推定に役立てることができる。傍正中からの画像

Pit fall

○ 正中から短軸像にて脊柱管内を描出した場合，靱帯や硬膜と思われる高エコー性の線状陰影が何本も確認できる場合がある．この場合にどの線が硬膜であるかどうかの決定は非常に困難である．その場合，脊柱構造物のうち，脊柱管外の椎弓，椎間関節，横突起の陰影を探す．横突起の背側の深さと硬膜の深さはよく一致するので，硬膜の高エコー性の陰影の延長線上に横突起の陰影が認められることが多い．傍正中からの像と比較する方法もある．

○ 脊椎変形患者や痩せた患者でコンベクス型のプローブが，棘突起の突出によって背中と密着せずプローブが浮いてうまく脊柱管が描出できない場合がある．このような時には，十分にゼリーを使用して，プローブを傾けて少しずつ描出することを試みる．構造物までの距離の短い患者ではリニア型を使用することも可能である．

○ 脊柱管内の描出は極めて狭いと言われる，超音波の通り道（アコースティックウインドウ，音響窓）を通って可能となる．したがってプローブの微妙な傾きや位置の調節が必要である．時には両手でプローブを扱う必要があるので，その場合には助手による超音波装置を操作してもらうことが重要である．鮮明な画像の描出には超音波装置の周波数，ゲイン，フォーカスの調整が必要である．

で得られた硬膜外腔までの距離と実際には正中法で行った硬膜外腔への距離もよく相関するという（図15）．

前述したように，他の超音波ガイド下神経ブロックと異なり，硬膜外ブロックや脊髄くも膜下ブロックは，プレスキャンのみにとどめることが一般的である．リアルタイムでは，傍正中から描出して交差法または平行法で穿刺する．

合併症

穿刺前の超音波画像の確認ができれば，硬膜外ブロック時の硬膜穿刺や神経損傷などの合併症の危険性は低くなることが期待される．血管誤穿刺，出血などの合併症が減少するとの報告もあるが，十分なデータはない[18]．感染，局所麻酔薬中毒などの危険性は従来の方法と同様と考えられる．

臨床応用

硬膜外ブロック・脊髄くも膜下ブロックへの超音波ガイド法応用は，最近の総説において目標とする椎間レベルの決定や，硬膜外腔，くも膜下腔までの

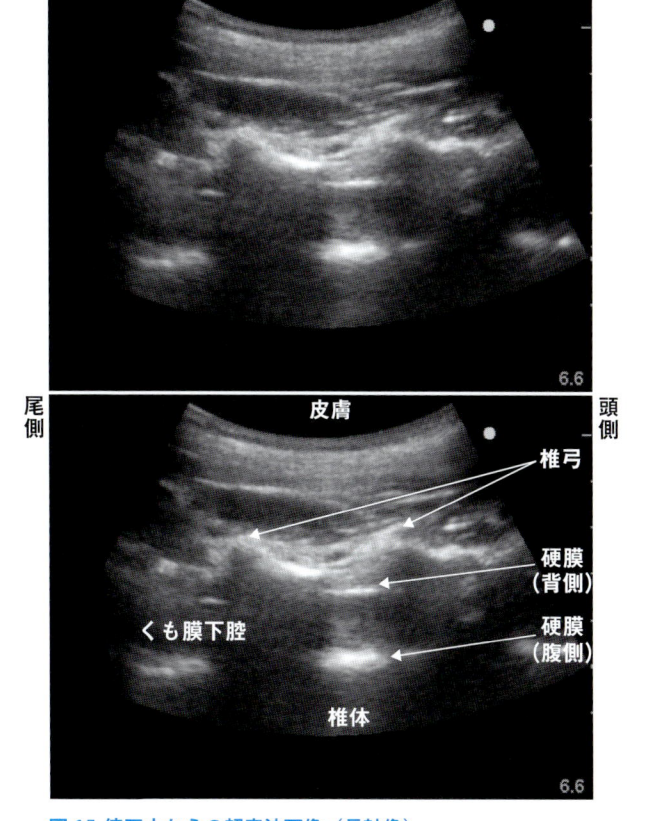

図15 傍正中からの超音波画像（長軸像）

距離の推定，そして椎間孔や棘突起など穿刺に必要なランドマークの確認に役立つと報告されている[19]。また産科麻酔領域の硬膜外穿刺において，初心者への教育上の効果が認められることが報告されている[20,21]。今後，さらに検討されることで，多くの有用点が明らかになると考えられる。

(図9，11，15は，土井克史，佐倉伸一，原かおる．硬膜外ブロック・脊髄くも膜下ブロック．小松　徹，佐藤　裕，瀬尾憲正，廣田和美編．超音波ガイド下脊柱管・傍脊椎ブロックと超音波画像ポケットマニュアル．東京：克誠堂出版；2010．p.107-15 より引用)

文献

1) Cork RC, Kryc JJ, Vaughan RW. Ultrasonic localization of the lumbar epidural space. Anesthesiology 1980 ; 52 : 513-6.
2) Currie JM. Measurement of the depth to the extradural space using ultrasound. Br J Anaesth 1984 ; 56 : 345-7.
3) Grau T, Leipold RW, Conradi R, et al. Ultrasound control for presumed difficult epidural puncture. Acta Anaesthesiol Scand 2001 ; 45 : 766-71.
4) Grau T, Leipold RW, Horter J, et al. The lumbar epidural space in pregnancy. visualization by ultrasonography. Br J Anaesth 2001 ; 86 : 798-804.
5) Tsui BC, Suresh S. Ultrasound imaging for regional anesthesia in infants, children, and adolescents : a review of current literature and its application in the practice of neuraxial blocks. Anesthesiology 2010 ; 112 : 719-28.
6) Balki M, Lee Y, Halpern S, et al. Ultrasound imaging of the lumbar spine in the transvers plane : The correlation between estimated and actual depth to the epidural space in obese parturients. Anesth Analg 2009 ; 108 : 1876-81.
7) Perlas A. Evidence for the use of ultrasound in neuraxial blocks. Reg Aensth Pain Med 2010 ; 35 S43-6.
8) Karmakar MK, Li X, Ho AM, et al. Real-time ultrasound-guided paramedian epidural access : evaluation of a novel in-plane technique. Br J Anaesth 2009 ; 102 : 845-54.
9) Tran D, Kamani AA, Al-Attas E, et al. Single-operator real-time ultrasound-guidance to aim and insert a lumbar epidural needle. Can J Anaesth 2010 ; 57 : 313-21.
10) Chin KJ, Chan VWS, Ramlogan R, et al. Real-time ultrasound-guided spinal anesthesia in patients with a challenging spinal anatomy : two case reports. Acta Anaesthesiol Scand 2010 ; 54 : 252-5.
11) Grau T, Leipold RW, Fatehi S, et al. Real-time ultrasonic observation of combined spinal-epidural anaesthesia. Eur J Anaesthesiol 2004 ; 21 : 25-31.
12) Broadbent CR, Maxwell WB, Ferrie R, et al. Ability of anaesthetists to identify a marked lumbar interspace. Anaesthesia 2000 ; 55 : 1122-6.
13) Furness G, Reilly MP, Kuchi S. An evaluation of ultrasound imaging for identification of lmbar intervertebral level. Anesthesia 2002 ; 57 : 266-80.
14) Tsui BC, Wagner A, Cave D, et al. Thoracic and lumbar epidural analgesia via the caudal approach using electrical stimulation guidance in pediatric patients : a review of 289 patients. Anesthesiology 2004 ; 100 : 683-9.
15) Arzola C, Davies S, Rofaeel A, et al. Ultrasound using the transvers approach to the lumbar spine provides reliable ladmarks for labor epidurals. Anesth Analg 2007 ; 104 : 1188-92.
16) Grau T, Leipold RW, Horter J, et al. Paramedian access to the epidural space : the optimum window for ultrasound imaging. J Clin Anesth 2001 ; 13 : 213-7.
17) Tran D, Kamani AA, Lessoway VA, et al. Preinsertion paramedian ulatrasound guidance for epidural anesthesia. Anesth Analg 2009 ; 109 : 661-7.
18) Grau T, Leipold RW, Conradi R, et al. Efficacy of ultrasound imaging in obstetric epidural anesthesia. J Clin Anesth 2002 ; 14 : 169-75.
19) Chin KJ, Karmakar MK, Peng P. Ultrasonography of the adult thoracic and lumbar spine for central neuraxial blockade. Anesthesiology 2011 ; 114 : 1459-85.
20) Grau T, Bartusseck E, Conradi R, et al. Ultrasound imaging improves learning curves in obstetric epidural anesthesia: a preliminary study. Can J Anaesth 2003 ; 50 : 1047-50.
21) Vallejo MC, Phelps AL, Singh S, et al. Ultrasound decrease the failed labor epidural rate in resident trainees. Int J Obst Anesth 2010 ; 19 : 373-8.

(土井　克史，佐倉　伸一，原　かおる)

❷ 腰神経叢ブロック（大腰筋筋溝ブロック）

はじめに

　下肢手術に用いられる末梢神経ブロックの中で，腰神経叢ブロック（lumbar plexus block：LPB）は腰神経叢の主要な神経ブロックである．大腿神経，外側大腿皮神経，閉鎖神経を同時にブロック可能な真の"3 in 1ブロック"である．

　Winnieらが最初に報告した"3 in 1ブロック"は[1]，現在の大腿神経ブロックと同義であり，これによって上記の3神経をブロックすることは困難である．腰神経叢が通過する大腰筋コンパートメントでブロックを行うLPBは，多くの終末枝を有する腰神経叢を広くブロック可能な優れた方法であるが，大腰筋は腰椎側面を走行するため深部ブロックとなる．このため，超音波ガイド下法で実施する場合には周波数の低いコンベックスプローブを使用することになり，症例によっては神経刺激法を併用するdual-guidance法が望ましい．

　本項では，LPBに必要な解剖や超音波ガイド下法および神経刺激法によるLPBの実際，さらには，下肢手術の術後鎮痛法としても有用な持続腰神経叢ブロック（CLPB）について解説を行う．

解　剖（図1）

　腰神経叢は第12胸神経の交通枝を含む第1腰神経から第4腰神経の前枝からなり，それぞれの神経は大腰筋の深部（背側1/3）を走行する．

　腰神経叢の関与する終末枝としては，腸骨鼠径神経（L1），腸骨下腹神経（L1），陰部大腿神経，大腿神経（L2, 3, 4），閉鎖神経（L2, 3, 4），外側大腿皮神経（L2, 3）がある．

　これらの神経は，いずれも大腰筋を貫通する形で，大腰筋外側から異なるレベルで分枝してゆく．LPBは通常第3腰椎レベル以下で実施されるため，すでに大腰筋外に分枝している終末枝はブロックされず，外側大腿皮神経，大腿神経，閉鎖神経がブロックされることになる．

適　応

　LPBと仙骨神経叢の近位部でのブロックである傍仙骨坐骨神経ブロック（他項参照）との組み合わせによって，下肢の支配神経である腰神経叢と仙骨神経叢をブロックすることが可能となり，膝関節の

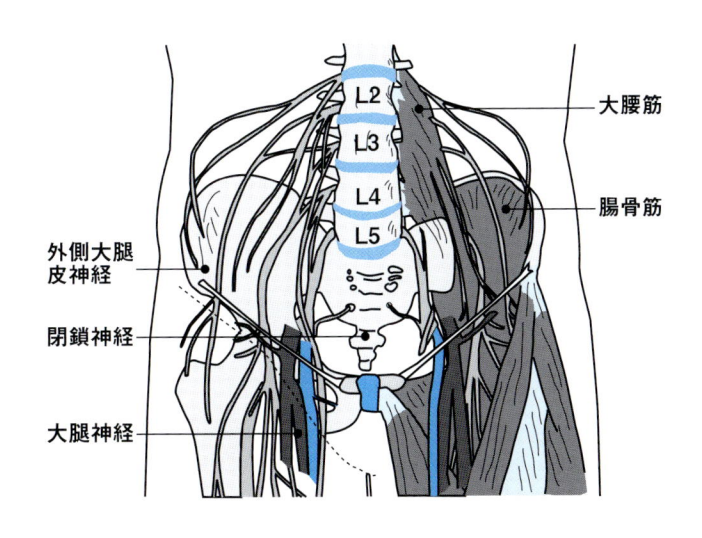

図1　腰神経叢の解剖

3　腰椎と傍腰椎領域

みならず股関節，大腿骨の手術麻酔に用いることができる．さらに，CLPBはこれらの手術の術後鎮痛法として有用であり，必要に応じてPCAを加えて用いられる．

また，ペインクリニックにおいて腰下肢痛に対する疼痛管理にLPBは広く用いられている．

体　位（図2）

手術室での麻酔あるいは術後鎮痛法として実施する際には，通常，Sim's position（患側を上にした側臥位で，患側の下肢を股関節・膝関節をともに90°屈曲し，患側の膝をベッドに当てて体を固定する，やや腹臥位気味にした姿勢）がLPBの実施に適している．

患者の体位変換が問題にならない，あるいは安全に実施できる環境の場合や，ペインクリニック外来でのLPBの際には，下腹部に枕を置いた腹臥位が実施しやすい．

超音波プローブの位置と向き

第3または4腰椎棘突起レベルで，体軸に対して垂直にプローブを当てる（短軸走査）（図2：A）．

ブロック側で，棘突起外側にプローブを当て，外側へと走査を行う．

交差法で穿刺を行う際には，短軸走査で横突起を中心に描出し，プローブを90°回転させ長軸走査を行う（図2：B）．

超音波プローブ周波数

2-5MHzコンベクスプローブ．

ブロック針穿刺法

平行法

◆ 内側穿刺法（図3A）

プローブをできるだけ外側へとスライドし，大腰筋，腰椎椎体外縁が確認できる画像下で（図4），ブロック針をほぼ皮膚に対し垂直に，プローブ内側から穿刺する．従来のランドマーク法による針の刺

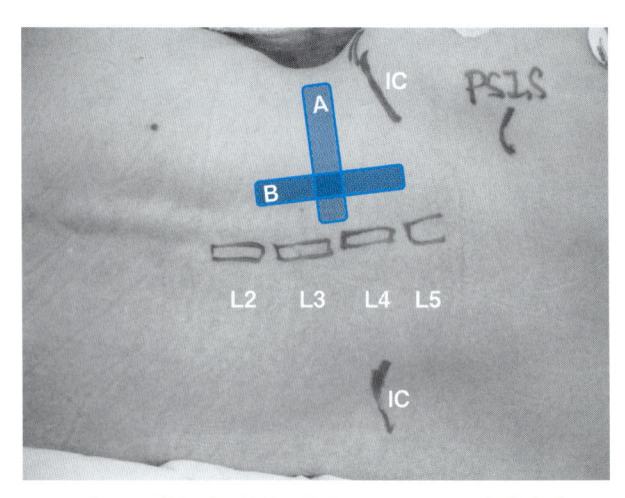

図2　ブロック施行時の体位・体表ランドマーク・超音波プローブの位置
側臥位（Sim's position）

A：短軸走査，B：長軸走査
IC：腸骨稜，L2-5：第2-5腰椎棘突起，PSIS：後上腸骨棘

入と同様の方法であり，針は　皮膚→皮下組織→脊柱起立筋→横突起間→大腰筋の順で通過していくことになる．

◆ 外側穿刺法（図3B）

脊柱起立筋外縁付近がプローブの外縁となる位置で大腰筋の描出を行い，プローブ外側からブロック針を穿刺する．従来のランドマーク法と比較して外側からの穿刺となり，針は脊柱起立筋外側から脊柱起立筋と腰方形筋の筋膜間を通過し，大腰筋筋膜を外側より貫くように走行することになる．神経叢までの針の刺入距離はやや長くなる傾向にあるが，後腹膜に対して接線方向の刺入となるため，刺入位置を大幅に誤らないかぎり，腎損傷の危険性は少ないと考えられる．一方，針先は正中方向へ進むため，神経根損傷や硬膜外あるいはくも膜下穿刺とならないように，針先の描出・確認を行うことがより重要となる．

◆ 長軸穿刺法[2]（図3C）

棘突起より3-4cm外側で脊椎に平行に（長軸走査：図5）コンベクスプローブを当てる．いったん，尾側にプローブをスライドさせ，仙骨背面の高エコー性の構造を確認したうえで，順に腰椎のレベルを確認する．腰椎横突起は，音響陰影を伴う高エコー性の反射として確認でき，横突起間の音響陰影の間には大腰筋の筋構造が線維性パターンに描出され

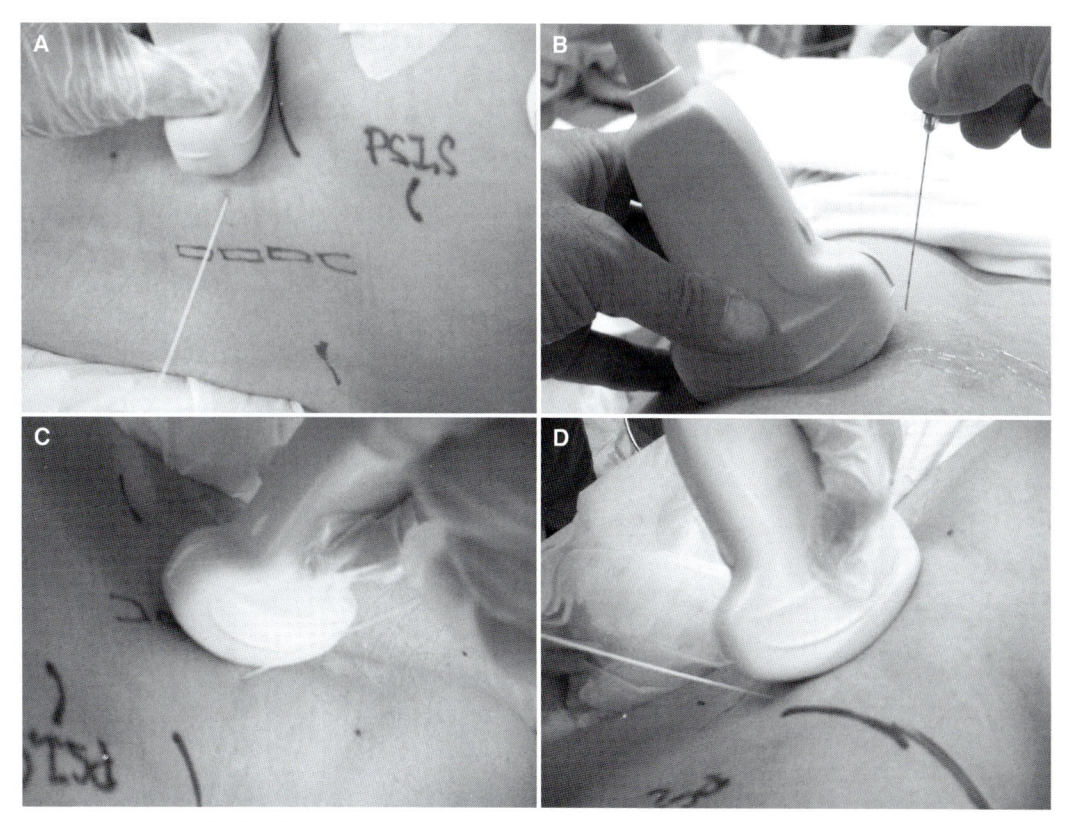

図3　超音波プローブの当て方・ブロック針の穿刺方向
(A) 平行法：内側穿刺法，(B) 平行法：外側穿刺法
(C) 平行法：長軸穿刺法，(D) 交差法

る。第4腰椎横突起を中心に第3-4および第4-5腰椎横突起間が描出される画像（trident sign）を描出したうえで，プローブ尾側より第4腰椎横突起の頭側をかすめるように針を進め，L3/4間で大腰筋内へと針を進める。

交差法（長軸走査時）（図3 D）

第4腰椎横突起を中心に第3-4および第4-5腰椎横突起間が描出される画像（trident sign）を描出したうえで，横突起の後方陰影間に描出される大腰筋に向けてプローブの中央から約5-10°の角度をつけてほぼ垂直にブロック針を刺入する。交差法での刺入の場合，平行法に比べて針先の同定が難しいため，適宜，針先の動きに伴う組織の動きや少量（0.5-1 ml）の薬液注入による無エコー性領域によって針先位置の確認を行うことが重要である。あらかじめ横突起までの深さを確認のうえ，神経刺激法を併用しつつ，深く刺しすぎないよう注意が必要である。

ランドマーク法・神経刺激法による確認

LPBは，神経叢の存在部位が深部であるため，分解能の高い高周波数プローブは使用しにくい。患者の体格や加齢によって脂肪組織による減衰や筋膜の脆弱化・筋肉の脂肪変性など，良好な超音波画像が得られない症例が少なからず存在する。

数多くの超音波ガイド下ブロックの経験者であれば，比較的判別しやすい横突起基部や椎体表面の位置から針先を適切な位置へ誘導可能かもしれないが，初心者では，針先位置の確認も難しい場合がある。

このようなケースでは，超音波ガイド下法単独で実施するのではなく，電気生理学的な神経同定法である神経刺激法を併用するとよい。

LPBの際の体表ランドマークはL4, 5棘突起および後上腸骨棘，腸骨稜である。WinnieらやChayenらによる方法は，ともにL4/5レベルでのアプロー

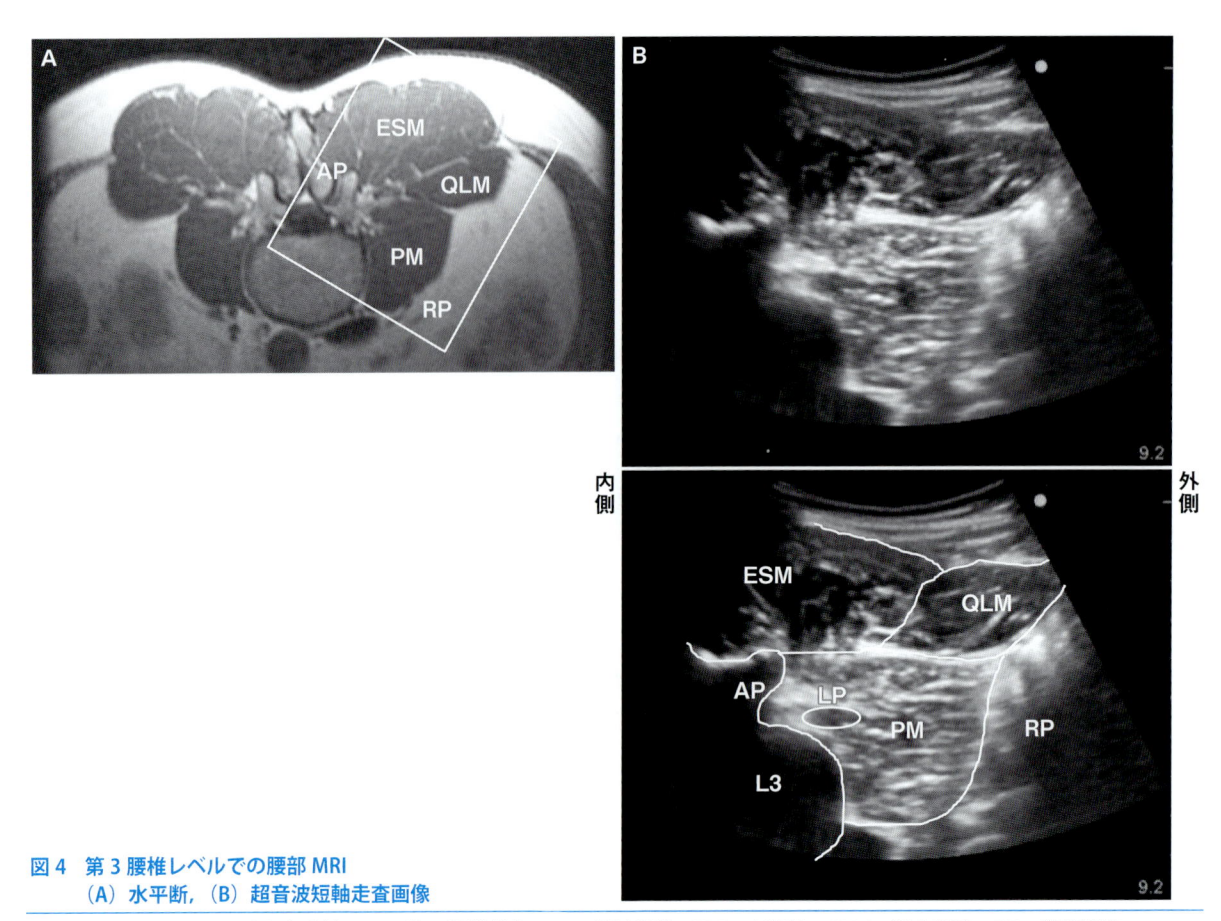

図4 第3腰椎レベルでの腰部MRI
　　　（A）水平断，（B）超音波短軸走査画像

AP：関節突起，ESM：脊柱起立筋，L3：第3腰椎椎体，LP：腰神経叢，PM：大腰筋，QLM：腰方形筋，RP：後腹膜腔

チで，ブロック針刺入点はそれぞれ，稜間線と後上腸骨棘を通る体軸（棘突起を結ぶ線）に平行な線との交点，稜間線から3cm尾側で外側に5cmの点を刺入点とするものであった[3,4]。また，Capdevilaらは CT による解剖学的検討から，L4-5棘突起間レベルで後上腸骨棘を通る体軸に平行な線との交点と L4-5 棘突起間を結ぶ線の外側1/3を刺入点とし，神経刺激法を併用することの有用性を示した[5]。

しかしながら，Heller らによれば後上腸骨棘の位置は性別や個人間格差が大きく，刺入点としてのランドマークとすると成功率を下げる要因となってしまうとしている[6]。また，Ilfeld らは，超音波によるプレスキャンを LPB 実施前に行い検討したところ，Capdevila らの刺入点は50％の症例で L4 横突起よりも外側となっており，彼らの刺入点のさらに0.75 cm 内側からの刺入であれば横突起上となるとしている[7]。

さまざまな報告を総合すると，超音波を用いない穿刺法の場合，少なくとも神経刺激は必須である。横突起に一度ブロック針を当て，横突起から2-4 cm 以内には腰神経叢が存在することを参考にして針を進める。神経刺激は最初は1-2 Hz，パルス幅0.1 ms，出力1-1.5 mA 程度の設定で開始し，大腿四頭筋とりわけ膝蓋骨の動きが確認できたら，出力が0.5 mA 以下で収縮が確認できる場所へ針先の微調整を行う。内転筋の収縮は，やや針先が内側よりであることを意味する。正しい位置に針を留置したら，薬液を注入する。薬液の注入とともに筋収縮が消失することを確認する。腎損傷などの危険回避のため，L3より上のレベルで刺入点を求めないほうが賢明である。

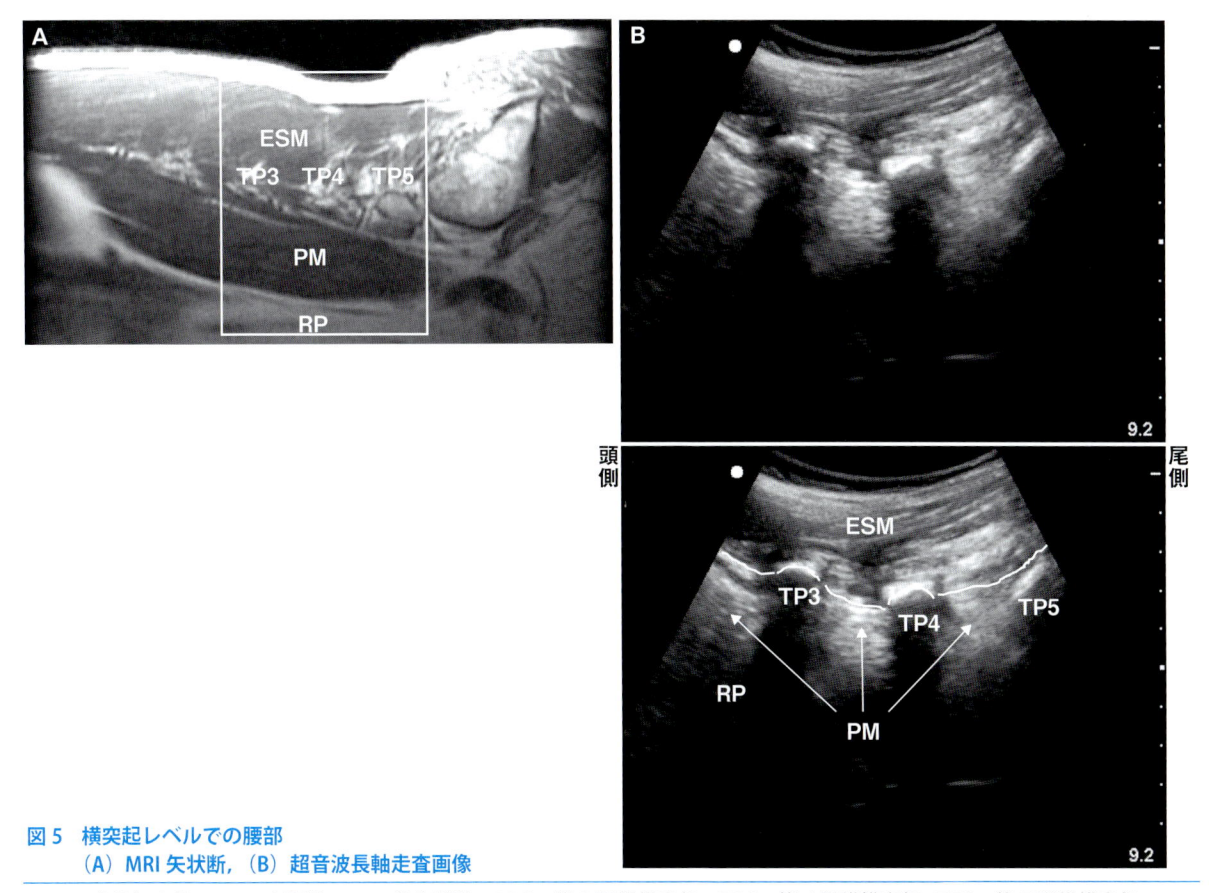

図5 横突起レベルでの腰部
（A）MRI矢状断，（B）超音波長軸走査画像

ESM：脊柱起立筋，PM：大腰筋，RP：後腹膜腔，TP3：第3腰椎横突起，TP4：第4腰椎横突起，TP5：第5腰椎横突起

穿刺前超音波画像評価（図4, 5）

腰椎椎弓から椎間関節，関節突起，脊柱起立筋，腰方形筋，大腰筋の確認を行う。皮膚-横突起間距離を計測することによりランドマーク法での実施の際にも有用と思われる。Ilfeldらによれば，超音波で皮膚-横突起間距離を計測し，実際の皮膚-横突起間，皮膚-神経叢間距離と比較を行ったところ，超音波による計測はほぼ正確もしくは1cm以内の過小評価となる傾向にあり，横突起-神経叢距離は平均2.5cm最大で4cmであった[7]。

また，合併症予防の観点から後腹膜腔の確認も重要である。

ブロック針サイズ

21-23G, 100-120 mm, 神経刺激用ブロック針（神経刺激可能なものが望ましい）。

CLPBの際には，18G，Tuohy針，神経刺激併用の持続末梢神経ブロック用セットとして，Contiplex Tuohy®（50・100・150 mm；ビーブラウン・エースクラップ，図6）がある。

局所麻酔薬投与量

目的によって，使用局所麻酔薬の種類・量が異なる。著者の施設では，麻酔目的には，0.375-0.75%ロピバカイン25-30 mlを用い，術後鎮痛のためのPCAを含めた持続投与の際には，0.1-0.2%ロピバカインもしくは0.1-0.15%レボブピバカインを4-8 ml/hr，ボーラス投与4-8 ml/回，ロックアウト時間30分としている。

ペインクリニックにおける腰下肢痛の治療として，0.5%リドカイン（メピバカイン）または0.1%ロピバカイン（レボブピバカイン）10-15 ml（必要

に応じてステロイドを添加）を用いている．

　Simonらの報告では，単回投与のLPBの際，極量を超えた1.33％メピバカイン55 ml（60万倍エピネフリン含有）の投与時でも最高血中濃度（Cmax）は中毒域にほとんど達せず，臨床的局所麻酔薬中毒は生じなかったとしている[8]．使用薬物やエピネフリン濃度によって異なる可能性があるが，Cmaxに達する時間（Tmax）は約60分であり，別の報告では，0.5％ロピバカイン35 ml（40万倍エピネフリン含有）使用時ではTmaxは80分であった[9]．

　前述のとおり，LPBは手術麻酔目的では傍仙骨坐骨神経ブロックに代表される仙骨神経叢ブロックと併用されることが多く，結果として総使用量が増加するため，Cmaxが増加する．また，先の報告ではTmaxが80分から坐骨神経ブロック併用により38分に短縮されるなど，坐骨神経ブロックでは血中濃度の上昇が早いため，併用の際には局所麻酔中毒について常に留意する必要がある．

単回投与ブロック

　穿刺法は，各自の慣れた方法を用いるとよい．体格や年齢によって大腰筋および腰神経叢の描出の良否には大きな差があるため，神経刺激装置を併用した"dual-guidance LPB"が望ましい．

　0.375-0.75％ロピバカイン使用時で，8-15時間の麻酔・鎮痛効果が得られる．

　ペインクリニック外来でのブロック時には，大腿神経領域の筋力低下で膝崩れによる転倒の危険があるため，1％以上のリドカインあるいはメピバカインは用いていない．

持続ブロック

　CLPBでは，大腰筋内の腰神経叢周囲にカテーテルを留置し，持続的に局所麻酔薬を投与することで長時間の鎮痛を図ることが可能となる．股関節手術や膝関節手術の鎮痛に有用であり，術後の急性期痛の軽減や術後早期のリハビリテーションや機能改善に有用である．

　ただし，末梢神経ブロックの中では比較的深部のブロックであることから，周術期に抗凝固療法を実施する症例では，カテーテルの管理や抜去に伴う抗凝固薬の中断は，硬膜外カテーテルの管理に準じるほうがよい[10]．

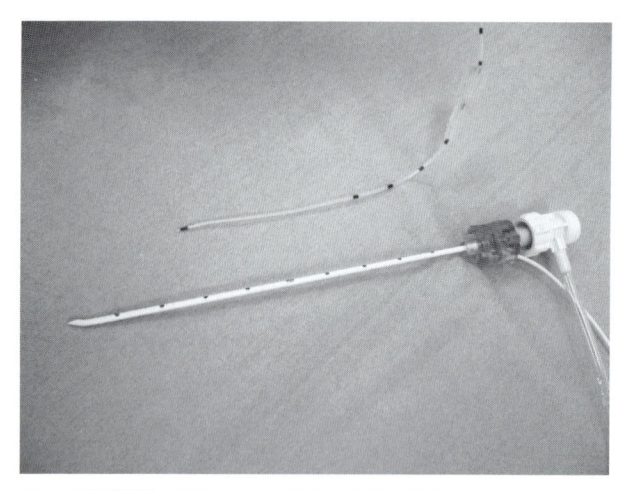

図6　神経刺激可能なTuohy針と超音波可視性カテーテル
現在，日本国内で入手可能な神経刺激可能なTuohy針のセット．Contiplex Tuohy® と Perifix ONE® catheter

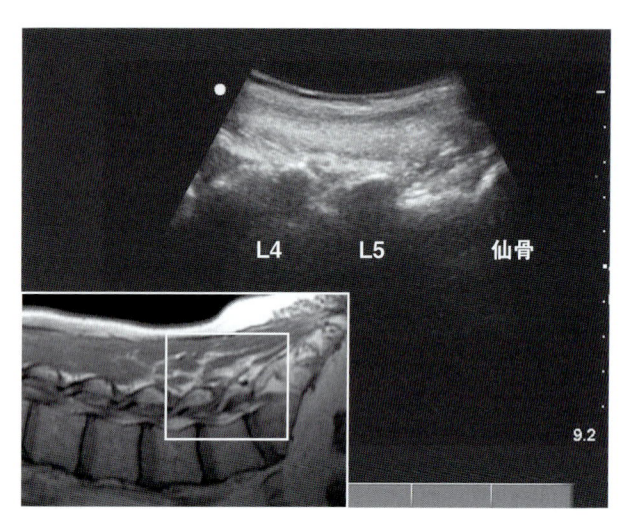

図7　椎弓レベルでの腰部MRI矢状断面像と超音波長軸走査画像
腰椎レベルでは，椎弓が馬の頭のような輪郭に見えるが（horse head sign），仙骨レベルになるとこれらの構造は認められない．これによって，超音波1画像上で腰椎のレベルが確認できる．
L4：第4腰椎椎弓，L5：第5腰椎椎弓

実際の手技とプロトコール

①患者を腹臥位もしくは患側を上にした側臥位（Sim's position）とする（図2）．

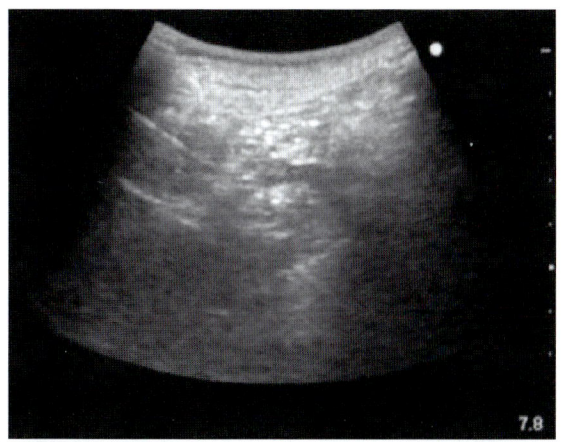

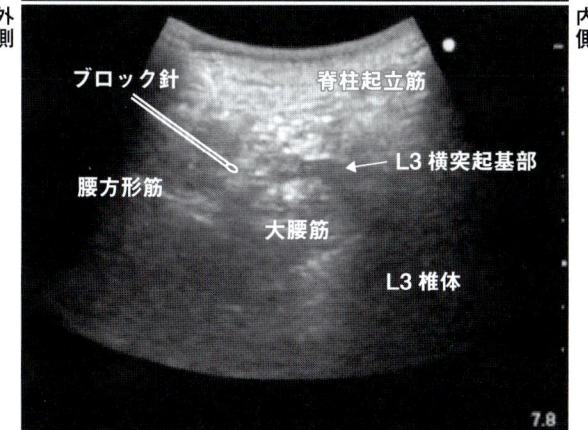

図8 ブロック針穿刺時の超音波画像（外側穿刺法）
平行法を用いて外側より腰方形筋を経て大腰筋へと刺入している．

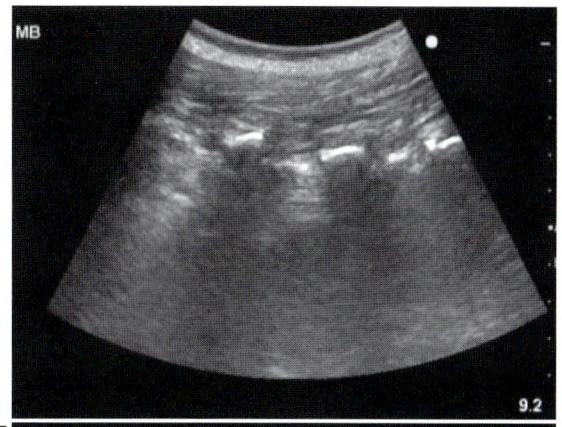

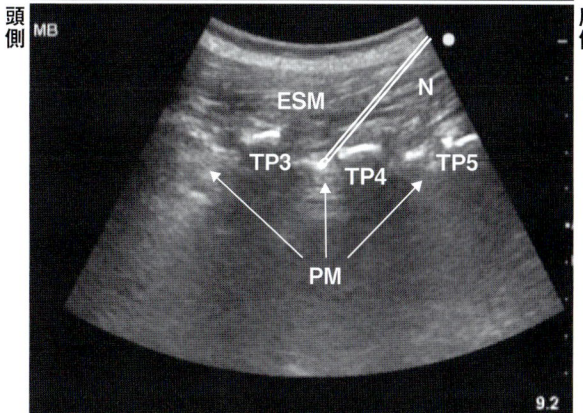

図9 ブロック針穿刺時の超音波画像（長軸穿刺法）
平行法で尾側より第4腰椎横突起をかすめるように針を進める．
ESM：脊柱起立筋，N：ブロック針，TP3：第3腰椎横突起，TP4：第4腰椎横突起，TP5：第5腰椎横突起

棘突起やや外側で棘突起に平行にプローブを当てて，腰椎椎弓から仙骨にかけての走査を行い，第3あるいは4腰椎のレベル確認を行う（horse head sign）（図7）。

②第3あるいは4腰椎レベルで，プローブを90°回転させ，患側の棘突起，椎弓，椎間関節，横突起を同定する。棘突起外側に脊柱起立筋を，横突起外側に腰方形筋を確認する。横突起が音響陰影を伴う三角形の低エコー性の構造として認められるが，プローブをほんの少し尾側または頭側にスライドさせると，横突起基部の外側で腰方形筋内縁と接する，楕円から円形の筋構造が確認できる。これが大腰筋である（図4）。

③腰神経叢は，性別や体格にかかわらず横突起より約2 cm腹側に存在する[5]。超音波画像上，大腰筋背側1/3付近の横突起基部に近い場所でやや高エコー性の構造として確認される。

④プレスキャンでプローブの位置を決定したのち，患部の消毒，ドレーピング，プローブカバーの装着を行い，神経刺激（電極の装着など）の準備も合わせて行う。

⑤内側穿刺法の場合，プローブをできるだけ外側へとスライドし，大腰筋，腰椎椎体外縁が確認できる画像下で，プローブ内側よりほぼ皮膚に対し垂直にブロック針を穿刺する（図3 A）。

⑥外側穿刺法の場合，脊柱起立筋外縁付近がプローブの外縁となる位置で大腰筋の描出を行い，プローブ外側からブロック針を穿刺し，脊柱起立筋外側を貫いて，大腰筋筋膜を外側より貫くよう針を進める（図3 B，図8）。

⑦長軸穿刺法の場合は，棘突起より3-4 cm外側で脊椎に平行に（長軸走査）コンベクスプローブを

3　腰椎と傍腰椎領域　125

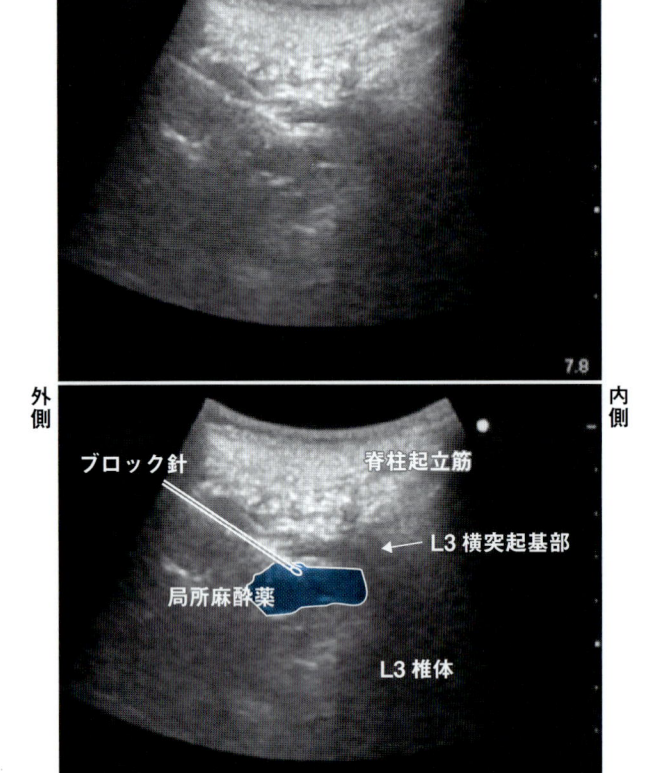

図10 局所麻酔薬注入後の超音波画像（外側穿刺法）

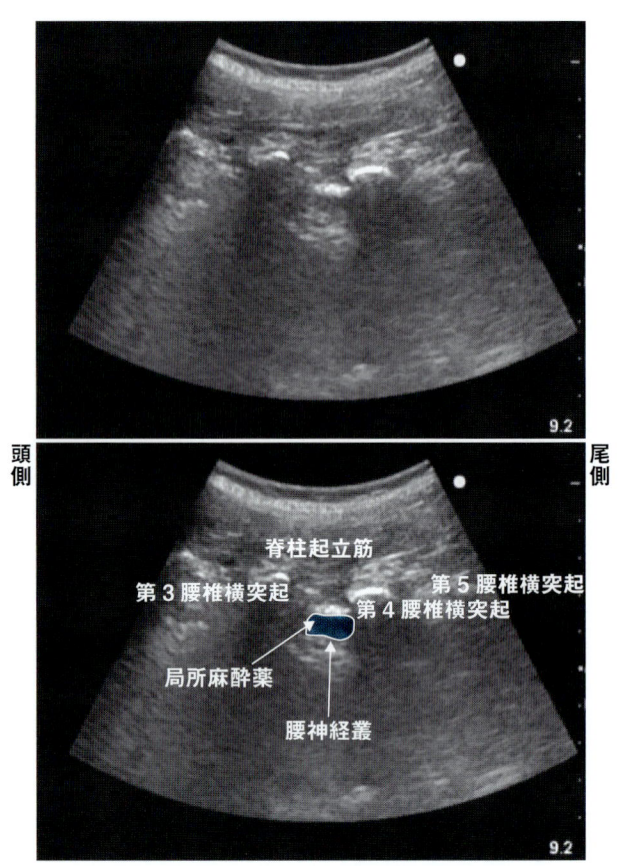

図11 局所麻酔薬注入後の超音波画像（長軸穿刺法）

当てる．いったん，尾側にプローブをスライドさせ，仙骨背面の高エコー性の構造を確認したうえで，順に腰椎のレベルを確認する．腰椎横突起は，音響陰影を伴う高エコー性の反射として確認でき，横突起間の音響陰影の間には大腰筋の筋構造が線維性パターンに描出される．第4腰椎横突起を中心に第3-4および第4-5腰椎横突起間が描出される画像（trident sign）を描出したうえで（図5），プローブ尾側より第4腰椎横突起の頭側をかすめるように針を進め，L3/4間で大腰筋内へと針を進める（図3C，図9）．

⑧交差法で穿刺する場合，第4腰椎横突起を中心に第3-4および第4-5腰椎横突起間が描出される画像（trident sign）を描出したうえで（図5），横突起の後方陰影間に描出される大腰筋に向けて，プローブの中央から約5-10°の角度をつけてほぼ垂直にブロック針を刺入する（図3D）．

⑨ブロック針が大腰筋筋膜まで到達したら，神経刺激装置から2 Hz，0.1 ms，1 mAで刺激を開始する（図3）．大腿四頭筋あるいは膝蓋骨の収縮が得られたら，0.5 mA以下の刺激でも収縮の得られる場所へブロック針先端を調整し，局所麻酔薬の注入を行う．

⑩薬液の広がりは無エコー性構造として確認され，コントラストが良好になるため腰神経根あるいは腰神経叢がやや高エコー性の構造として確認できることもある（図10，11）．

⑪CLPBを実施の際には，神経刺激可能なTuohy針（Contiplex Tuohy®）で筋収縮を確認し，あらかじめ5%ブドウ糖液を用いて神経周囲の液性剝離を行う（図12）．これによってカテーテルの挿入スペースが確保されるとともに，持続注入の際の薬液の広がりが均一化される．超音波画像上，神経叢の上下に無エコー性の層が形成されるのが

Pit fall

○ LPBによってブロックされる外側大腿皮神経，大腿神経，閉鎖神経すべてがL2, L3からの神経線維を含んでおり，ブロックの確実性を考えると第4-5腰椎レベルで実施するよりは，超音波ガイド下で実施する際には第2-3または第3-4腰椎間でブロックを行うとよい．

○ LPBは深部ブロックであり，ブロック手技そのものが疼痛を伴うため，ミダゾラム2-3 mgまたはフェンタニル50-100 μgを前投与したうえで実施することが望ましい．

○ 腰神経叢の場所は，腰椎横突起よりもおおよそ2 cmとなっているが，アプローチ法などによっては針の刺入に角度が付いているため，実際の針の深さとしては横突起から2-4 cm程度と考えたほうがよい[7]．

確認できる．カテーテルの挿入は，針先を超えて3 cm程度の挿入で十分である．あまり長く挿入するとカテーテル位置の不良の原因になりうる．カテーテルを通じて局所麻酔薬を投与し，効果の確認を行う．必要であれば，カテーテルからの造影剤の注入を行うことにより，薬液の広がりを確認することも可能である（図13）．フィルムドレッシング材を用いて背部にカテーテルを固定し，必要に応じてポンプ等に接続する．

⑫ CLPBの際のアプローチ法は，カテーテル挿入の観点から考えると，長軸穿刺法が理想的であるが，針先の調整やレベルを意識した場合は内側あるいは外側穿刺法でも可能である．

合併症

硬膜外ブロック，脊髄くも膜下ブロック[11,12]，大腰筋内血腫[13]，後腹膜血腫[14]，腎被膜下血腫[15]，神経損傷[16]

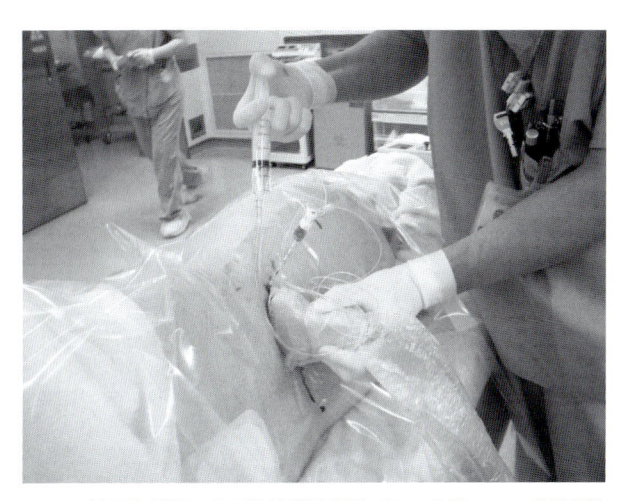

図12 外側穿刺法による持続腰神経叢ブロック時の5％ブドウ糖液注入

あらかじめ神経周囲の液性剥離を十分に行い，針に事前に装着しているカテーテルを進める．

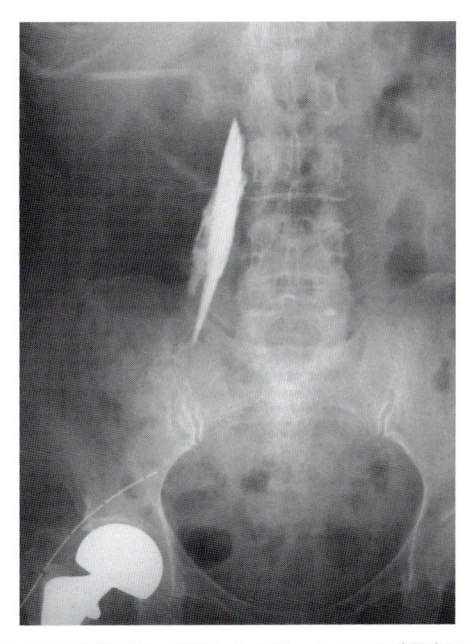

図13 腰神経叢周囲へ留置したカテーテルから造影剤10 ml注入時のX線画像

大腰筋コンパートメントがL2-4を中心に造影されている．

（図4, 8, 10は，中本達夫．大腰筋筋溝ブロック．小松　徹，佐藤　裕，瀬尾憲正，廣田和美編．超音波ガイド下脊柱管・傍脊椎ブロックと超音波画像ポケットマニュアル．東京：克誠堂出版；2010. p.116-24より引用または一部引用）

文献

1) Winnie AP, Ramamurthy S, Durrani Z. The inguinal paravascular technic of lumbar plexus anesthesia : the "3-in-1 block". Anesth Analg 1973 ; 52 : 989-96.
2) Karmakar M, Ho A, Li X, et al. Ultrasound-guided lumbar plexus block through the acoustic window of the lumbar ultrasound trident. Br J anaesth 2008 ; 100 : 533-7.
3) Chayen D, Nathan H, Chayen M. The psoas compartment block. Anesthesiology 1976 ; 45 : 95-9.
4) Winnie AP, Ramamurthy S, Durrani Z. Plexus blocks for lower extremity surgery : New answers to old problems. Anesthesiol Rev 1974 ; 1 : 1-6.
5) Capdevila X, Macaire P, Dadure C, et al. Continuous psoas compartment block for postoperative analgesia after total hip arthroplasty : new landmarks, technical guidelines, and clinical evaluation. Anesth Analg 2002 ; 94 : 1606-13.
6) Heller AR, Fuchs A, Rossel T, et al. Precision of traditional approaches for lumbar plexus block : impact and management of interindividual anatomic variability. Anesthesiology 2009 ; 111 : 525-32.
7) Ilfeld BM, Loland VJ, Mariano ER. Prepuncture ultrasound imaging to predict transverse process and lumbar plexus depth for psoas compartment block and perineural catheter insertion : a prospective, observational study. Anesth Analg 2010 ; 110 : 1725-8.
8) Simon MA, Gielen MJ, Lagerwerf AJ, et al. Plasma concentrations after high doses of mepivacaine with epinephrine in the combined psoas compartment/sciatic nerve block. Reg Anesth 1990 ; 15 : 256-60.
9) Vanterpool S, Steele SM, Nielsen KC, et al. Combined lumbar-plexus and sciatic-nerve blocks : an analysis of plasma ropivacaine concentrations. Reg Anesth Pain Med 2006 ; 31 : 417-21.
10) Singelyn FJ, Verheyen CC, Piovella F, et al. The safety and efficacy of extended thromboprophylaxis with fondaparinux after major orthopedic surgery of the lower limb with or without a neuraxial or deep peripheral nerve catheter : the EXPERT Study. Anesth Analg 2007 ; 105 : 1540-7.
11) Lang SA, Prusinkiewicz C, Tsui BC. Failed spinal anesthesia after a psoas compartment block. Can J Anaesth 2005 ; 52 : 74-8.
12) Litz RJ, Vicent O, Wiessner D, et al. Misplacement of a psoas compartment catheter in the subarachnoid space. Reg Anesth Pain Med 2004 ; 29 : 60-4.
13) Klein SM, D'Ercole F, Greengrass RA, et al. Enoxaparin associated with psoas hematoma and lumbar plexopathy after lumbar plexus block. Anesthesiology 1997 ; 87 : 1576-9.
14) Dauri M, Faria S, Celidonio L, et al. Retroperitoneal haematoma in a patient with continuous psoas compartment block and enoxaparin administration for total knee replacement. Br J Anaesth 2009 ; 103 : 309-10.
15) Aida S, Takahashi H, Shimoji K. Renal subcapsular hematoma after lumbar plexus block. Anesthesiology 1996 ; 84 : 452-5.
16) Al-Nasser B, Palacios JL. Femoral nerve injury complicating continuous psoas compartment block. Reg Anesth Pain Med 2004 ; 29 : 361-3.

（中本　達夫）

③ 腰椎椎間関節（脊髄神経後枝内側枝）ブロック

はじめに

腰椎椎間関節痛は腰痛，下肢痛の原因の一つである。通常，これらの症状が椎間関節に由来するか否かの鑑別診断法あるいはその治療法として，椎間関節内あるいは椎間関節の知覚を支配する腰神経後枝内側枝周囲への局所麻酔薬あるいはステロイドの注入が行われてきた。従来，本ブロックは放射線透視下に行われてきたが，近年，超音波ガイド下に腰神経後枝内側枝ブロックを施行可能であるとする報告が相次いでなされている。超音波ガイドを用いることによって，患者，施行者の放射線に対する曝露を回避することができる。また，超音波を用いることによって本ブロックを外来で簡便に施行できるという利点もある。

解　剖

腰椎椎間関節は，連続する2つの腰椎のうち，頭側の腰椎の下関節突起と尾側の腰椎の上関節突起から構成される平面関節である。上関節突起の関節面は凹型，下関節突起の関節面は凸型となっている。

腰神経は椎間孔から出てすぐ前枝と後枝に分岐する。後枝は後方に向かい，上関節突起の外側，横突起の頭側を通って後方に回り込み，内側枝と外側枝に分岐する。内側枝は上下の椎間関節，棘上靱帯，棘間靱帯に分布する（図1）。したがって，関節突起と横突起で形成される角の頭側端が局所麻酔薬の注入点となる。

それぞれの椎間関節は，上下2本の腰神経後枝内側枝よりの支配を受けている。したがって，ある椎間関節の痛みを取り除くためにはそれに相当する上下2本の内側枝をブロックする必要があるといわれている。

適　応

椎間関節痛の診断・治療。

体　位

腹臥位。腰の下に枕を敷き，腰椎の前弯を軽くすると手技を行いやすい（図2）。側臥位でも可能であるが，プローブを固定しづらいという欠点がある。

超音波プローブの位置と向き

目的とする腰椎のレベルで，棘突起の外側に体軸と直交するようにプローブを置く。

超音波プローブ周波数

横突起は通常体表から4-5cmの深さにあるため，低周波数コンベクスプローブを用いる。

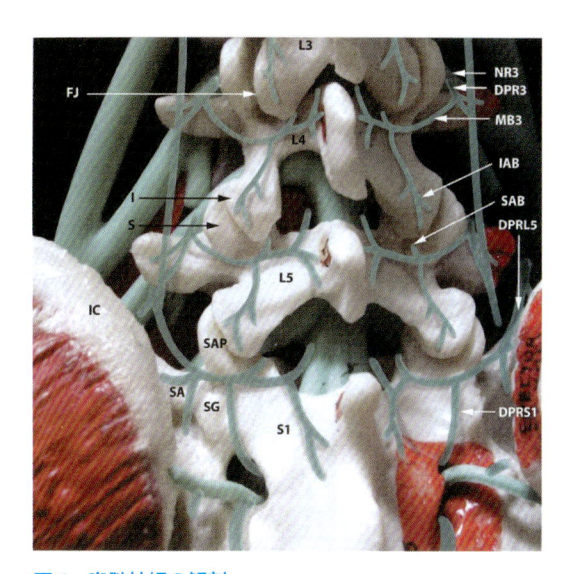

図1　脊髄神経の解剖

IC：腸骨稜，FJ：椎間関節腔，I：下関節突起，S：上関節突起，L3・L4・L5：各々第3・第4・第5腰椎椎弓，NR3：第3腰神経根，MB3：第3腰神経後枝内側枝，SAB：上関節枝，IAB：下関節枝，DPR：腰神経後枝
(Fujiwara Y, Komatsu T, Gofeld M. Ultrasound-guided lumbar (L1-L4) zygapophysial medial branch and L5 dorsal ramus block. In：Bigeleisen PE, Oregaugh SL, Moayeri N, editors. Ultrasound-guided regional anesthesia and pain medicine. Philadelphia：Wolters Kluwer/ Lippincott Williams & Wilkins；2009. Fig 37-2aより引用)

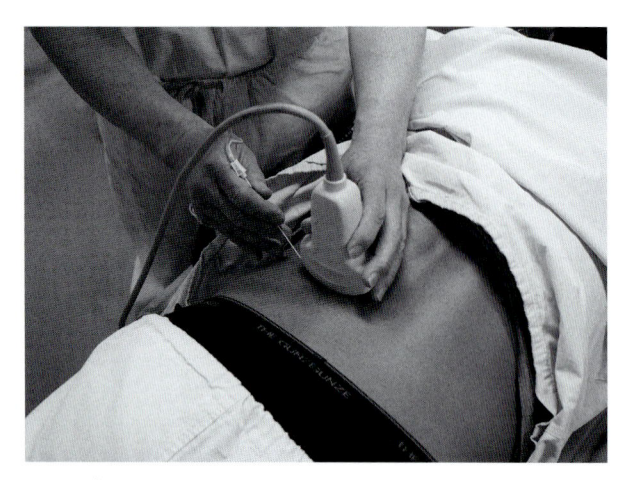

図2 ブロック施行時の体位

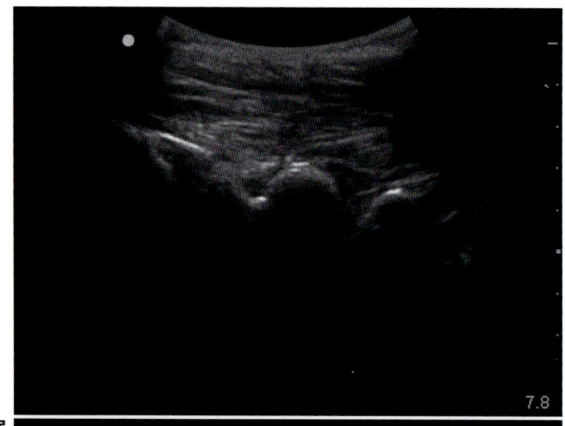

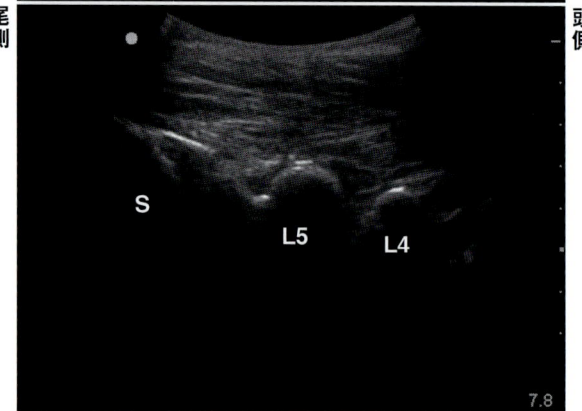

図3 腰仙椎移行部の超音波画像
横突起レベルで脊柱に平行にプローブを当てている.
L4・L5：各々第4・第5腰椎横突起，S：仙骨

ブロック針穿刺法

平行法，交差法ともに可能である．針先の位置をしっかり確認できるため，われわれは平行法での穿刺を第一選択としている．交差法は針の進む距離が短くなるため，患者の苦痛が少なくなるかもしれない．

穿刺前超音波画像評価

患者を腹臥位とする．腰部正中から2 cmほど外側に，体軸と平行にプローブを当て，各腰椎の横結節，仙骨を描出する．図3のように腰椎レベルでは骨構造が断続的に描出されるのに対し，仙骨レベルでは連続した構造として描出される．この所見を手掛かりにしてブロックの目的とする腰椎を同定する．

ブロック針サイズ

20-22 G，100 mmの鈍針．

局所麻酔薬投与量

0.5-1.0％メピバカイン0.5-1.0 ml．
椎間関節内注入する際はデキサメタゾン2 mgを添加．

実際の手技とプロトコール

目的とする腰椎レベルで，プローブを正中に体軸と直交するように当て棘突起を確認する．プローブをそのまま側方に平行移動させ，関節突起，横突起が同時に見えるように微調整する（図4）．

穿刺部位に局所麻酔をしたのち，関節突起と横突起で形成される角（図4→）に向かって平行法でブロック針を進める．ブロック針の先端が骨に接触したら，プローブを90°回転させブロック針の先端がその角の頭側端にあることを確認する（図5）．

ブロック針の先端が適切な位置にあることを確認したら血液などの逆流がないことを確認し局所麻酔薬を注入する（図6）．

患者によっては，実際に横突起内に椎間関節隙を確認できることがある．その場合平行法で針を進め，

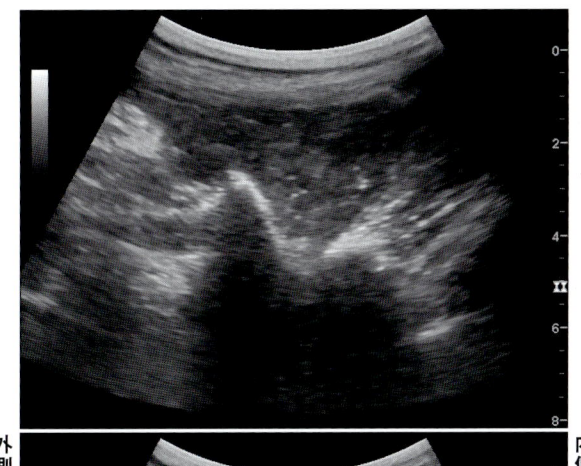

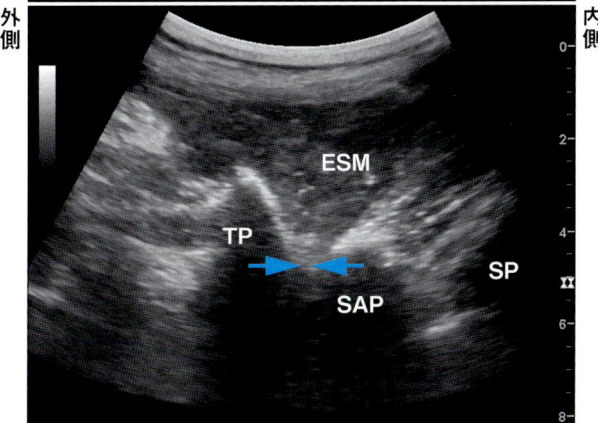

図4 脊髄神経後枝内側枝ブロック時の超音波画像（横断像）
SP：棘突起，SAP：上関節突起，TP：横突起，ESM：脊柱起立筋
➡：局所麻酔薬注入点

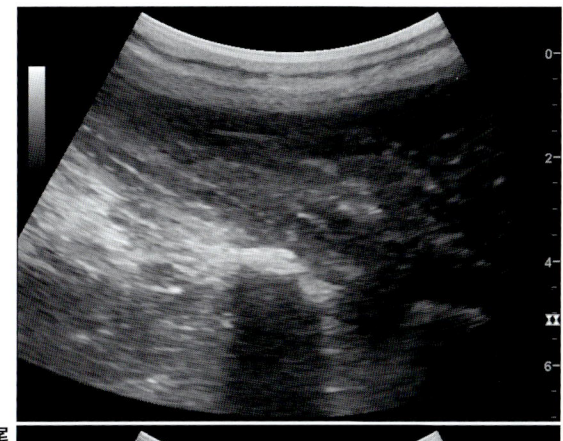

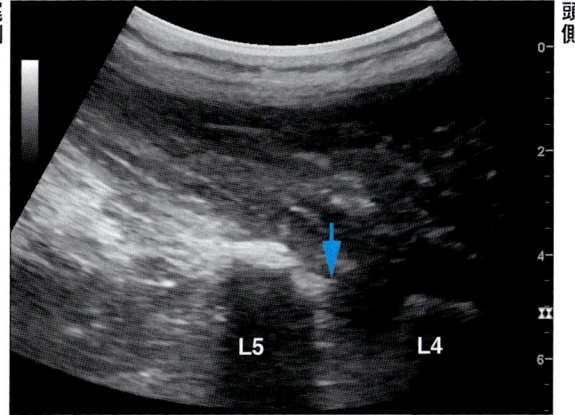

図5 脊髄神経後枝内側枝ブロック時の超音波画像（矢状断像）
L4・L5：各々第4・第5腰椎横突起
➡：局所麻酔薬注入点

椎間関節内に直接局所麻酔薬を注入することも可能である（図7）。

合併症

出血，感染，神経傷害（神経根の誤穿刺による）などの可能性がある。ブロック針の先端をしっかり確認しながら手技を行うことが大切である。

（図2-7は，藤原祥裕. 腰椎椎間関節（脊髄神経後枝内側枝）. 小松 徹，佐藤 裕，瀬尾憲正，廣田和美編. 超音波ガイド下脊柱管・傍脊椎ブロックと超音波画像ポケットマニュアル. 東京：克誠堂出版；2010. p.125-33 より引用）

Pit fall

○目標が深い場所にあるので，針の描出が困難になりがちである。刺入点をプローブから少し離れた場所にして針の進入角度をなるべく浅くしたり，超音波を反射しやすい針を使用したり，あるいはニードルガイドを用いるなどして，針の描出を最適化する。
○椎間関節内への注入は，関節隙間が確認できたとしても実際には炎症による瘢痕化，石灰化などのため困難な場合がある。

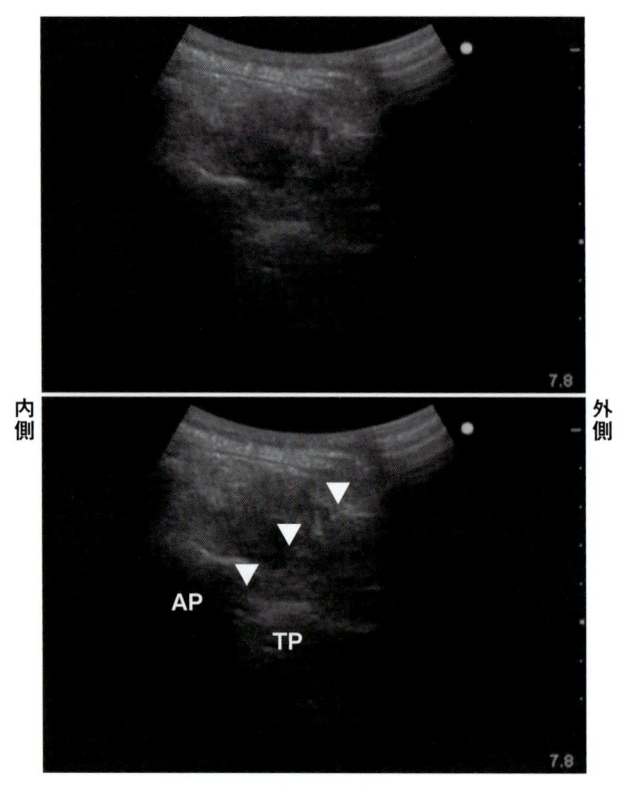

図6 ブロック針穿刺時の超音波画像

▷：ブロック針，AP：関節突起，TP：横突起

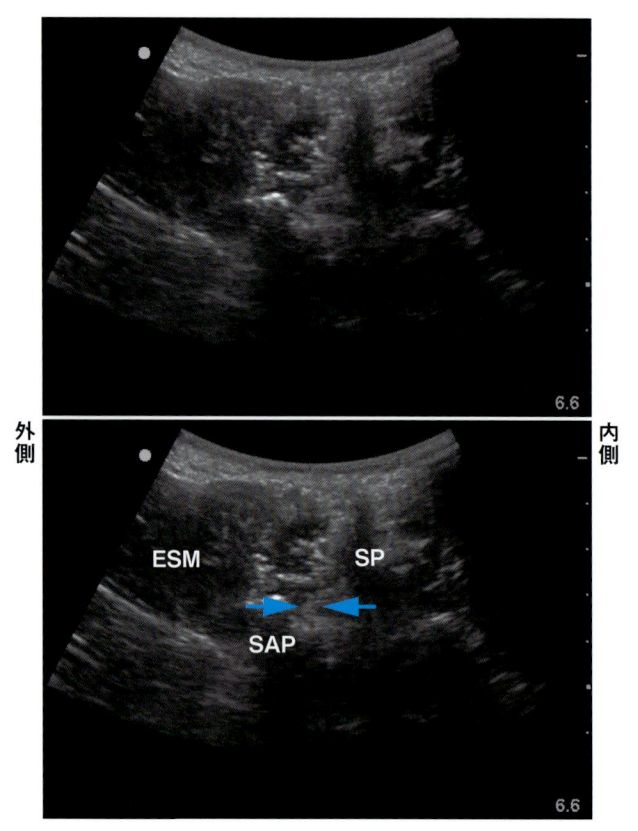

図7 椎間関節内局所麻酔薬注入時の超音波画像

SP：棘突起，SAP：上関節突起，ESM：脊柱起立筋
➡：局所麻酔薬注入点

文献

1) Shim J-K, Moon J-C, Yoon K-B, et al. Ultrasound-guided lumbar medial-Branch block. A clinical study with fluoroscopy control. Reg Anesth Pain Med 2006；31：451-4.
2) Greher M, Scharbert G, Kamolz LP, et al. Ultrasound-guided lumbar facet nerve block a sonoanatomic study of a new methodologic approach. Anesthesiology 2004；100：1242-8.
3) Fujiwara Y, Komatsu T, Gofeld M. Ultrasound-guided lumbar（L1-L4）zygapophysial medial branch and L5 dorsal ramus block. In：Digeleisen PE, Oregaugh SL, Moayeri N, editors. Ultrasound-guided regional anesthesia and pain medicine. Philadelphia：Wolters Kluwer/Lippincott Williams & Wilkins；2009.

（藤原　祥裕）

❹ 腰神経根ブロック

はじめに

　超音波ガイド下神経ブロックは，神経および周囲組織の画像情報が得られるとともに，ブロック針の位置や薬液の広がりを評価できるので，一般に従来の体表ランドマーク法に対して多くの利点を有する。その結果，現在では多くの末梢神経ブロックが超音波ガイド下に行われるようになった。

　腰部神経根ブロックは神経根症の診断や治療のために，ペインクリニックや整形外科外来で行われているブロックである。腰部神経根は深部に存在し，神経根の超音波画像描出は脊椎の影響を受けるために容易でない。腰部神経根ブロックは現在も透視下のブロックが標準手技であり，超音波ガイド下法単独でのブロック手技はいまだ報告されていない。X線透視は神経を含む軟部組織を描出するには適さないものの，脊椎の構造を明瞭に描出することができ，さらに造影剤を用いて神経根の走行や薬液の広がりを評価することができる。

　本項では，Satoら[1]が報告している超音波ガイドと神経刺激法を併用したブロック手技を紹介する。この報告では，超音波画像のガイド下にブロック針を刺入するとともに，脊椎レベルおよび造影所見を確認するためにX線透視を用いている。したがって，超音波ガイド単独の手技ではない。超音波画像の活用は手技の一部にとどまるので，放射線の被曝量は少なくなるが，それ以外の利点は限られる。

解 剖（図1）

　腰部では左右5本ずつの脊髄神経が存在し，腰椎の脊柱管内では椎弓根の内側を走行している。前根と後根が脊髄から外側に離れ，椎弓根の尾側を外側前方かつ尾側へ走行し，椎間孔の付近で1本になる。椎間孔より脊柱管外に出た脊髄神経根は前枝と後枝に分かれ，前枝は大腰筋内へ入り腰神経叢を形成する。本ブロックは，椎間孔を通って脊柱管の外へ出た腰部脊髄神経の神経根をブロックするものである。

適 応

　腰下肢痛：神経根症の診断および治療
　（腰椎椎間板ヘルニア，腰部脊柱管狭窄症，腰椎分離すべり症，Failed back surgery syndromeなど）

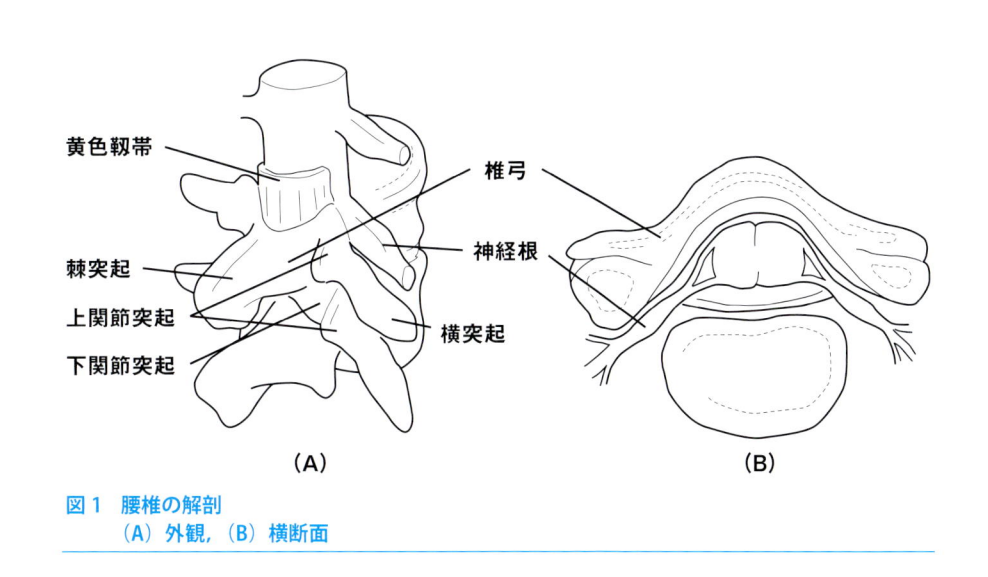

図1　腰椎の解剖
　（A）外観，（B）横断面

体位

腹臥位：下腹部の下に枕を入れて腰椎を前湾させる。

超音波プローブの位置と向き

目的とするレベルの腰椎棘突起から約3 cm外側の位置で，体軸と平行かつ体表面に対して垂直にプローブを当てる（図2）。椎間関節部（または横突起基部）の矢状断面像を描出する。

超音波プローブ周波数

2-5 MHz コンベクスプローブ。

ブロック針穿刺法

交差法：体軸と平行に当てたプローブの外側より穿刺し，超音波走査面に向けて内側方向に刺入する（図2）。患者の個人差もあるが，仮に皮膚から神経根までの深さを6 cmとし，ブロック針の刺入部位がプローブの中心から1 cm離れるとすると，ブロック針を内側に傾ける角度は11°となる（図3）。

一方，脊椎の横断面を描出して平行法で刺入する方法も考えられるが，この場合は刺入部位がより外側となる。L5のブロックを行う場合には，ブロック針が腸骨に当たってしまい，刺入経路を確保できない。L5の神経根ブロックは施行頻度が高いので，交差法が勧められる。

ランドマーク法・神経刺激法による確認

これまでに超音波ガイド下法単独での腰部神経根ブロックの報告はない。しかしながら，超音波ガイド下法に神経刺激装置を併用することで，放散痛を生じさせることなく薬液を神経周囲に投与することができる。神経刺激装置の出力は1 mAとして，ブロック針をゆっくりと進める。神経支配領域にタッピング感覚が得られたところで針を止め薬液を投与する。このときに，筋収縮反応は得られなくてもよい。

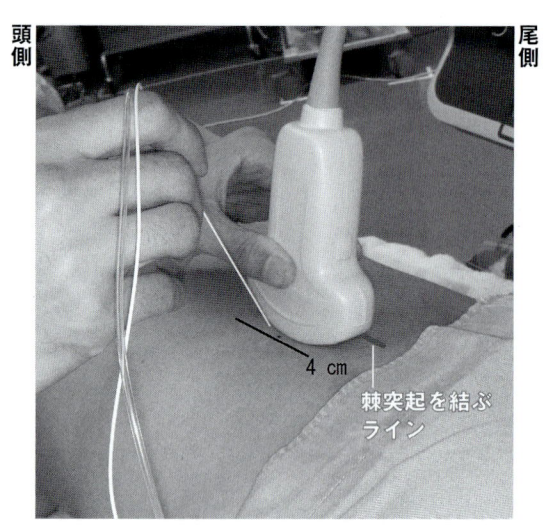

図2 超音波プローブの当て方・体表ランドマーク・ブロック針の穿刺方向

プローブは棘突起外側部に体軸と平行かつ皮膚と垂直に当てる．ブロック針はプローブの外側から内側に向けて刺入する．

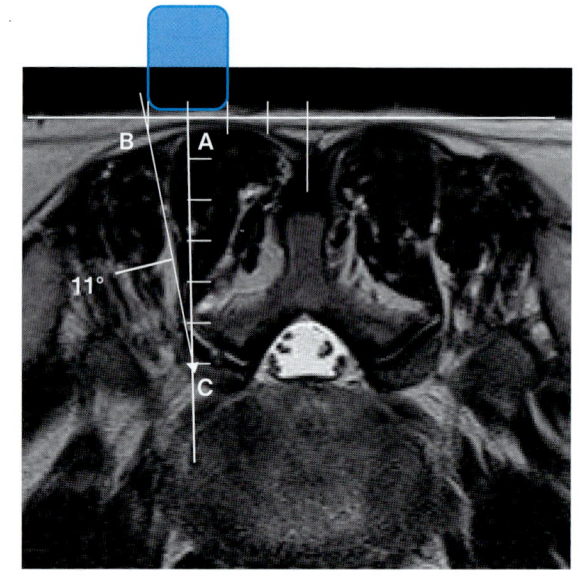

図3 ブロック針の刺入方向

腰椎横断面のMRI画像上で，ブロック針の刺入方向をシミュレーションしたもの．Aはプローブを当てる部位．Bはブロック針の刺入部位．Cはブロック針先端の位置．針の刺入角度は11°内側に傾く．

穿刺前超音波画像評価

腰椎-仙骨移行部で体軸と平行かつ体表面に対して垂直にプローブを当てる．棘突起から2 cm程度外側部に当てると，椎弓レベルが描出されるので，

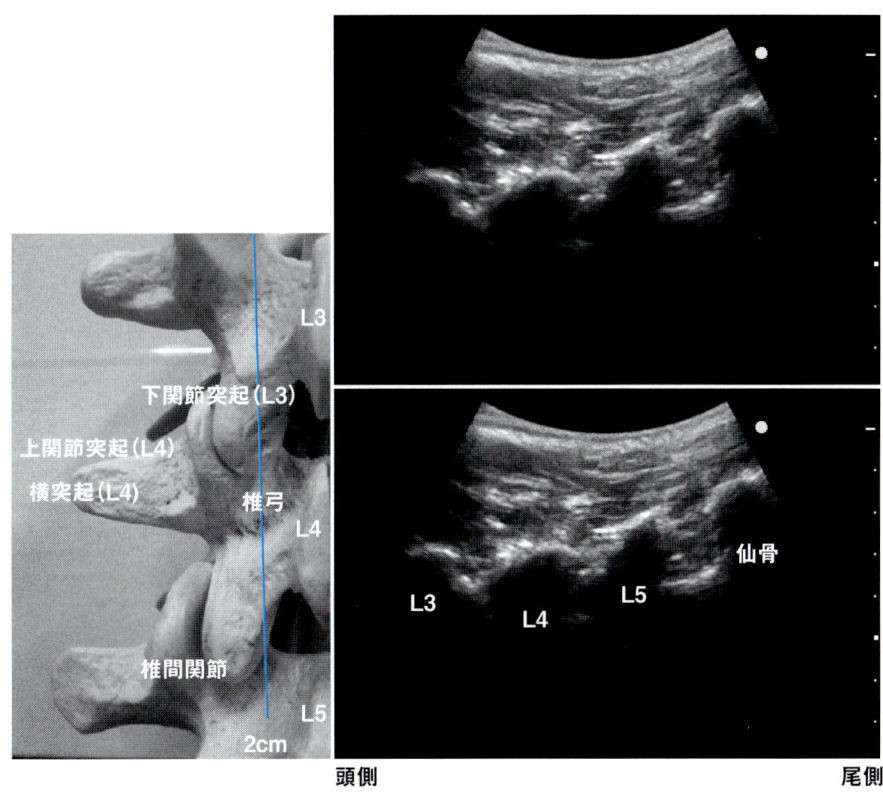

図4 穿刺前超音波画像（矢状断面像：椎弓レベル）

第5腰椎を同定する。その後，超音波画像を確認しながら，ブロックを行う腰椎レベルまでプローブを移動させる。ここでX線透視を行い，腰椎レベルが正しいことを確認する。椎弓の矢状断面像は，連続した高エコー性の凹凸像となる（図4）。プローブをさらに1cm程度外側に移動させると，連続した高エコー像が途切れ，上関節突起と下関節突起の間に超音波の通過するスペースが生じる。その結果，超音波画像としては断続的な高エコー像となる（図5）。骨棘の形成などにより関節突起間に超音波の通過するスペースがない場合は，さらにプローブを外側に移動させることにより，横突起基部の高エコー像が断続的に描出される（図6）。横突起は関節突起よりも深部で，超音波の通過するスペースが広いことで鑑別できる。脊椎の高エコー像は音響陰影を伴い，関節突起間（または横突起）の深部には神経根を含む組織が描出される。上関節突起の尾側縁から約2cm，横突起の下縁から約1cm深部の高エコー像が神経根となるが，高齢者や肥満者などでは判別が困難なことも多い。

脊椎の横断面像は，本項で提示する超音波ガイド下ブロック手技では用いないが，画像所見の理解を深めるうえで役立つと考えられるので解説する。目的とする腰椎レベルの棘突起から2-3cm外側部で，体軸に対して垂直にプローブを当てると，脊椎および周囲組織が描出される。プローブの位置を頭尾側方向に移動させて調整し，椎弓，関節突起，横突起による高エコー像を観察する。横突起が描出されている状態で，プローブを尾側へ移動させると横突起の高エコー像が消失し，その腹側に大腰筋が描出される（図7）。大腰筋内部に腰神経の高エコー像が観察されることがあり，腰神経根はその中枢部にあたる。血管が走行していることがあるので，カラードプラーで確認しておくとよい（図8）。

3 腰椎と傍腰椎領域 135

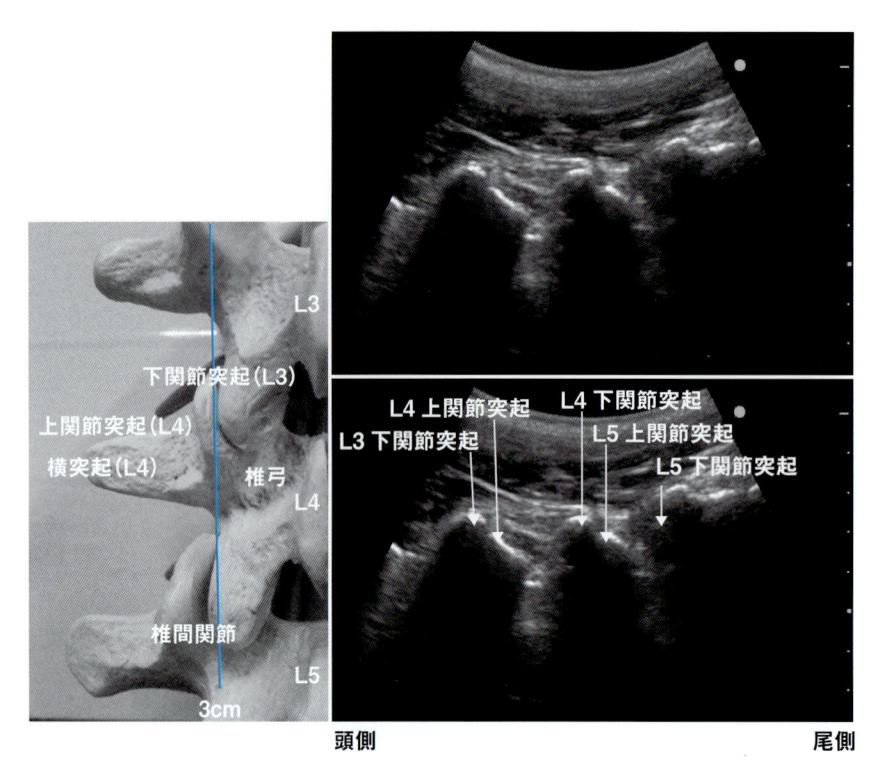

図5 穿刺前超音波画像（矢状断面像：関節突起レベル）

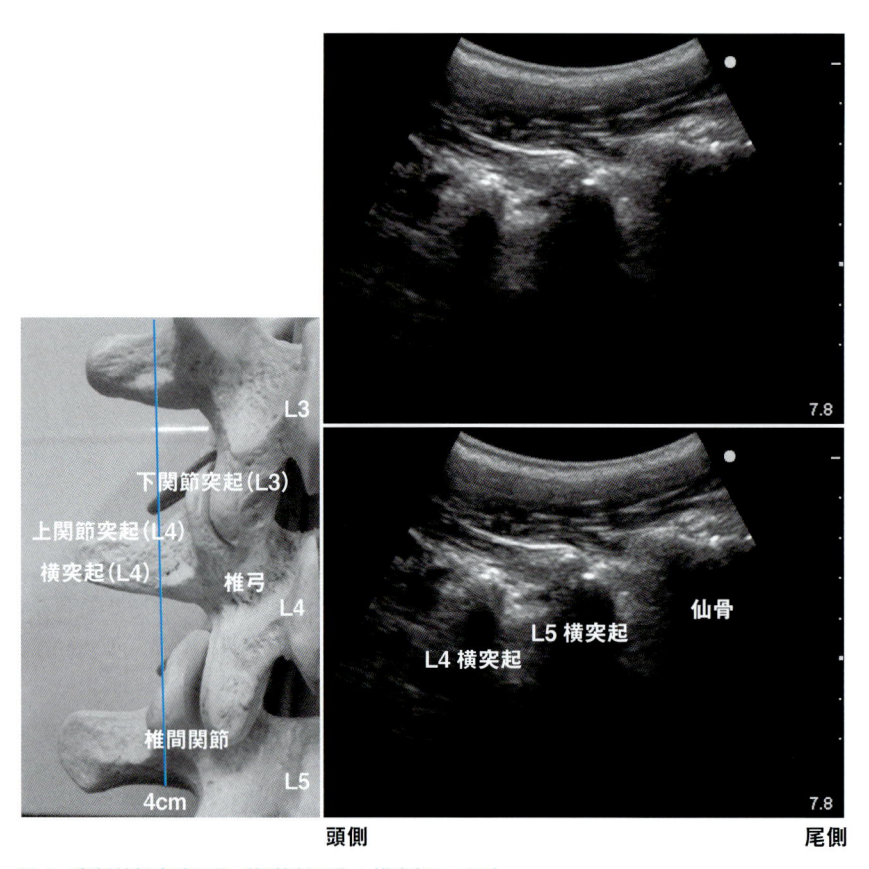

図6 穿刺前超音波画像（矢状断面像：横突起レベル）

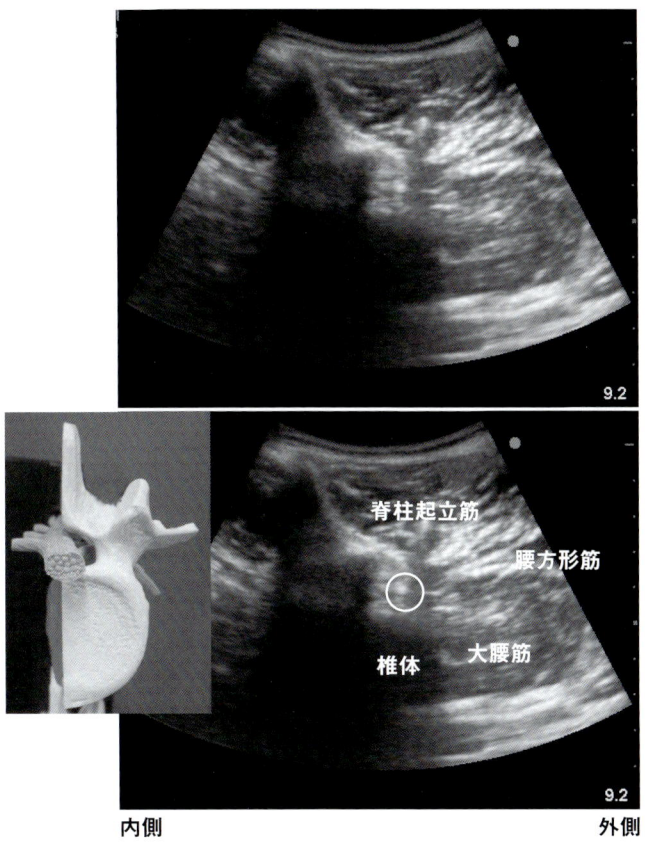

図7 穿刺前超音波画像（横断面像）

ブロック針サイズ

21 G，70-100 mm の神経刺激針。

局所麻酔薬投与量

1-2 ml（ステロイドを加えることもある）。

実際の手技とプロトコール

　棘突起から2-3 cm外側の部位で，体軸と平行かつ体表面に対して垂直にプローブを当て，関節突起を含む横突起基部の矢状断面像を描出する。プローブの外縁中央部（棘突起から約4 cm外側にあたる）に局所浸潤麻酔を行い，神経刺激用のブロック針を交差法で刺入する（図9）。神経の高エコー像を判別できない場合は，上関節突起の尾側縁を目標として刺入する。ブロック針の先端が超音波走査面に到達するように，神経根の深さに応じてブロック針を10-15°程度内側方向に傾ける（図3）。針先の深さを超音波画像で正確に判断するのは困難であり，最

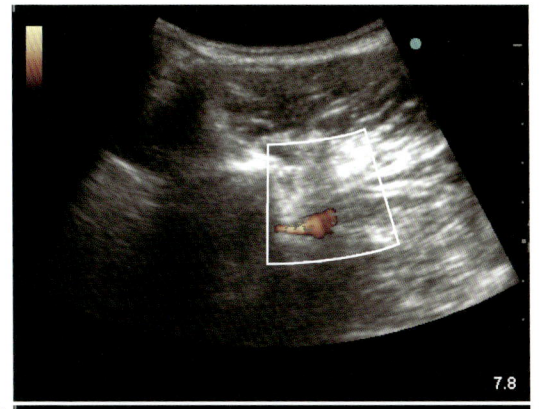

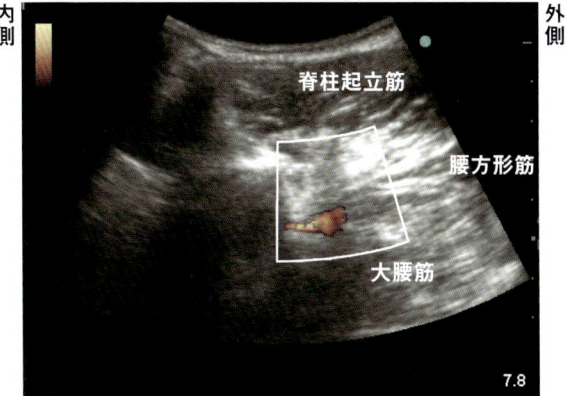

図8 穿刺前超音波画像（横断面像）
カラードプラーで確認された血流．

3　腰椎と傍腰椎領域　137

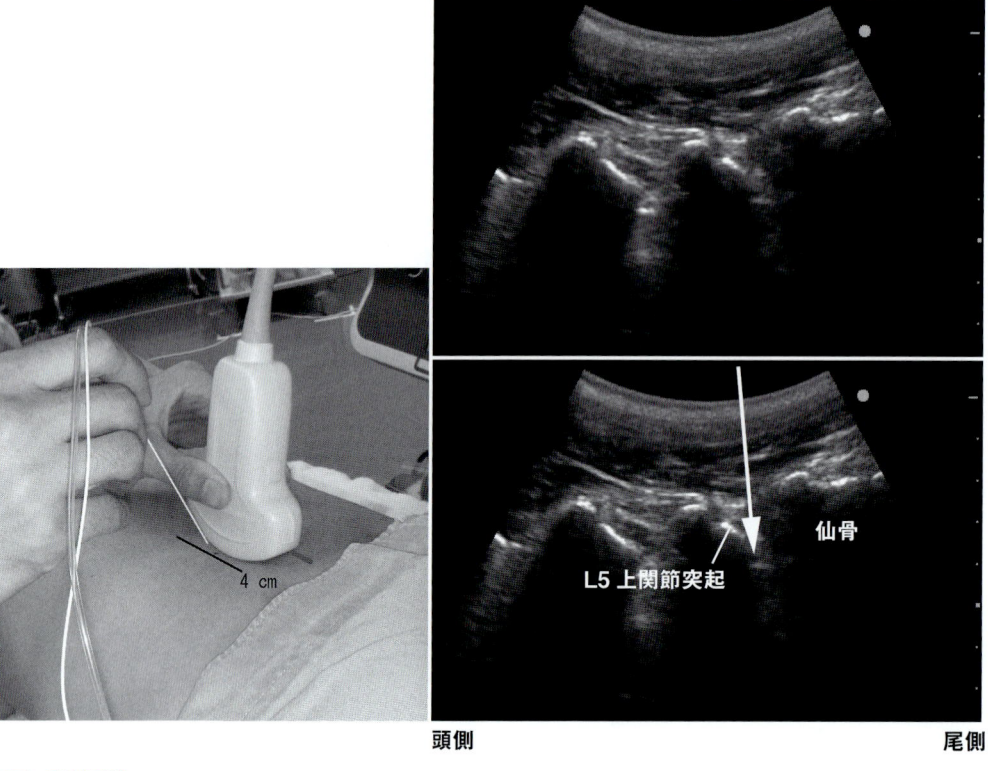

図9 穿刺手技

右図 ⇒ はブロック針の刺入経路を示している.

終的なブロック針の位置は神経刺激装置を併用して判断する。神経刺激は1 mAの強度で行い，神経の支配領域にタッピング感覚が得られるまでブロック針を進める。神経根は横突間筋よりも若干深い部位に位置し，軟部組織に包まれている。ブロック針先端が横突起の深さに達してからは，慎重にブロック針を進める。下肢にタッピング感覚が得られたところでブロック針を止める。このときに筋収縮や放散痛は得られなくてもよい。透視下に造影を行い，神経根が造影されれば，局所麻酔薬とステロイド剤の混合液を投与する（図10）。

合併症

神経損傷，感染，出血，くも膜下ブロック。

おわりに

本項で紹介した超音波画像を利用した腰部神経根ブロックは，神経刺激法やX線透視の併用を行っ

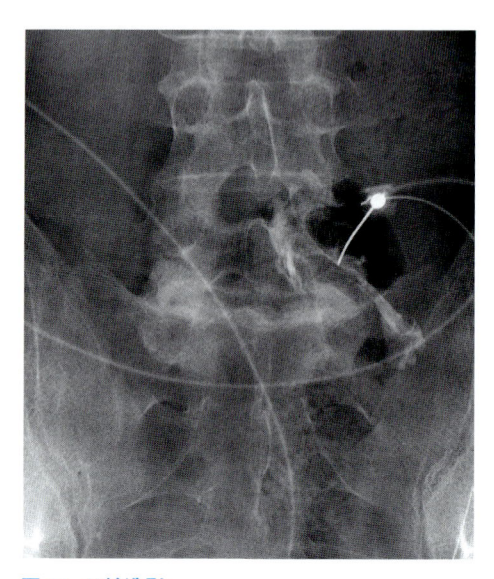

図10 X線造影

右L5の神経根が造影されている.

Pit fall

○ 腰部神経根ブロックを受ける患者は高齢者が多く，脊椎の病変や変形を有する患者も多いので，超音波画像の描出やブロック針の刺入は容易でないことが多い．X線やMRIが撮影されていれば，事前に確認しておくと参考になるであろう．また，腰椎手術後の患者の場合も超音波画像の描出がしばしば困難となるが，このような患者における超音波ガイド法の適応基準を示唆するデータはまだない．

○ 超音波ガイド下の神経根ブロックにおいてもX線透視を併用する意義としては，脊髄レベルの確認と造影所見の評価にあると考えられる．超音波画像による脊椎レベルの同定は可能であるが，超音波画像の条件が悪い場合にはX線のほうが確実に同定できる．また，ブロック針先端の位置はブロックの効果と安全性の点においても重要である．ブロック針先端の位置がより外側になると，大腰筋内を走行する脊髄神経前枝をブロックする可能性がある．一方，ブロック針を脊柱管内部まで進めると，くも膜下ブロックのリスクが高くなる．プローブおよびブロック針先端の位置は，外側すぎても内側すぎてもいけない．患者体位は半側臥位とはせずに，腹臥位とした方がプローブやブロック針を操作しやすいと考えられる．神経刺激を行うことで，ブロック針の先端は神経近傍であると判断できるが，ブロック針の先端が大腰筋内かどうか，脊柱管内部かどうかを超音波画像で判断するのは困難である．この点についてもX線透視の方が優れている．

ており，超音波ガイド単独による手技ではない．X線透視を必要とせず，外来処置室で超音波と神経刺激装置を用いて行うことができれば，外来医や患者にとってメリットがあるであろう．現時点ではX線透視の併用が必要と考えられ，超音波ガイド下の腰部神経根ブロックには技術的な限界も存在するが，今後の発展が期待されるところである．

（図2は，堀田訓久．神経根ブロック．小松 徹，佐藤 裕，瀬尾憲正，廣田和美編．超音波ガイド下脊柱管・傍脊椎ブロックと超音波画像ポケットマニュアル．東京：克誠堂出版；2010．p.134-9より引用）

文献

1) Sato M, Simizu S, Kadota R, et al. Ultrasound and nerve stimulation-guided L5 nerve root block. Spine 2009；34：2669-73．

（堀田　訓久）

4 仙骨と傍仙骨領域

① 仙骨ブロック

はじめに

　成人の仙骨ブロックはペインクリニック領域以外ではあまり一般的ではない。まず第一に仙骨の構造を理解することが重要である。針が刺入されるべき層を超音波画像で観察しているだけなので，穿刺角度の調整には慣れを要する。

解 剖（図1）

　仙骨は癒合した5つの仙椎からなり，上方は第5腰椎，下方は尾骨，左右両側は腸骨とそれぞれ関節面を形成する。仙骨後面の正中仙骨稜は棘突起が融合したもので，正中仙骨稜の両外側を縦走する中間仙骨稜は，関節突起が癒合したものである。この中間仙骨稜の下端が仙骨角となる。左右の仙骨角に挟まれる部位が仙骨裂孔である。仙骨裂孔は仙骨と尾骨をつなぐ仙尾靱帯に覆われている。この靱帯の上部では，仙骨管の硬膜外腔が脂肪性の結合組織で満たされている。仙骨ブロックでは局所麻酔薬を仙骨神経近位部を取り巻く仙骨管の脂肪の中に注入する。

　仙骨管内では，馬尾および髄液を含む硬膜囊が成人では第2仙椎，新生児では第4仙椎のレベルで終わっており，硬膜囊の尾側が硬膜外腔である。

　左右の後上腸骨棘を結んだラインは第2仙椎の棘突起を通過する。両側の後上腸骨棘と仙骨裂孔を結ぶと，ほぼ正三角形となるため，両側の上後腸骨棘を触知して結んだ線を底辺とする正三角形の頂点近傍に，仙骨裂孔の位置を探すことができる。

適 応

　全身麻酔の鎮痛補助法として，臍より尾側の手術が適応となる（鼠径ヘルニア，停留精巣，陰囊水腫，下肢手術，会陰部の処置など）。ペインクリニック領域では腰下肢痛，会陰部痛が適応となる。第5腰神経または仙骨神経領域の腰下肢痛では，腰部硬膜外ブロックよりも仙骨ブロックのほうが硬膜穿刺の可能性が低く，薬液の広がりも良いため適応が高い。

体 位

　腹臥位または側臥位で行う。

　成人の場合では腹臥位のほうが左右へのずれが少なく行いやすい。腹臥位の場合は，下腹部に枕を入れ臀部を高くし，さらに両脚を10°ずつ外転し，少し内旋する。こうすることにより大殿筋が仙骨裂孔上から遠ざかり触知しやすくなる。

　小児では全身麻酔を併用していることが多いため側臥位で行う。施行者が右利きの場合は患者を左側

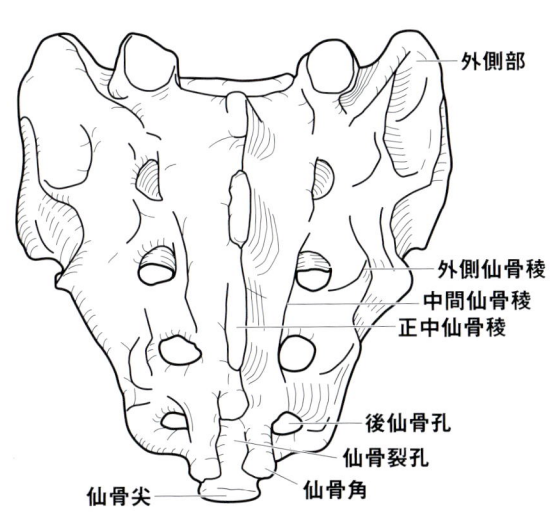

図1　仙骨後面の解剖
仙尾靱帯が仙骨と尾骨をつなぐように覆っている．

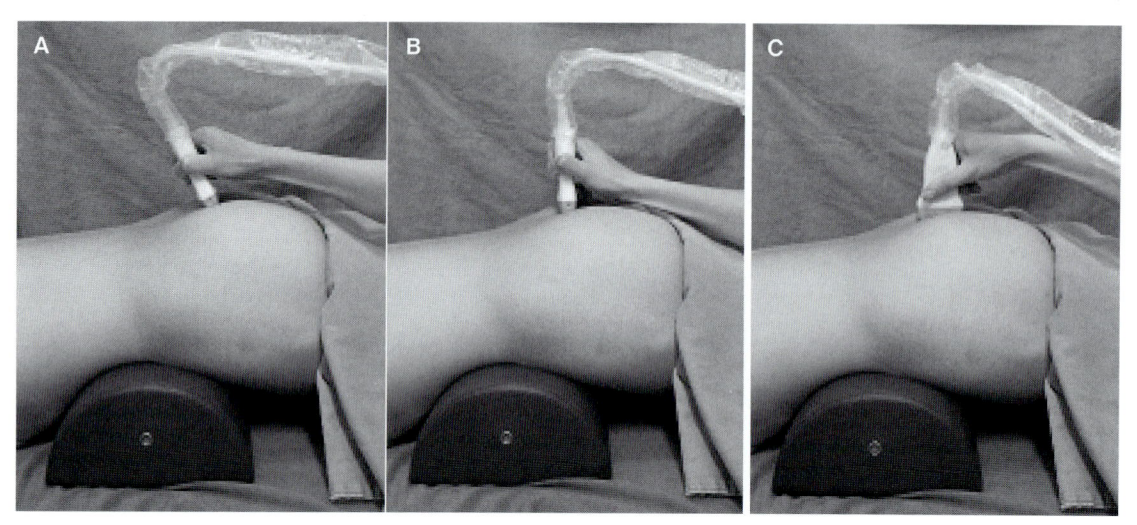

図2 超音波プローブの当て方

交差法では両側の仙骨角を結ぶ線上に皮膚に対して垂直に超音波プローブを当て仙骨横断面の画像を描出する（A→Bと操作する）．平行法では両側の仙骨角を結ぶ線上に皮膚に対して垂直に超音波プローブを当て矢状断面の画像をえる（C）．

臥位として，膝を屈曲させて腹部に引き寄せる．施行者は患者の背中側で椅子に座ると超音波操作を行いやすい．

超音波プローブの位置と向き（図2）

横断面

仙骨角を中心として尾骨から後上腸骨棘までの間をスキャンする．穿刺するときは仙骨裂孔の入り口（尾側）と上端を確認するようにプローブを当てる．

矢状断面

正中仙骨稜から尾骨までの間にプローブを当てる．プローブの角度が適切であると仙骨裂孔を覆う帯状の仙尾靱帯とその深層の脂肪層を確認できる．

超音波プローブ周波数

目標とする部位は皮膚から比較的浅いので，高周波（10 MHz 以上）のリニアプローブを使用する．

ブロック針穿刺法

仙骨裂孔の最尾側から硬膜嚢の最尾側までの間を刺入点として，針を尾側から頭側へ向けて刺入する（図3）．交差法ではブロック針は超音波ビームと交わる点として描出される．仙骨裂孔上に当てたプローブを尾側に向け，針の動きとともに頭側に向けていくことで，針先の位置をとらえて穿刺していくことができる．

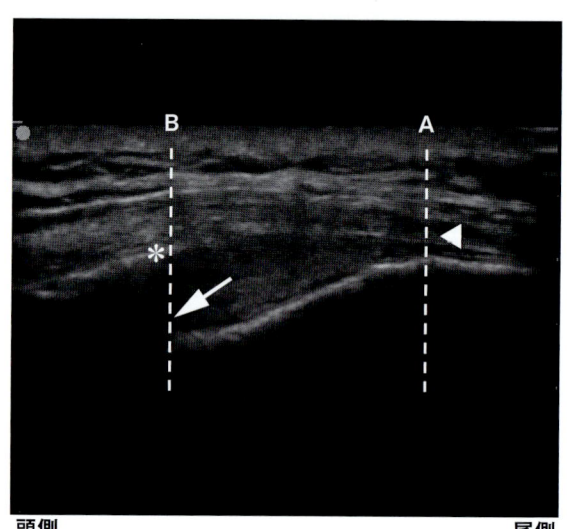

平行法では超音波画像上にブロック針全体を描出することが可能である．しかし，針が骨にあたってしまったため，方向を変えなければならなくなった

図3 仙骨裂孔のマーキング点

仙尾靱帯深層の低エコー性の硬膜外腔下端（▷）の位置を皮膚にマーキング（A）して刺入部とする．頭側は正中仙骨稜の最尾側（＊）が硬膜嚢を覆う部分（仙骨裂孔の上端：⇒）をマーキングする（B）．刺入部と硬膜嚢の角度を確認して穿刺を開始する．

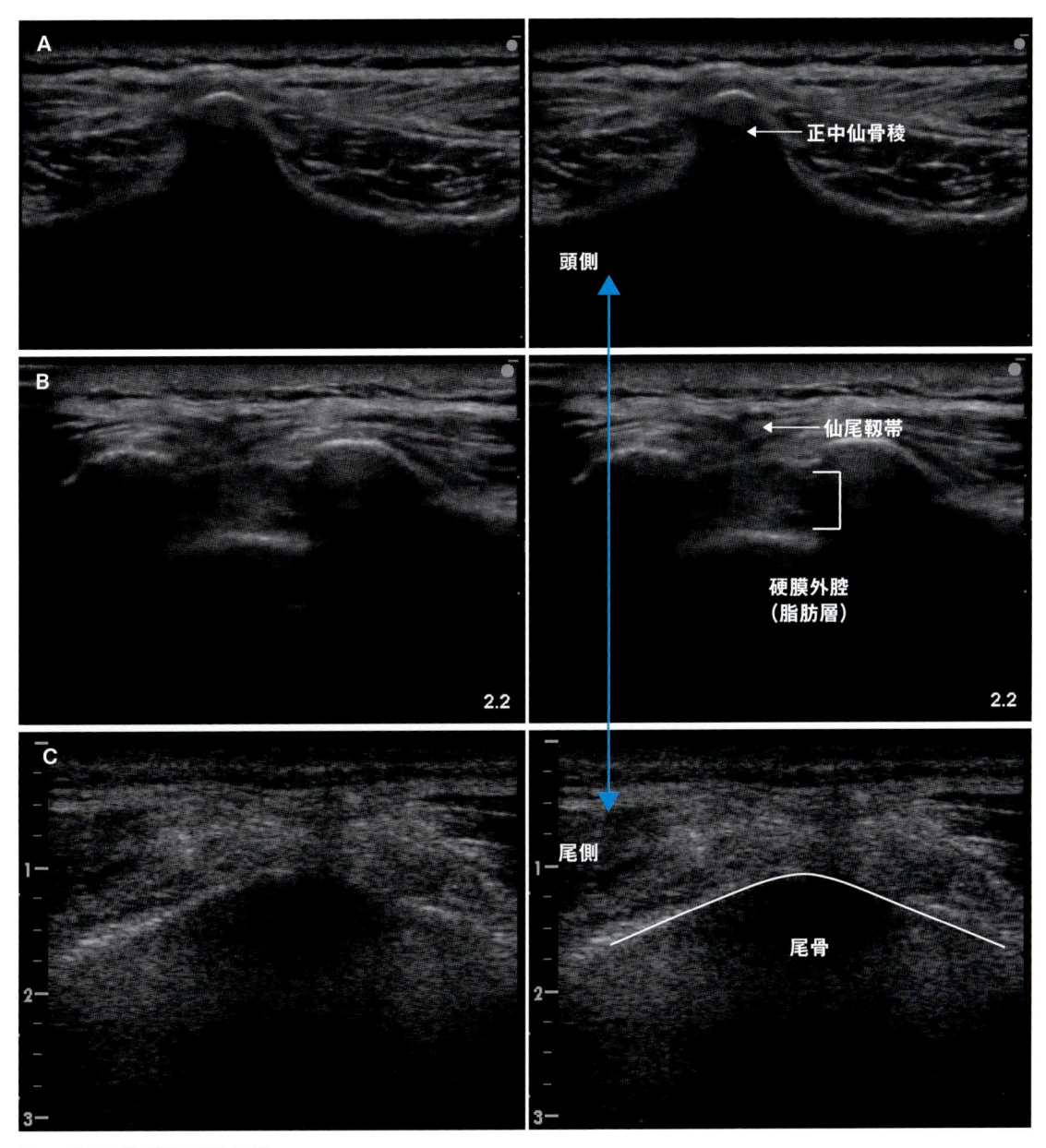

図4 仙骨裂孔付近の横断面像
　　（A）S3レベル，（B）仙骨裂孔部，（C）尾骨

ときには，針が仙尾靱帯にとらわれて自由に動かしづらくなることや針が湾曲することがあるので，超音波画像での針の描出が難しくなる。

穿刺前超音波画像評価

①体表のランドマークとして尾骨，仙骨および後上腸骨棘の位置を確認し，マーキングする。前述のように両側の後上腸骨棘と仙骨裂孔を結んだ線は，ほぼ正三角形を形成する。

②皮膚に対して垂直に超音波プローブを当て，尾骨および仙骨裂孔の横断面を描出すると，両側の仙骨角が後方音響陰影を伴って高エコー性に描出される（図4）。仙骨角に挟まれる表層の帯状の高エコー像が仙尾靱帯であり，その下層に低エコー性にみられるものが刺入すべき仙骨裂孔内の脂肪

4 仙骨と傍仙骨領域

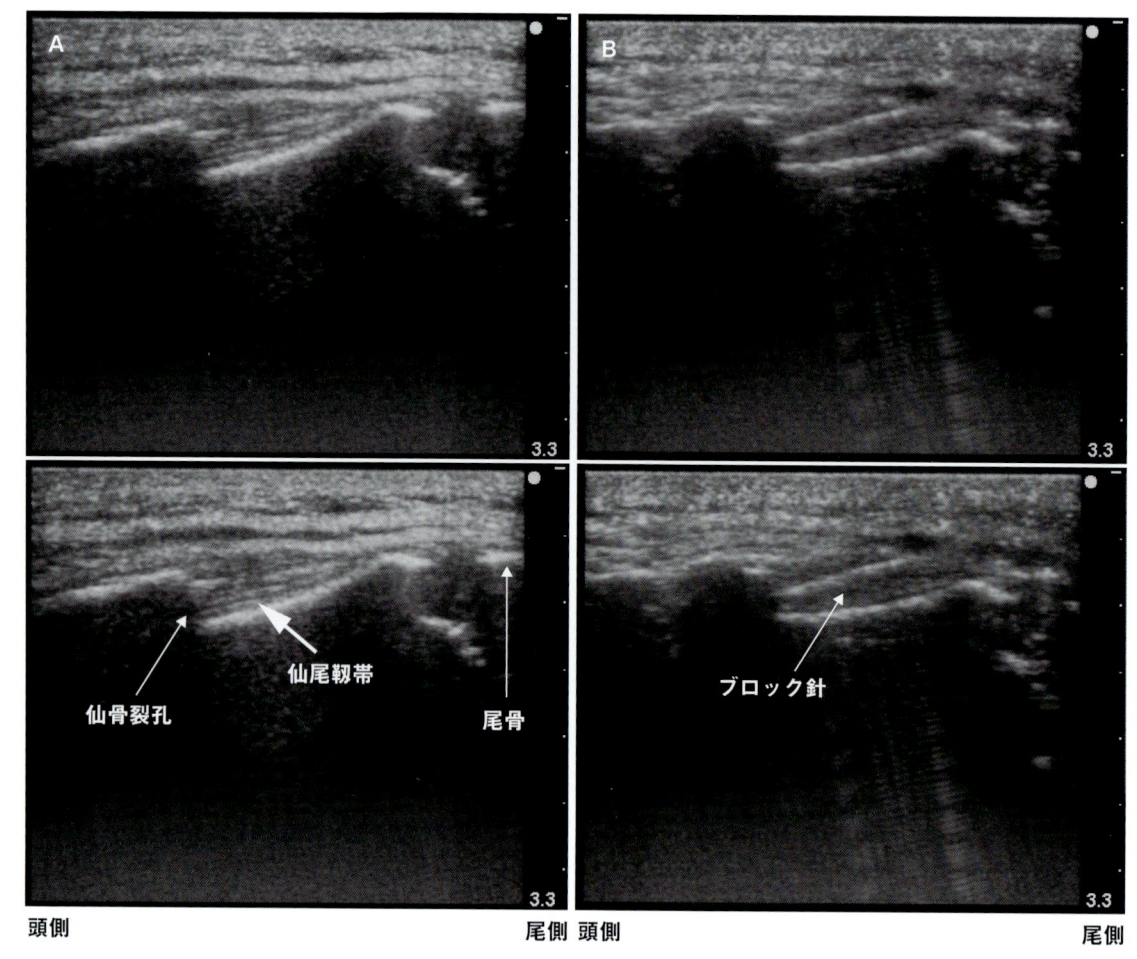

図5 仙骨裂孔部の矢状断面像（成人）
(A) 穿刺前，(B) 穿刺中

層となる。
③ 超音波プローブを90°回転させて，正中仙骨稜下端から尾骨上端に超音波プローブを当て，仙骨角部の正中矢状断面の画像を得る（図5）。仙骨と尾骨を結ぶ仙尾靱帯が層状に描出され，その頭側に仙骨裂孔が確認される。仙骨裂孔の深部（頭側）に，脂肪性の結合組織で満たされた硬膜外腔が描出できる。2歳以下の小児では仙骨管内部の硬膜囊および硬膜外腔が容易に観察できる（図6）。
④ 仙尾靱帯深層の低エコー性の硬膜囊下端の位置を皮膚にマーキングして刺入部とする（図3）。頭側の正中仙骨稜の最尾側が硬膜囊を覆う部分（仙骨裂孔の上端）をマーキングする。刺入部と硬膜囊の角度を確認して穿刺を開始する。

ブロック針サイズ

1回注入法では22または23Gのディスポーザブル注射針を使用する。神経ブロック針が固く湾曲しづらいので使いやすい。

局所麻酔薬投与量

小児患者では0.5-1 ml/kg（最大20 mlまで）。下部の胸神経まで無痛を得たいときは1 ml/kg，下部腰神経まで無痛を得たいときは0.5 ml/kgを注入する。

成人患者では，ペインクリニック領域では0.5-0.75％のリドカインまたは0.2-0.375％ロピバカイン5-15 ml，手術のための十分な鎮痛を得るためには1-1.5％リドカインまたは0.5-0.75％ロピバカイ

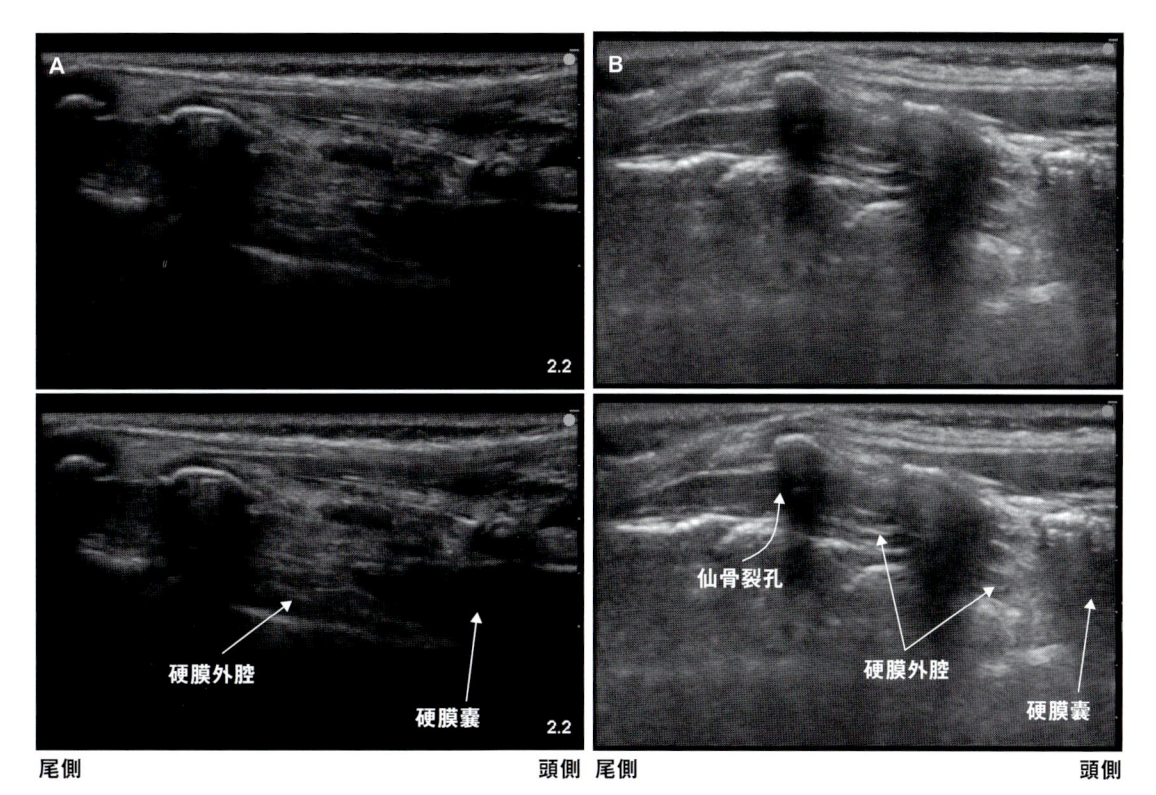

図6 仙骨裂孔部の矢状断面像（10ヶ月，男児）
(A) 正中仙骨稜レベル，(B) 仙骨裂孔レベル

仙骨背面の石灰化が進んでいないため，硬膜嚢まで観察できる．

ン 5-15 ml 程度を注入する。

実際の手技とプロトコール

腹臥位または側臥位をとり，皮膚の消毒や滅菌プローブカバーの装着などの準備を行う。

交差法

両側の仙骨角を結ぶ線上に皮膚に対して垂直に超音波プローブを当て，仙骨横断面の画像を描出する。プローブを尾側に傾け（図2A）仙骨角の尾側から刺入した針を画像内に確認したら，針を進めるのと同時にプローブを頭側に向けて戻す（図2B）。針が皮膚，皮下から仙骨角に挟まれる帯状の高エコー性構造物（仙尾靱帯）を通過することを確認する。

このとき，針先が仙尾靱帯から仙骨裂孔を通過するまえに仙骨の骨膜に当たることがある。この場合は針を少し寝かせ，皮膚との角度を小さくし針を進めていく。また交差法では仙骨管の硬膜外腔内に入った針の全体像を超音波画像で描出することができないため，仙骨管内へ針を進めすぎないように注意する必要がある。針を仙骨管内へ進めすぎると，血管誤穿刺や仙骨管の骨膜に針を誤刺入するリスクが増加する。

平行法

あらかじめマーキングしておいた仙骨角および後上腸骨棘の位置を確認し，超音波プローブを正中仙骨稜上に当てて，矢状断面の画像を得る。超音波画像上で，仙骨，仙尾靱帯，硬膜外腔，小児では硬膜嚢を確認し，針の刺入方向を決定する（図3）。針の刺入点は仙骨裂孔の中央付近となる。針を尾側から平行法で刺入すると，針先が皮下組織を進み，仙尾靱帯を通過し，仙骨裂孔内に消えていく像が観察される（図5B）。針を進めていく際に正中を確認していないと，針先が仙骨管の外側壁に当たって針が進まないことがある。針を刺入する際にエコー画面だけでなく手元を確認し，針先が正中に進んでい

4 仙骨と傍仙骨領域 145

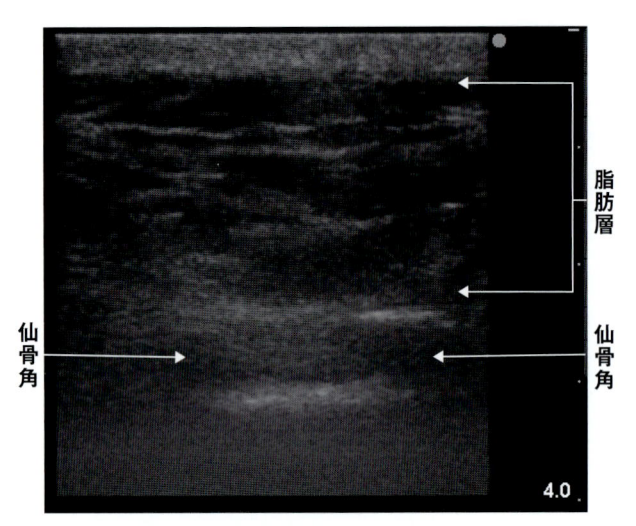

図7 仙骨裂孔横断面像（肥満患者）
仙骨裂孔の表層は厚い脂肪層に覆われている．触診で仙骨を触知することは不可能である．

ることを確認したうえで超音波ガイド下に針を進めていく．

小児では超音波画像で針の先端が硬膜外腔にあることを確認しながら，薬液の注入を行うことも可能である（図6）．成人では仙骨が癒合しているので，内部の構造や薬液が注入される様子を観察することは困難である．

手技のコツ

① 超音波プローブを皮膚に垂直に当てるよりもやや尾骨方向から仙骨裂孔へと傾けながら穿刺すると行いやすいことが多い．
② 肥満患者の場合は仙尾靱帯の表層に厚い脂肪層がある（図7）．超音波装置の使用により，さらに深層の仙骨裂孔を確実に判別できる．

合併症

一般的な局所麻酔薬による合併症のほかに，硬膜穿刺，神経損傷，血管穿刺，硬膜外血腫，硬膜外膿瘍，局所麻酔薬中毒など．仙骨硬膜外腔は脂肪組織と血管が豊富なので，他の部位における硬膜外ブロックと比較して，局所麻酔薬中毒の頻度が高い．

脊椎疾患でL5周囲に狭窄があると薬液が頭側に広がらない．

Pit fall

○穿刺針はわずかな角度の違いで左右の仙骨角や，仙骨裂孔底面とぶつかり進まなくなる．仙骨角よりも尾側で硬膜外腔につながる脂肪層に針が入っても，薬液が仙骨裂孔内に入らず皮膚側に逆流することがある．その場合，そこから針を数cmで十分であるが仙骨裂孔内に入るように進める．

（図2, 5は，橘　信子，山内正憲．仙骨硬膜外ブロック．小松　徹，佐藤　裕，瀬尾憲正，廣田和美編．超音波ガイド下脊柱管・傍脊椎ブロックと超音波画像ポケットマニュアル．東京：克誠堂出版；2010. p.141-8より引用）

文献

1) 掘田訓久．仙骨硬膜外ブロック．小松　徹，佐藤　裕，瀬尾憲正，廣田和美編．超音波ガイド下区域麻酔法．東京：克誠堂出版；2007. p.180-6.
2) Epidural caudal anesthesia. In：Jankovic D, Wells C, editors. Regional nerve blocks. Berlin：Blackwell Science；2001. p.287-306.

（橘　信子，山内　正憲）

❷ 経仙骨孔ブロック

はじめに

脊柱管狭窄症や椎間板ヘルニアに伴い，仙骨神経根や馬尾が圧迫を受けることにより，下肢から陰部への疼痛や異常感覚，間欠性跛行を生じる．典型的な障害パターンとして馬尾型と神経根型に分けられる（表1）．症状と形態学的画像（X線，CT，MRIなど）から診断がなされるが，それらに加えて機能学的診断として，疼痛治療をかねて，仙骨神経根ブロックが行われる．従来，仙骨神経根ブロックはほとんどの場合，X線透視下で行われてきたが，腸管ガスなどにより穿刺目標である後仙骨孔を同定できない場合や，後仙骨孔と前仙骨孔の判別ができない場合がある．超音波ガイド下で行うことにより，周囲の骨の形状から後仙骨孔を確認して穿刺することが可能となる（表2）．穿刺すべき後仙骨孔の高位を超音波画像で同定することに加え，コンベクスプローブを用いた交差法での穿刺となるため決して容易ではないが，超音波装置の使用法と超音波ガイド下の穿刺に慣れると適切に行うことが可能である．

解 剖

仙骨は出生直後には5つある仙椎が数年間かけて癒合してできた1つの骨で，骨盤後面を形成している．元来仙椎にあった各部位は癒合後に形状と名称を変え，棘突起は正中仙骨稜，関節突起は中間仙骨稜，横突起は外側仙骨稜となる．左右に1カ所ずつあった椎間孔は，それぞれ前後方向に向きを変え，左右それぞれ4つずつの前仙骨孔と後仙骨孔とに二

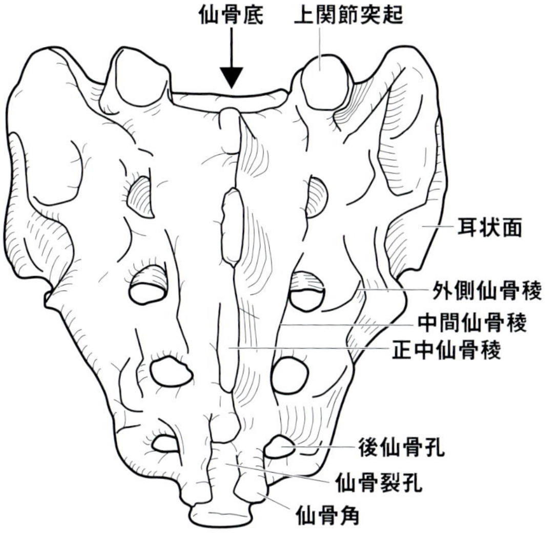

図1 仙骨後面の解剖

後仙骨孔を通った仙骨内部に仙骨神経根が存在し，前枝は腹側の前仙骨孔へ，後枝は背側の後仙骨孔を通過する．

表1 腰部脊柱管狭窄症の症状と治療

神経障害型式	馬尾型	単神経根型
自覚症状の範囲	両側の下肢・殿部，会陰部	片側の下肢・殿部
膀胱直腸障害や下肢の違和感	伴うこともある	稀である
神経根ブロック	1カ所では改善しない	1カ所で改善する
治療	保存・薬物治療，腰部交感神経節ブロック，手術	保存・薬物治療，神経根ブロック，薬物治療

表2 仙骨神経根ブロックの方法

	X線透視	超音波ガイド
後仙骨孔の同定	X線管球の角度を調整して確認	超音波ビームが奥に入ることで確認
周囲の骨のランドマーク	正中仙骨稜，腰椎関節突起	正中仙骨稜，腸骨稜，仙骨角
長所	神経根の高位を確実に判別できる 造影剤と側面画像から全体像を確認できる	X線被曝せずに，外来ベッドで可能 腸管ガスに影響されない
欠点	X線被曝，腸管ガスにより穿刺困難となりうる	仙骨全体の位置関係を把握できない

分される（図1）。馬尾から続く仙骨神経由来の神経根のうち第1から第4仙骨神経根までは，仙骨内を左右斜めに走行し，仙骨孔で前枝と後枝が分かれてそれぞれ前仙骨孔と後仙骨孔から仙骨外に出てくる。第5仙骨神経根は仙骨下端の左右から骨外に出てくる。仙骨外側の耳状面は腸骨の耳状面と強固に関節（仙骨関節）を形成している。超音波ガイド下仙骨神経根ブロックを行う際には，以上の解剖に加えて腸骨稜と第1仙骨孔，下後腸骨棘と第2仙骨孔が，短軸像でそれぞれ同じ高さにあることも確認しておく必要がある（図2）。また，仙骨角と第4仙骨孔も同じ高さとなる。

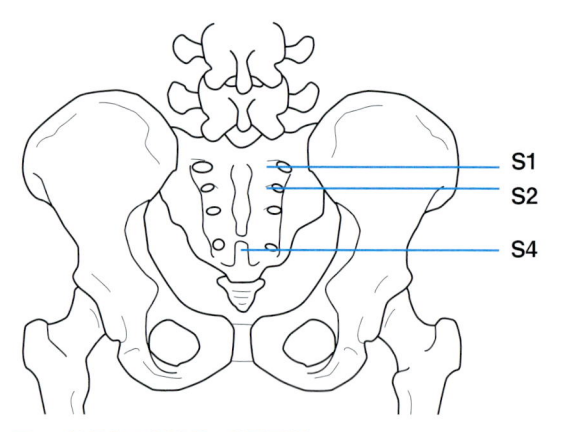

図2　仙骨後面と腸骨の位置関係

S1，2，およびS4は仙骨と腸骨の高さをランドマークとして決定する．
S1：腸骨稜と第1仙骨孔，S2：下後腸骨棘と第2仙骨孔，S4：仙骨角と第4仙骨孔が同じ高さになる．

適　応

仙腸関節痛およびその周囲の腰痛，下肢背部（仙骨神経または坐骨神経領域）の疼痛や神経症状に対する鎮痛目的で行う。椎間板ヘルニアなど脊髄疾患の神経障害部位の高位診断のために行う場合もある。

仙骨神経後枝の外側枝が仙骨背面で仙腸関節に分布するので，後仙骨孔外縁でこれらの神経をブロックすることで，仙腸関節痛の治療を行うことも可能である。

体　位

腹臥位で行う。腹臥位では，左右対症となり解剖が分かりやすく，プローブを安定して皮膚に密着させて固定できる。

超音波プローブの位置と向き

正中部長軸像でL5/S1棘突起間を確認することで第5腰椎と仙骨の判別を行う（図3）。次いで各仙骨孔の同定を短軸像で頭側から行う。

超音波プローブ周波数

5 MHz前後のコンベクスプローブを使用する。

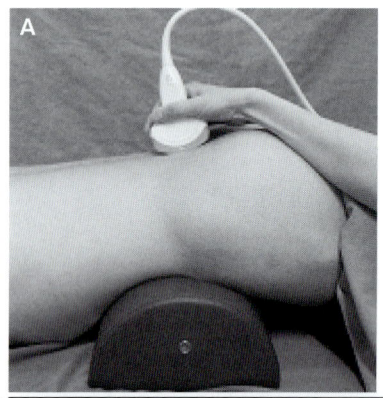

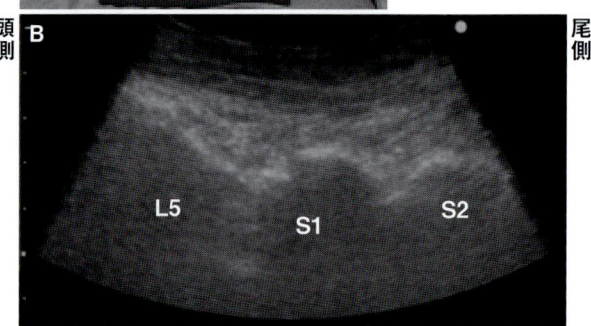

図3　仙骨孔の同定と描出

（A）第5腰椎（L5）と仙骨上端を正中部長軸像で確認している．
（B）第5腰椎棘突起から第1（S1）および第2仙椎（S2）に相当する正中仙骨稜までの長軸像．

ブロック針穿刺法

交差法で行う。画面の中心に目標とする仙骨孔のアコースティックウィンドウ（音響窓）を描出し，交差法で穿刺していく。薬液投与のみの場合は22 G，70 mmの神経刺激針を使用する。1 mA程度の刺激で下肢の筋収縮がみられるところで0.5 mAとしても反応が観察される位置で薬液を投与する。

パルス式高周波熱凝固法を行う場合は97 mmのガイディングニードルを使用する。神経刺激をしながらの穿刺はできないため，仙骨孔内に入ったと感じた時点で熱凝固装置の神経刺激モードで筋肉の収縮と，疼痛部位への感覚刺激を確認する。

仙腸関節を支配する後枝をブロックする場合には，仙骨孔内に針を進める必要がないため平行法でも穿刺可能である。

穿刺前の後仙骨孔を超音波画像で確認し，穿刺後の最終確認はX線造影剤を用いた透視画像で行うことで，より確実に施行することが可能である。

穿刺前超音波画像評価

仙骨孔が第1から第4までのどれなのかを周囲の骨構造から確認する。

ブロック針サイズ

22-23 G，50-80 mmの神経刺激針。パルス式高周波熱凝固法を行う場合は97 mmのガイディングニードルを使用する。

局所麻酔薬投与量

0.75％ロピバカインまたは2％リドカインとステロイドの混合液を1カ所に1-3 ml投与する。

実際の手技とプロトコール

① 患者を腹臥位として，超音波正中部長軸像で仙骨尾側から頭側へ画像を描出しながら，仙骨上端と第5腰椎を同定する。L5/S1間の硬膜外腔の尾側に続く，アコースティックシャドウ（音響陰影）のある骨表面の連続が仙骨後面正中部（正中仙骨稜）である（図3）。

② 仙骨上端超音波短軸像で，仙骨正中部上端の突起（癒合前のS1棘突起に相当）とブロック側の腸骨を描出する。プローブをそこからわずかに尾側へ移動させ，仙骨表面の骨の連続が途切れ，音響陰影が約1 cm程度なくなる部位が第1後仙骨孔である（図4）。このときの超音波画像では正中仙骨稜に比べて，腸骨稜のほうが浅層にある。

③ 超音波プローブをさらに尾側へスライドし，第2後仙骨孔，以下第3，第4後仙骨孔，さらに仙骨裂孔まで確認し（図5～7），マーキングする（図8）。下位に行くにつれて超音波装置本体の深さ設定を浅くする。後仙骨孔の内側は中間仙骨稜，外側は外側仙骨稜が，わずかな骨の隆起として超音波短軸像で描出されることもある。

④ 仙骨裂孔部の超音波短軸像を得たのち，プローブを外側に移動させると第4後仙骨孔の短軸像を得ることができる。

⑤ 第1から第4までの後仙骨孔は外側から正中に向かってほぼ一直線となる（図9）。

⑥ ブロックする神経根に到達する仙骨孔を超音波短軸像の中央に再び描出して，プローブ中央付近から交差法で穿刺していく。

⑦ 皮膚にほぼ垂直に穿刺し，骨に当てる。骨に当たったら，針先端を少し移動して進め，さらに数cm進めたところで仙骨神経根への刺激を得ることが多い。

⑧ 神経刺激装置を併用することで患部への放散痛や筋収縮を確認して薬液を投与できる。投与した薬液は仙骨内で神経根にそって広がるため，超音波画像では確認することはできない。

合併症

交差法で穿刺に手間取ると仙骨表面への侵襲が多くなるため，穿刺部の疼痛を訴えることがある。可能性は低いが下肢の神経症状の悪化，血腫，感染，腸管穿刺などもありうる。

手技のコツ

① 仙骨孔は後方から見ると内側に向かってあた

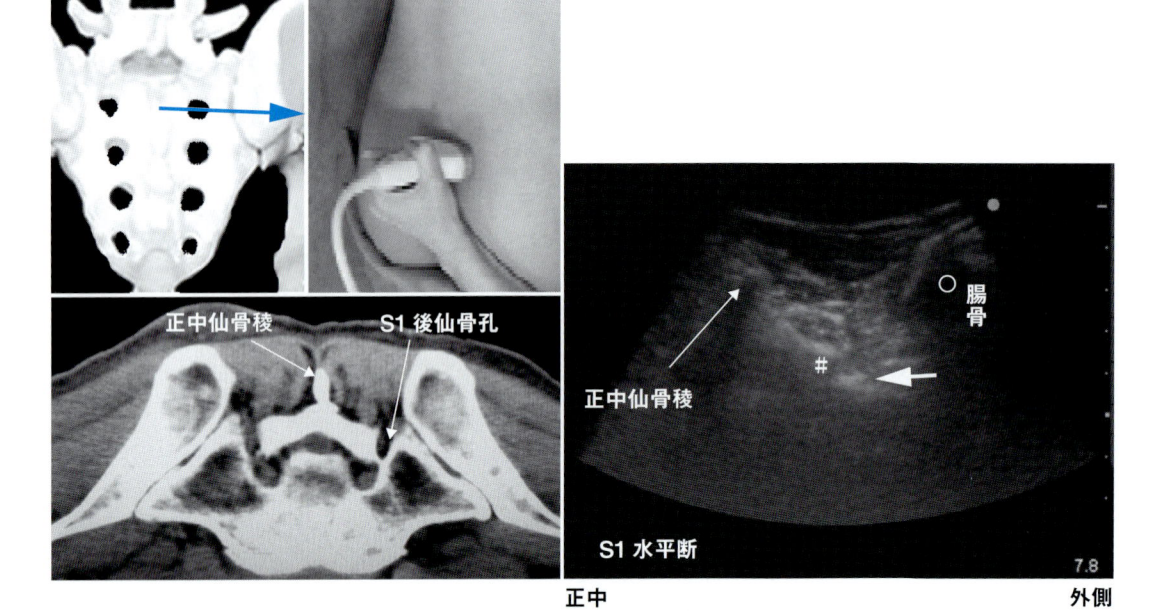

図4 第1仙骨孔のX線CTおよび超音波短軸像と超音波プローブの操作

X線CTと同レベルでの超音波画像では，第1後仙骨孔（⇨）で高エコー性の骨の連続性が途切れ，深部まで超音波ビームが到達する．第1後仙骨孔のすぐ外側は外側仙骨稜，さらに外側には腸骨稜（○）の大きな音響陰影がある．第1後仙骨孔のすぐ内側は中間仙骨稜（#），さらに内側正中に正中仙骨稜が描出される．

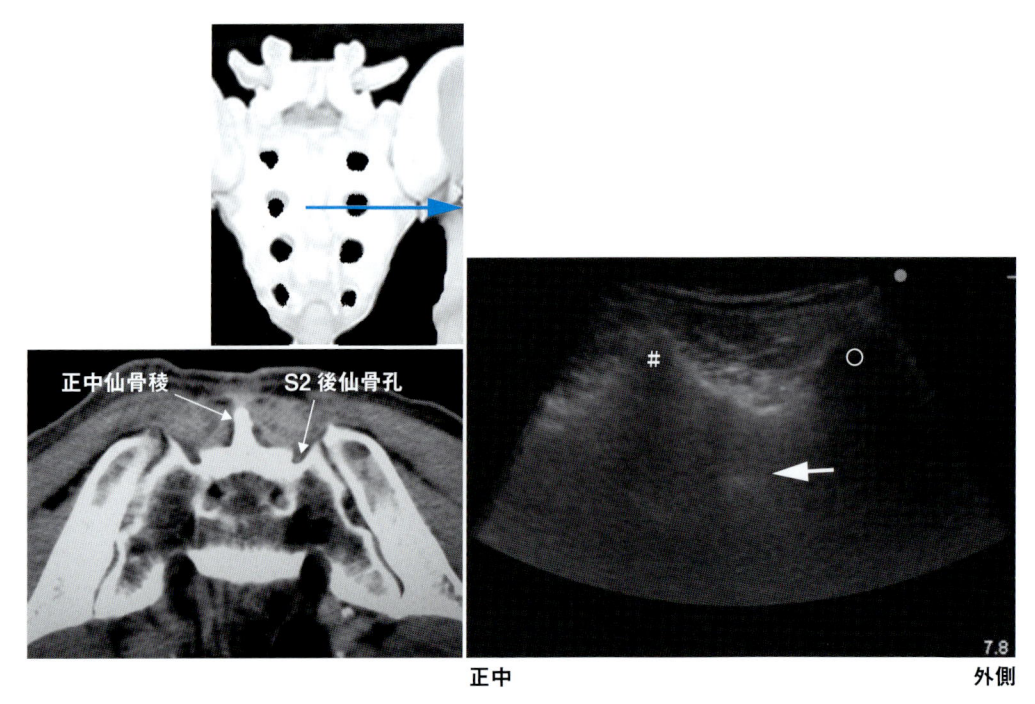

図5 第2仙骨孔の短軸像X線CTと同レベルでの超音波画像

第2後仙骨孔から深部まで超音波ビームが到達する（⇨）．第2後仙骨孔の外側には後下腸骨棘（○）の音響陰影がある．腸骨稜の音響陰影（図4）よりも高さが低くなる．内側は正中仙骨稜（#）が描出される．

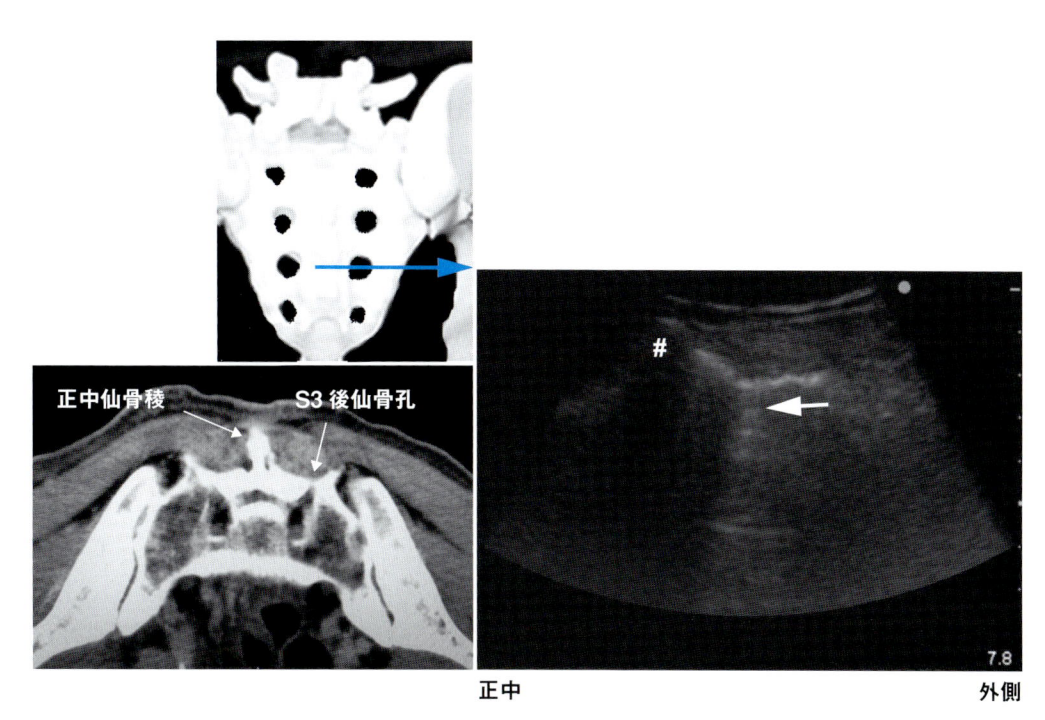

図6 第3後仙骨孔の短軸像X線CTと同レベルでの超音波画像

第3後仙骨孔から深部まで超音波ビームが到達する（⇨）．外側には腸骨の陰影がなく，水平な仙骨外側表面が描出される．内側に正中仙骨稜（#）が描出される．

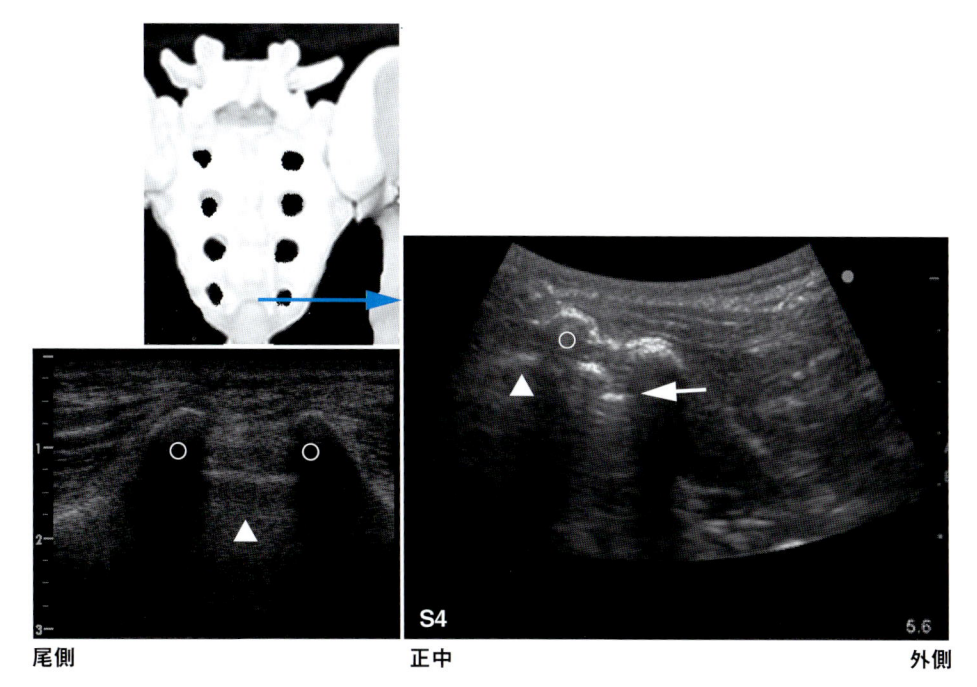

図7 第4後仙骨孔レベルでの超音波画像（S4）

第4後仙骨孔から深部まで超音波ビームが到達する（⇨）．外側の骨の陰影はほとんどなくなる．内側は仙骨角（○）と仙骨裂孔（▷）が描出される．仙骨裂孔部の超音波画像と同じ高さから外側に移動させるとS4の画像となる．

め，超音波プローブを内側に傾けるほうが確認しやすい．
②針を進める際に仙骨孔周囲の骨に当たり進めづらいことがあるため，微妙に針をずらしながら穿刺していく．
③パルス式高周波熱凝固法を行う場合は神経刺激しながらの穿刺はできないため，薬液投与のみで行った際の深さを記録してくことも大切である．
④第1仙骨孔の短軸像ではその外側で腸骨稜が大きく盛り上がって見える場合が多い．
⑤第3および第4仙骨孔の短軸像では外側に腸骨が存在しない．

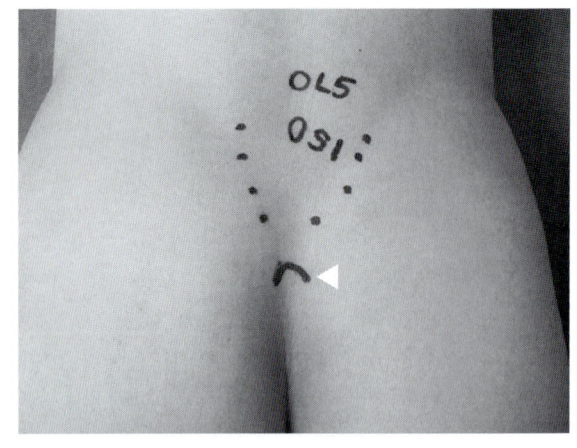

図8　皮膚表面へのマーキング
▷：尾骨

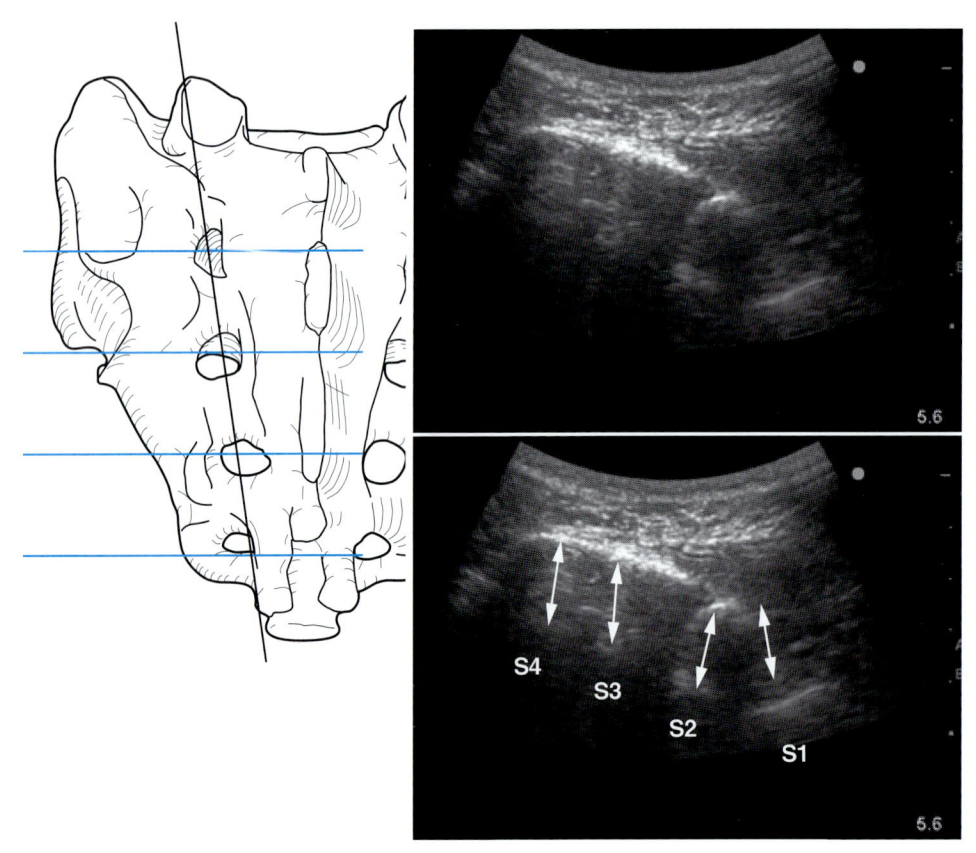

図9　仙骨長軸像
第1から第4までの後仙骨孔は外側から正中に向かってほぼ等間隔で一直線となる．

仙骨, 後面

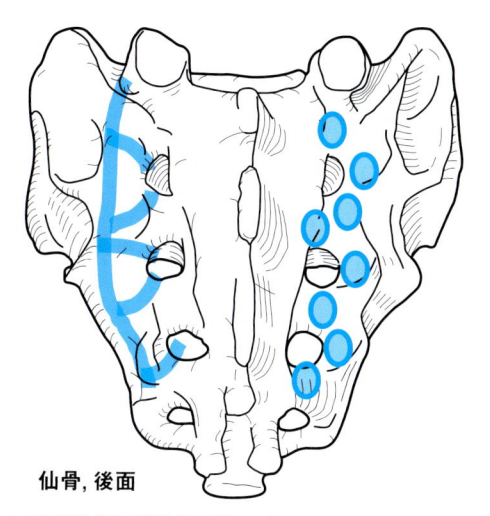

図10 仙骨神経根後枝外側枝とブロック部位

■：後枝外側枝　●：穿刺部位

局所麻酔薬を投与する場合は，各後仙骨孔外側の1-3カ所ずつに数ml投与する．

仙骨神経根後枝外側枝ブロック

①仙腸関節の知覚は主に第4, 5腰神経，第1-3仙骨神経の後枝で支配されている．この中で第1-3仙骨神経根の後枝外側枝は，後仙骨孔を描出するのと同じ要領で超音波ガイド下ブロックが可能となる（図10）．

②適応は腰臀部痛，大腿後面痛や仙腸関節部の圧痛．

③高周波熱凝固法や冷凍凝固，仙腸関節ブロックの併用も考慮される．

（図1, 3Aは，山内正憲．仙骨神経根ブロック（経仙骨孔ブロック）．小松　徹，佐藤　裕，瀬尾憲正，廣田和美編．超音波ガイド下脊柱管・傍脊椎ブロックと超音波画像ポケットマニュアル．東京：克誠堂出版；2010. p.149-56 より引用）

文献

1）坂井建雄，松村讓兒，大谷　修，河田光博監訳．プロメテウス解剖学アトラス全3巻．東京：医学書院；2007.

2）小松　徹，佐藤　裕，瀬尾憲正，廣田和美編．超音波ガイド下区域麻酔法．東京：克誠堂出版；2007.

3）透視下神経ブロック法．大瀬戸清茂編．東京：医学書院；2009.

4) Dreyfuss P, Henning T, Malladi N, et al. The ability of multi-site, multi-depth sacral lateral branch blocks to anesthetize the sacroiliac joint complex. Pain Med 2009；10：679-88.

5) Cohen SP, Hurley RW, Buckenmaier CC III, et al. Randomized placebo-controlled study evaluating lateral branch radiofrequency denervation for sacroiliac joint pain. Anesthesiology 2008；109：279-88.

Pit fall

○血液の逆流がある場合は針が浅すぎることがあるので，数mm深くしてみる．交差法では針先の位置を確認できないため，深すぎると前仙骨孔を通過して腹腔内へと進むこともある．神経刺激による反応が消失した場合はそれ以上深く進めすぎないようにする．

○尾側に行くほど仙骨の厚さが薄くなるため，予測以上に針が深く進んでいることがある．

○腹側まで深く穿刺することによる腸管穿刺を避けるために，仙骨表面にいったん針先が当たった時の深さを確認しておく．超音波画像での仙骨後面までの距離も参考にする．

（山内　正憲）

③ 仙腸関節ブロック

はじめに

仙腸関節に腰下肢痛の原因があるとする考え方は，早くは20世紀初頭から見られる[1]。1930年代に椎間板ヘルニア原因説[2]が提唱されると，仙腸関節に対する関心は久しく失われた。近年，椎間板由来では説明がつかない腰下肢痛の原因として，仙腸関節由来の痛みを鑑別診断することに再び関心が高まっている[3]。診断および治療には今後のさらなる検討にまつところが多い。

解 剖（図1）

仙腸関節はL字型をした関節面（耳状面）を持っており，上前方と下部は関節包を有して滑膜（可動）関節の性格が強いのに対し，上後方は関節包を欠き，強固な骨間靱帯群が仙腸関節の安定性を高めている[4,5]。

仙腸関節に分布する知覚神経は，諸家によって記載に異同がある[4〜6]が，関節前面にL5，S1前枝，下面に上殿神経，S1，S2後枝内側枝，後面にL5，S1後枝外側枝などが分布する。関節前面（腹側）の滑膜の直前をL5，S1神経根が通過するため，同部位の炎症性の変化や関節腔からのインターロイキン類の漏出が坐骨神経痛様の関連痛を引き起こすとの指摘もある[3,7,8]。

適 応

外傷性または出産直後の仙腸関節不安定症，変形性関節症，強直性脊椎炎などが疑われる場合の腰下肢痛の鑑別診断および治療に用いられる。腰下肢痛を訴える患者のうち，仙腸関節に関連する痛みは約10％で，10歳代と50歳代に出現のピークを形成するとされている。

体 位

腹臥位。側臥位でも可能。腹臥位の場合，腸骨の下部に低めの枕を挿入し，仙骨部をわずかに挙上させる。

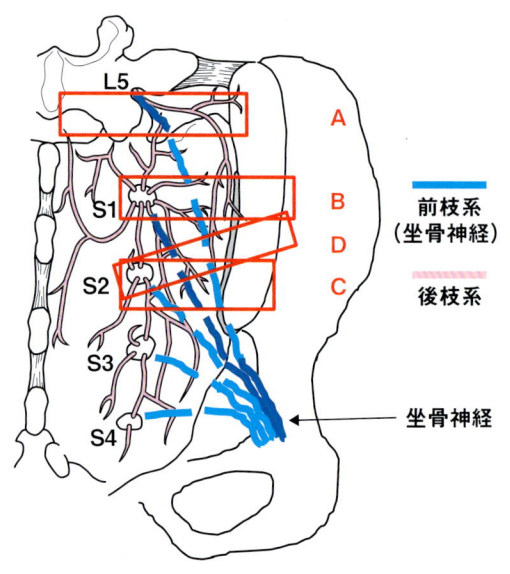

図1 仙腸関節周辺の解剖と神経分布（右背側）
A-D：プローブを当てる位置

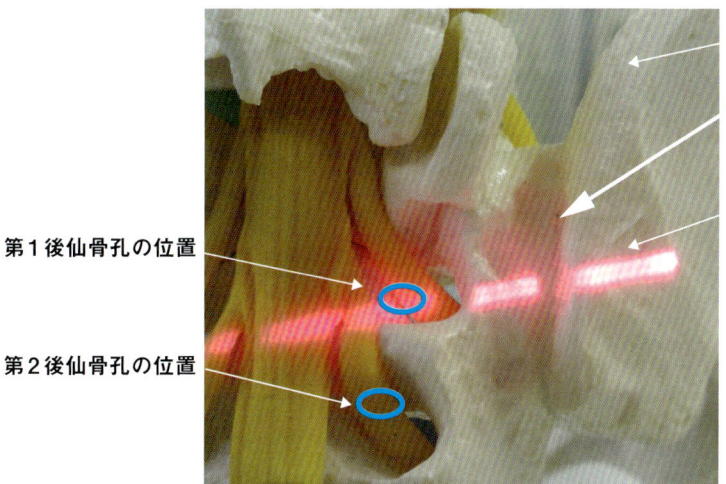

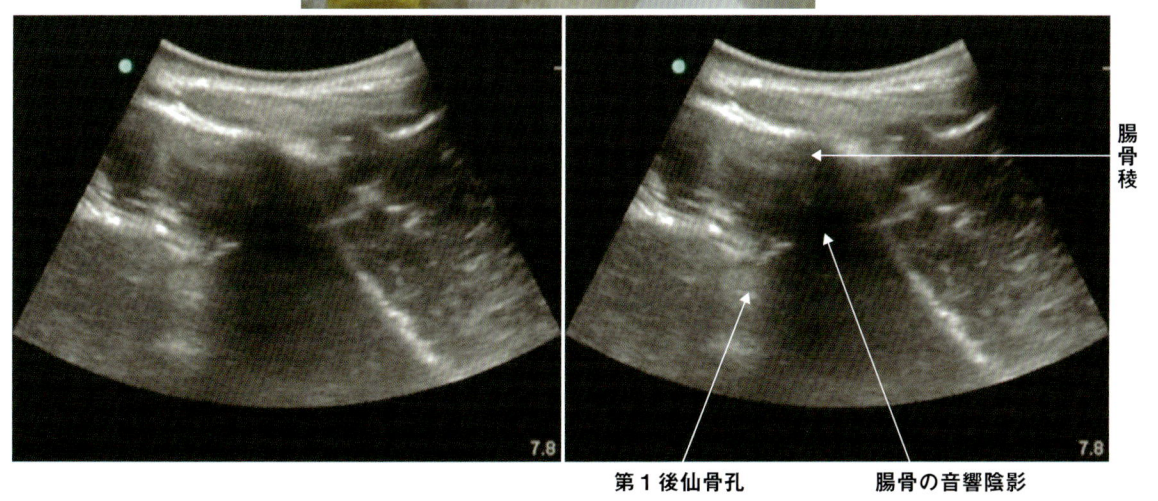

図2 走査位置図1Bでの超音波画像と仙腸関節面の方向

図2-4の模型写真は仙骨神経根との位置関係を明示するため、仙骨背面を外し、後仙骨孔の位置を楕円で表示した。

超音波プローブの位置と向き（図1）

　コンベクスプローブを用いる。痩せた体型の患者では接触面積の小さいマイクロコンベクスも有用である。基本的に横断走査で周辺の骨陰影と穿刺目標の仙腸関節面の骨陰影の断絶する部分を同定する。プローブを交換してもなお皮膚への接触が保ちにくい場合は、シリコンパッドなどの音響カプラーの利用が推奨される。

超音波プローブ周波数

　2-5 MHz コンベクスプローブまたはマイクロコンベクスプローブ。

ブロック針穿刺法

　平行法を基本とする。

透視ガイド下法 [5,9]

①患者を腹臥位とし、腸骨の位置に枕を入れて仙骨部をわずかに拳上する。
②患側の上後腸骨棘よりわずかに尾側でCアームを入れ、仙腸関節の間隙がほぼ平行な間隙として明瞭に確認できるよう入射角を調整する。下部仙椎レベルでは仙腸関節面は後方（背側）から前方（腹側）にかけて外側へ傾斜していることが多いので、Cアームは約15°外方、および20-30°頭

第1後仙骨孔の位置　　仙腸関節面

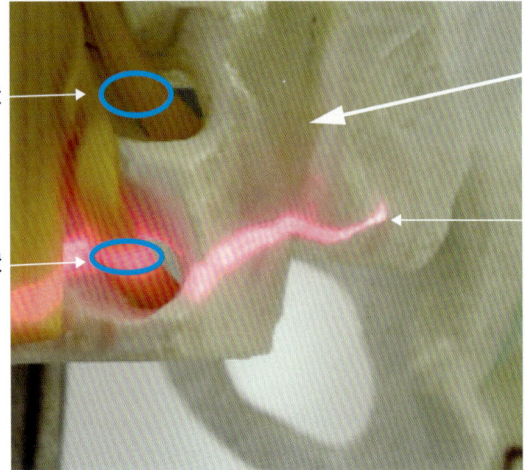

線状レーザーで示した
超音波走査面
（仙腸関節尾側端）

第2後仙骨孔の位置

図3　走査位置Cでの超音波走査面

側へ傾ける。
③この入射角を基準としてブロック針を仙腸関節間隙へ進める。
　仙腸関節腔自体，側方へわずかに湾曲していることが多いので，25G程度の針ではその湾曲にそって進み，関節腔に到達する。
④造影剤入りの局麻薬1-2 mlで関節腔内への広がりおよび漏出の有無を確認する。

穿刺前超音波画像評価[4, 10]

①横断走査で第5腰椎の棘突起と上後腸骨棘を同定する（走査位置図1A）。
②プローブを徐々に下方へ移動して仙骨背面の中間および外側仙骨稜を同定する。
③外方で腸骨稜とそれに連なる殿筋群の付着面の緩やかな曲線を確認する。
④中間および外側仙骨稜間に超音波ビームが下方に抜けるウィンドウ部分が第1後仙骨孔である。この位置で外側仙骨稜と腸骨稜の間で骨面に段差の出来る部分が仙腸関節面である（走査位置図1B）（図2）。
⑤仙腸関節面を画面の中央にとらえながら，さらにプローブを尾側へ平行移動すると第2後仙骨孔となる。この高さが仙腸関節の尾側端で，最も腸骨の外縁に近づく部分である（走査位置図1C）（図3）。

⑥プローブの外側を10ないし15°頭側方向へ回転し，超音波ビームが最も奥まで入射される位置を求める（走査位置図1D）（図4）。

ブロック針サイズ

23-22G，60 mmのカテラン針が使いやすい。ほかに皮膚局所麻酔用に25G，25 mm針を用いる。

局所麻酔薬投与量

1％メピバカイン　3-5 ml，デキサメサゾン4 mgを適宜追加する。

実際の手技とプロトコール（単回投与ブロック）

　仙腸関節上部は関節面が内側から外側へ傾斜しているため，腹臥位では術者は健側に立ち，患者の向こう側に超音波機器のディスプレーを配してブロック針を操作する方法が，人間工学的に無理がない。側臥位では患側を下にしたほうが穿刺しやすい。
　丁寧に骨表面の輪郭を描出して，仙骨稜，腸骨稜の同定（走査位置図1A）から段階的に第1，第2後仙骨孔を同定する（走査位置図1B，図2，図1C，図3）。第2後仙骨孔の位置で超音波ビームができるだけ仙腸関節面内へ射入できるように横断走

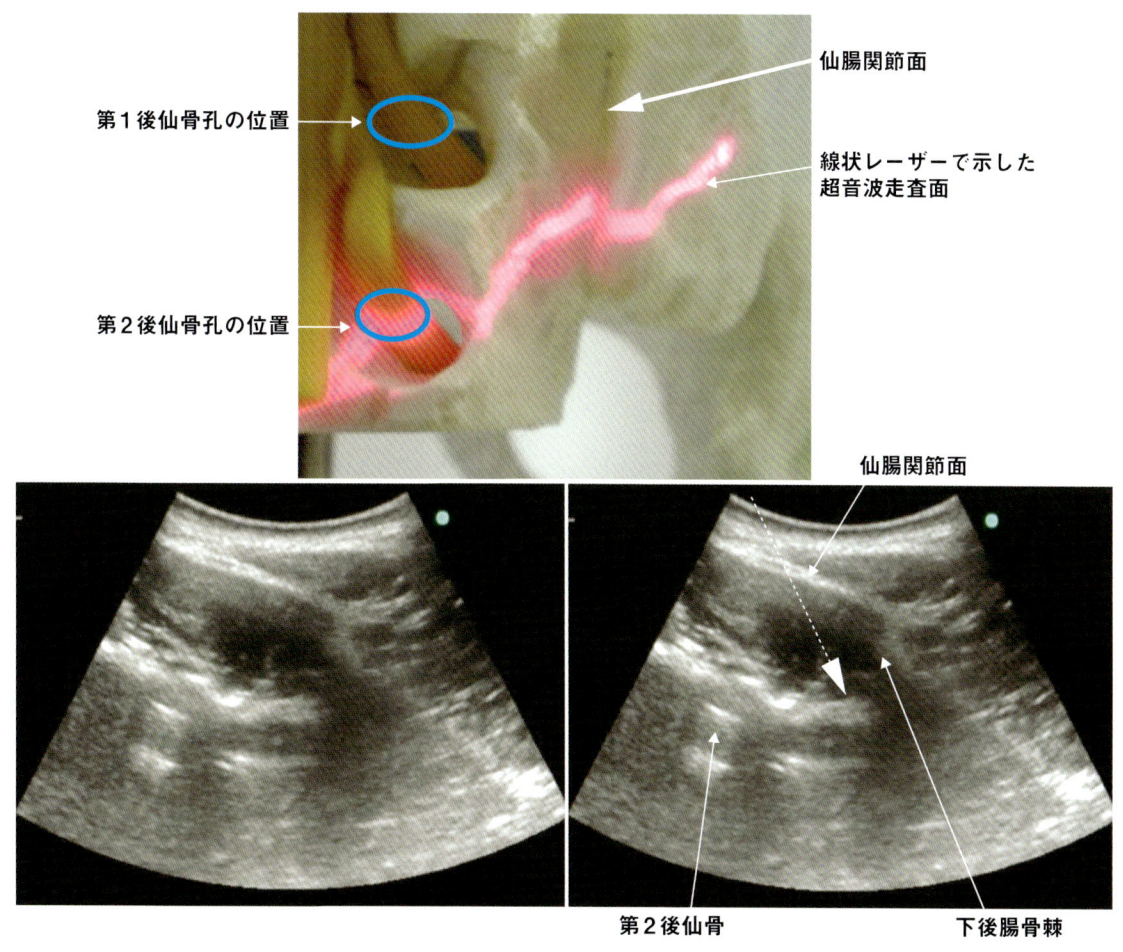

図4 走査位置図1Dでの超音波画像と仙腸関節面へのアプローチ

査面から5-10°程度プローブを回転させて微調整する（走査位置図1D，図4）。この走査面での平行法の刺入が，透視ガイド下法のアプローチに相当する。関節腔内への到達の確認は抵抗消失法による。

持続ブロック

現時点では，仙腸関節を局所麻酔薬で持続ブロックする方法の報告はない。

局所麻酔薬で効果を確認後，高周波熱凝固（pulsed radiofrequency：PRF）で焼却して長期の除痛を得る方法が報告されているが評価は分かれている[11,12]。

Pit fall

○合併症[4]：関節内注入であるから，他の関節内注入と同様に基本的な感染防御策を厳密に履行する。現行のスタンダードであるX線透視下での注入に比べ，超音波ガイド下法では針の先端部は厳密には直視できない。したがって血管内誤注入や注入後の出血を確認できない。確実な関節腔内注入の確認には造影剤を用いたX線透視の併用が推奨される。後仙骨孔注入や腹腔内穿刺の防止には，深く刺し過ぎない注意が肝要である。

4 仙骨と傍仙骨領域　157

文献

1) Goldthwaite GE, Osgood RB. Consideration of the pelvic articulation from an anatomical, pathological and chemical standpoint. Boston Med Surg J 1905 ; 152 : 593-601.
2) Mixter WJ, Barr JS. Rupture of the intervertebral disc with involvement of the spinal canal. N Engl J Med 1934 ; 211 : 210-5.
3) Buijs E, Visser L and Groen G. Sciatica and the sacroiliac joint : a forgotten concept. Br J Anaesth 2007 ; 99 : 713-16.
4) Narouze S, Peng P. Ultrasound-guided interventional procedures in pain medicine : a review of anatomy, sonoanatomy, and procedures part II : axial structures. Reg Anesth Pain Med 2010 ; 35 : 386-96.
5) Bogduk N. The sacroiliac joint. In : Bogduk N, editor. Clinical anatomy of the lumbar spine and sacrum. 4th ed. Edinburgh : Elsevier/ Churchill Livingston ; 2005. p.173-81.
6) Grob KR, Neuhuber WL, Kissling RO. Innervation of the sacroiliac joint of the human. Z Rheumatol 1995 ; 54 : 117-22.
7) Fortin JD, Washington WJ, Falco FJ. Three pathways between the sacroiliac joint and the neural structures. Am J Neuroradiol 1999 ; 20 : 1429-34.
8) Wittemberg RH, Willburger RE, Kleemeyer KS, et al. In vitro release of prostaglandins and leukotrienes from synovial tissue, cartilage, and bone in degenerative joint diseases. Arthritis Rheum 1993 ; 36 : 1444-50.
9) Rathmell JP. Sacroiliac joint injection. In : Rathmell JP, editor. Atlas of Image-Guided intervention in regional anesthesia and pain medicine. Philadelphia : Lippincott Williams & Wilkins ; 2006. p.93-100.
10) Lin CS : Ultrasound guided Sacroiliac Joint injection technique. Proceedings of International Symposium on Spine and Paravertebral Sonography (ISSPS) 2010 Hong Kong. 2010. 260-2.
11) Vallejo R, Benyamin RM, Kramer J, et al. Pulsed radiofrequency for the treatment of sacroiliac joint syndrome. Pain Med. 2006 ; 7 : 429-34.
12) Cohen SP, Zundert JV. Pulsed Radiofrequency : Rebel Without Cause Reg Anesth Pain Med 2010 ; 35 : 8-10.

〈佐藤　裕〉

④ 坐骨神経ブロック（傍仙骨アプローチ）

はじめに

坐骨神経ブロックには複数のアプローチが存在する。傍仙骨アプローチ（parasacral approach），殿下部アプローチ，膝窩部アプローチ，その他に仰臥位で行う前方アプローチ，膝窩部より遠位での総腓骨神経ブロック，脛骨神経ブロックが挙げられる。傍仙骨アプローチは坐骨神経を最も中枢側で施行するブロックであり，同時に後大腿皮神経をブロックする点が他のアプローチと異なる[1]。

解　剖

坐骨神経は第4，5腰神経から第1-3仙骨神経までの仙骨神経叢に由来する人体で最大の神経である。坐骨神経は大坐骨孔から骨盤外に出る際に後大腿皮神経を分枝する。梨状筋前面と上下双子筋，内閉鎖筋後面の間を通過して大臀筋前面を走行し，坐骨結節と大腿骨大転子間を下行，その後膝窩部で総腓骨神経と脛骨神経を分枝する。坐骨神経は下腿（内側前面をのぞく）と大腿後面を支配しているが，大腿後面の知覚は主に後大腿皮神経の支配領域である。

適　応

坐骨神経ブロック単独での手術は足部の一部に限られる（足趾切断術など）。手術部位が内側前面を含む下腿の手術，大腿部の手術では腰神経叢由来神経のブロック（腰神経叢ブロック，大腿神経ブロック，閉鎖神経ブロック，外側大腿皮神経ブロック）を併用する必要がある。これらのブロックを併用することで下肢全体の手術が可能となる（大腿・下腿・足部切断術，人工股関節置換術，人工膝関節置換術など）。

体　位

ブロック側を上とした側臥位で施行する。硬膜外麻酔や脊髄くも膜下麻酔施行時と同様に，介助者を患者の腹側に立たせて体位の保持ならびに患者への声かけ（覚醒あるいは軽度鎮静下で施行の場合）をしてもらう。

術者は患者の背側に立ち，腹側に超音波装置を置き，施行時は人間工学を考えて「術者―ブロック施行部位―超音波装置」の3つが直線状に位置するように配置すると操作が容易である。また神経刺激法を併用する場合は足関節の動きを確認できるようにしておく。足関節の下にクッションなどを置き，足部を浮かせておくとよい。

超音波プローブの位置と向き

上後腸骨棘と坐骨結節を結んだ直線に垂直となるようにプローブを置く（図1）。上後腸骨棘から尾側へとプローブを移動させる。刺入は外側，内側のどちらから行ってもよいが，どちらから施行するかによって，超音波装置の望ましい位置が変わるため，プレスキャン時によく確認しておく必要がある。ブロック部位と超音波装置の画面が，最小限の視線移動で確認できる配置がよい。

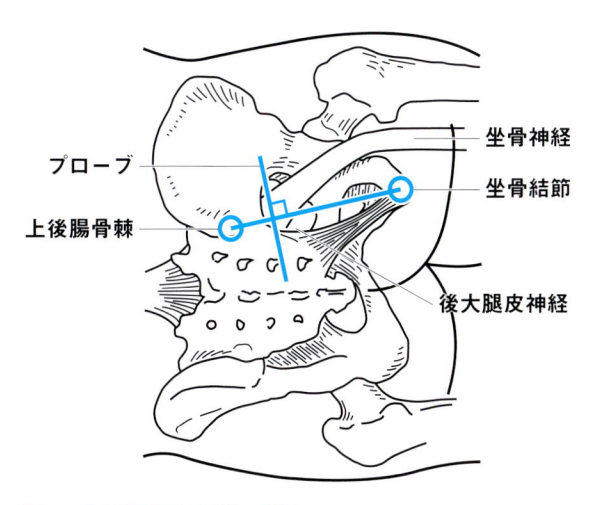

図1　大坐骨孔周辺組織の解剖

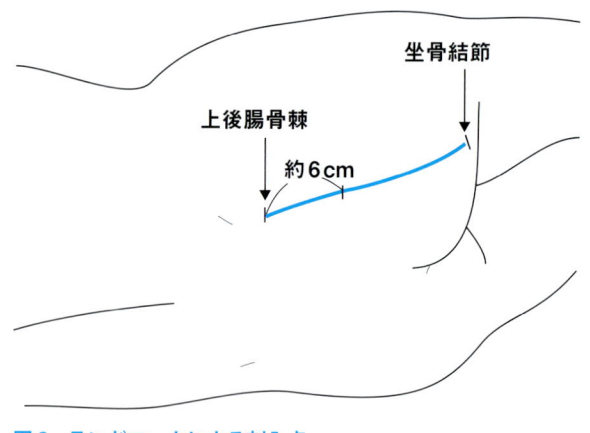

図2 ランドマークによる刺入点

超音波プローブ周波数

2-5 MHz コンベクスプローブを使用する。

ブロック針穿刺法

平行法，交差法どちらでも施行可能であるが，平行法を推奨する。

ランドマーク法・神経刺激法による確認

坐骨神経は既述のように人体内最大の末梢神経であるが，深部に位置し，伴走する動脈も下殿動脈以外に乏しいため，超音波ガイド下法単独でのブロックは困難な場合が多い。そのため本ブロックでは，神経刺激法の併用が推奨される。

体位はブロック側を上とした側臥位とし，後上腸骨棘と坐骨結節の最下点を結ぶ直線を作図する。この直線上で，後上腸骨棘から約6cmの点を刺入点とする(図2)。刺入点は下後腸骨棘のすぐ下に位置するが，下後腸骨棘は皮膚から触れることはできない。

覚醒あるいは軽度鎮静下で施行する際は刺入点周囲に1％リドカインで浸潤麻酔を施行する。傍仙骨アプローチは刺入距離が長くなるため，十分な深度に達する浸潤麻酔が必要である。カテラン針を使用するとよい。浸潤麻酔ののち，神経ブロック針を刺入する。21Gまたは22G，長さ70-100mmの神経刺激針を使用し，神経刺激器は2mA, 2Hz, 0.1msに設定する。神経刺激針を刺入していくと，足関節の底屈（脛骨神経）または背屈（総腓骨神経）が確

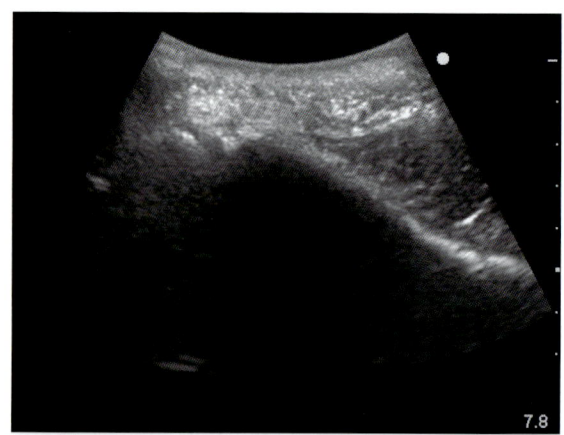

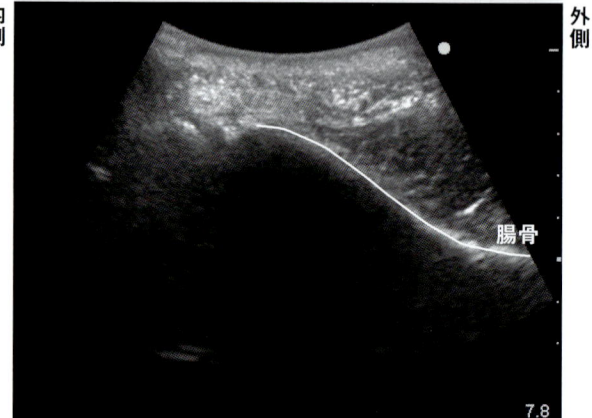

図3 穿刺前超音波画像・解剖

骨は高エコー性の表面とその後方の音響陰影により容易に描出できる．

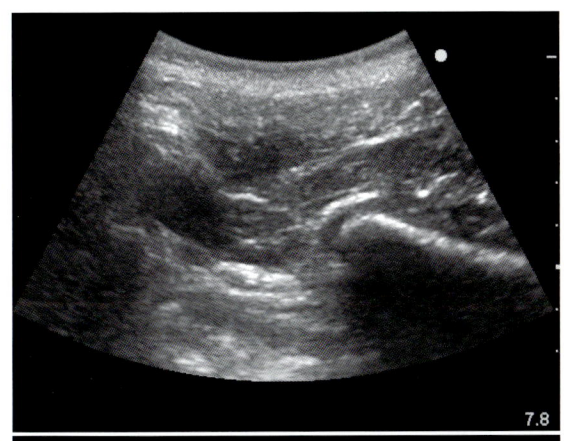

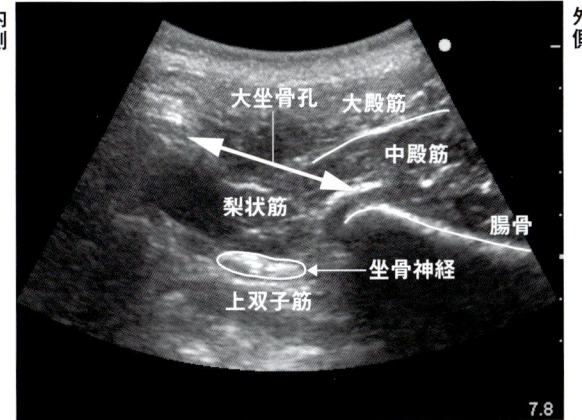

図4 穿刺前超音波画像・解剖
腸骨の切れ目の大坐骨孔の中に高エコー性の坐骨神経を確認する．

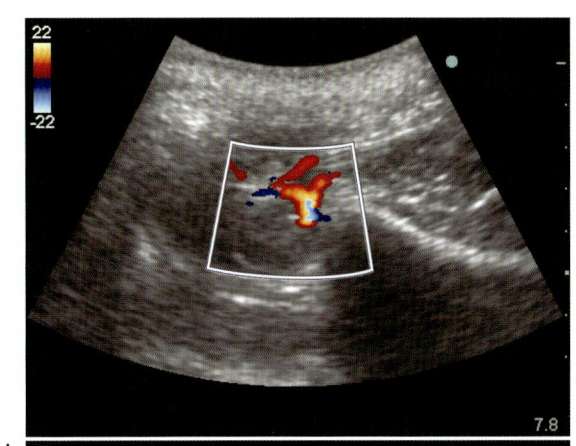

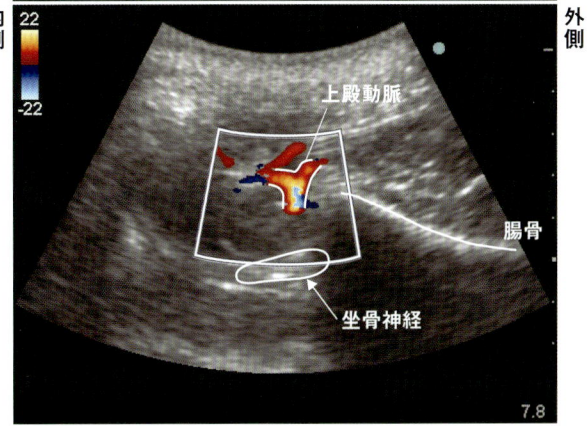

図5 穿刺前超音波画像・解剖
カラードプラーを用いて坐骨神経周辺の血管を確認する．

認される．ここで一度電流を 0.2 mA まで下げて筋収縮が消失するのを確認する．0.2 mA で収縮が得られるときは神経内にブロック針を刺入している可能性があるため，適切な位置までブロック針を引き抜く．再度 0.6 mA とし，筋収縮が確認できたら吸引テストののち，薬液を 10 ml ずつ分割投与する．ブロック針の刺入は 1-2 ml ずつ慎重に行う．筋収縮の確認は慣れた介助者に依頼すると，ブロック針の操作に集中することができる．

骨は超音波を反射するため，高エコー性の表面とその後方のアコースティックシャドウ（音響陰影）により容易に識別できる．プローブを尾側に移動すると腸骨の切れ目としての大坐骨孔が確認でき，その中に白い坐骨神経が描出される（図4）．

大坐骨孔上縁では上殿動脈が骨盤外へと走行し，やや末梢側では下殿動脈が坐骨神経の内側を並走している．大坐骨孔の上縁でカラードプラーを用いると上殿動脈の拍動が確認できる（図5）．

穿刺前超音波画像評価

体位はブロック側を上の側臥位とし，図2で示したラインを皮膚ペンで描く．プローブを上後腸骨棘のやや尾側に，このラインと垂直になるように置き，腸骨を描出する（図3）．

ブロック針サイズ

21 G または 22 G，長さは 70-100 mm のブロック針を用いる（神経刺激針を推奨する）．

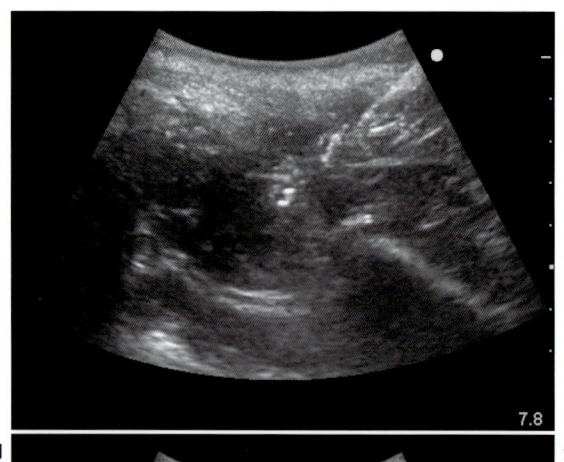

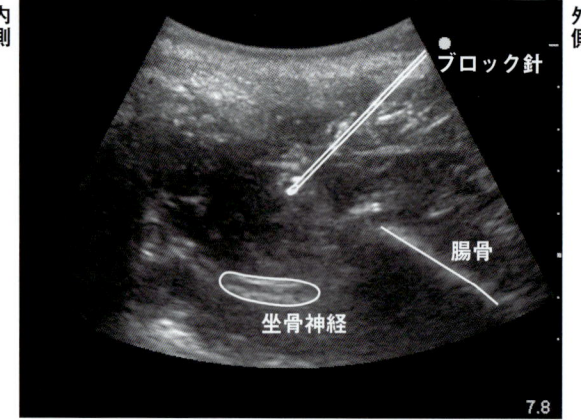

図6 ブロック針穿刺時の超音波画像

外側より平行法でブロック針を刺入している．

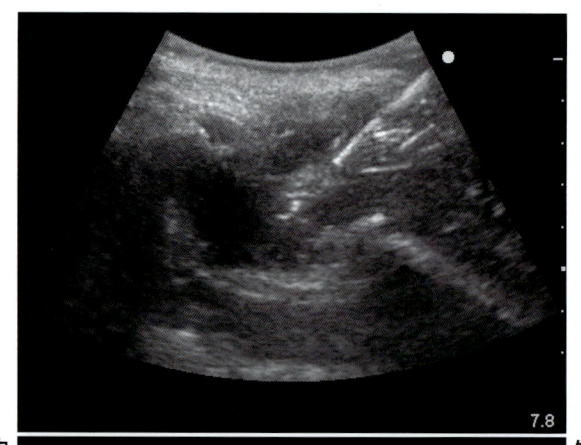

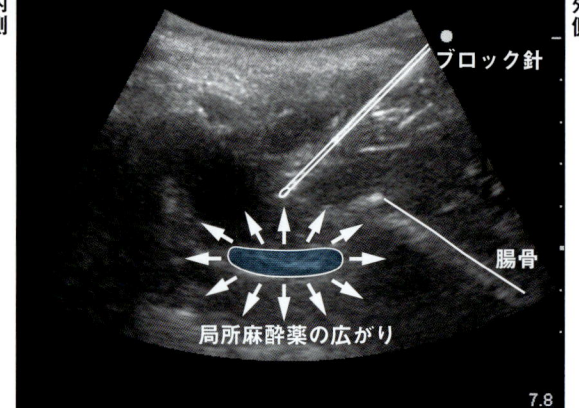

図7 局所麻酔薬注入後の超音波画像

局所麻酔薬の広がりが確認できる．

局所麻酔薬投与量

薬液の濃度は患者の年齢，体格，手術侵襲の大きさを考慮して決定する．0.1-0.3％ロピバカインを，20-30 ml使用する．術後早期に運動機能を確認したい症例では，われわれの施設では0.1％ロピバカインを使用している．全身麻酔併用ではこの濃度の薬液でも十分な術中術後鎮痛が得られ，ブロックの効果は施行後12-18時間程度持続する．ただし0.1％の薬液を使用しても，術後すぐには運動を確認できないケースもあり，個人差が大きい．

実際の手技とプロトコール

体位はブロック側を上の側臥位とし，図2で示したラインを描く．プローブを上後腸骨棘のやや尾側に，このラインと垂直になるように置きプレスキャンを行う．穿刺前超音波画像で図示した通り，「腸骨—坐骨神経—下殿動脈」の順にプローブを尾側にスライドさせながら確認する．下殿動脈を確認したらさらに1 cmほど尾側にスライドし，坐骨神経を確認し，血管の拍動がみられないことをドプラーで確認したのち皮膚にマーキングを施行し，ここを刺入点とする．プローブに滅菌カバーをつけブロック針を刺入する（図6）．

また本穿刺の際もプレスキャン時と同様に下殿動脈の再確認が必要である．

吸引試験ののち，薬液を10 mlずつ分割投与する（図7）．

傍仙骨アプローチでは，坐骨神経は深部に存在しているため描出が困難なことがある．特に臀部の筋肉がよく発達した若年のスポーツマンや，肥満患者でこの傾向が強い．このため，超音波画像は解剖学的ランドマークとして使用し，神経刺激法を併用することを推奨する[2]．

> **Pit fall**
>
> ○合併症：刺入部位から 6.0-7.0 cm の深さ，坐骨神経より 0.8-2.8 cm の位置に小腸，卵巣，血管などの骨盤内組織が存在するため，これらの誤穿刺に対して注意が必要である[3]。

　神経刺激装置を 1.5 mA，2 Hz，0.1 ms に設定して針を刺入する．足関節の底屈（脛骨神経）または背屈（総腓骨神経）を確認後，電流を徐々に下げ 0.6 mA で収縮が得られることを確認する．その後さらに 0.2 mA まで下げて筋収縮が消失することを確認する．吸引テストののち，注入時抵抗がないことを確認しながら薬液を 10 ml ずつ分割投与する．（0.2 mA で筋収縮を認める場合，神経内注入の可能性が示唆されるので，筋収縮が消えるところまで針を引き抜く）．

　また坐骨神経が深部に存在するために，ブロック針の刺入角度がプローブに対して鋭角になり描出が困難になりやすい．このような症例ではプローブをブロック針の刺入部と対側に傾けることで角度がやや鈍となりブロック針の描出が容易になる．

（図1，3-7は，原戸美佐子，伊藤　洋．坐骨神経ブロック（傍仙骨アプローチ）．小松　徹，佐藤　裕，瀬尾憲正，廣田和美編．超音波ガイド下脊柱管・傍脊椎ブロックと超音波画像ポケットマニュアル．東京：克誠堂出版；2010．p.164-72 より引用）

文献

1) Morris GF, Lang SA, Dust W, et al. The Parasacral nerve block. Reg Anesth 1997；22：223-8.
2) Ben-Ari AY, Joshi R, Uskova A, et al. Ultrsound localization of the sacral plexus using a parasacral approach. Anesth Analg 2009；108：1977-80.
3) O'Connor M, Coleman M, Wallis F, et al. An anatomical study of the parasacral block using maginetic resonance imaging of healthy volunteers. Anesth Analg 2009；108：1708-12.

（原戸　美佐子，伊藤　洋）

5 小児の脊柱管領域

① 腰部硬膜外ブロック

はじめに

　硬膜外麻酔は成人患者では意識下に行われるのが一般的であるが，小児患者ではほとんどの場合，全身麻酔下に行われるので，より注意深い穿刺手技の実践が求められる。現在広く行われている手技は，棘突起を体表ランドマークとして刺入部位を決定し，抵抗消失法で硬膜外腔を同定する方法である。手技自体の難易度はさほど高くはないが，多くの麻酔科医にとって小児の硬膜外麻酔を行う機会は限られている。超音波画像の活用は患者の局所解剖に関する情報を事前に与えてくれる。

　脊髄は椎体および椎弓によって囲まれた脊柱管の内部を走行しており，超音波による脊柱管内部の描出は脊椎の存在によって大きく制限される。しかしながら小児は成人と比べて体表から脊柱管までの距離が短く，脊椎の骨化が完成していないので，脊柱管内部の画像描出は成人と比べて容易である。特に新生児や3ヶ月未満の乳児では，超音波による脊柱管内部組織の視認性がよい[1]。

　硬膜外麻酔における超音波画像の活用法としては，まず，個々の患児における局所解剖の把握が挙げられる[1,2]。画像所見を用いてブロック針の刺入経路や皮膚から硬膜外腔までの距離を事前に見積もることができるので，穿刺手技を行う際の有用な情報となる。ブロックの成否は無痛域や鎮痛効果により判定するのが一般的であるが，超音波を用いることにより薬液が硬膜外腔に広がる様子や硬膜外カテーテルの挿入をリアルタイムに観察することもできる[3~5]。

　本項に示す超音波ガイド法は，抵抗消失法の穿刺手技に超音波画像所見を利用して，ブロック手技の補助および確認法として用いるものである。超音波ガイド下でも硬膜外腔の確認には抵抗消失法が必要であり，超音波ガイド法単独による硬膜外ブロックの手技はいまだ報告されていない。また，リアルタイムに薬液の広がりを観察することができても，それが臨床的にどのような意味をもたらすかは現時点で不明である。

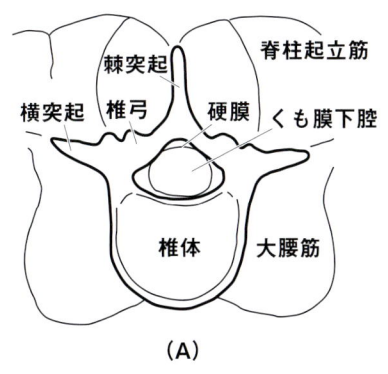

図1　穿刺前超音波画像・解剖
　　（A）横断画像，（B）矢状断面像

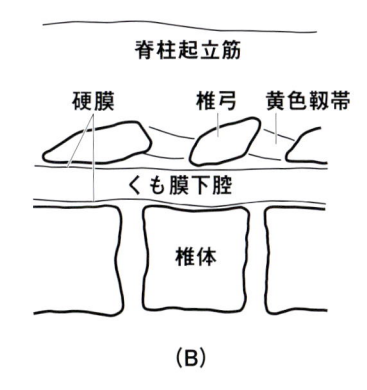

解剖

脊柱管は椎体後面と椎弓および黄色靱帯によって囲まれた空間であり，その内部には脊髄が収められ保護されている（図1）。硬膜外麻酔では，ブロック針を脊椎を避けるように黄色靱帯を貫いて脊柱管内に刺入し，硬膜外腔に局所麻酔薬を投与する。黄色靱帯は椎弓間に分節状に張った靱帯である。腰椎の棘突起は垂直に近く棘間が広いので，腰椎レベルでの穿刺では正中法が適している。

硬膜外麻酔における超音波ガイド法の有用性は，個々の患者の局所解剖を評価できる点にある。穿刺前に超音波走査を行うことによって事前に脊椎および周囲組織の形態を把握することができ，さらに，脊椎の間隙を通して脊柱管内部を描出することができる。その結果，皮膚から硬膜外腔までの距離を計測することができる。超音波は，棘突起間および椎弓間の間隙を通して脊柱管内部に到達する。限られた間隙ではあるが，骨形成の完成していない小児は，成人と比べて脊柱管内部の画像描出が容易である。超音波プローブの当て方の違いによる脊柱管内部の画像描出性を検討したMarhoferら[1]の報告では，32名の小児患者において，腰椎および胸椎レベルの横断面，正中矢状断面，傍正中矢状断面の画像を比較したところ，腰椎および胸椎レベルともに傍正中矢状断面で最も良好な視野が得られたとしている（図2）。

適応

胸部および腹部手術における術後鎮痛

備考：小児でも年齢によって脊柱管内部の画像描出性が異なるので，超音波画像をブロック手技にどの程度利用できるかは患者によって異なる。比較的明瞭な画像が得られる新生児や乳幼児では，硬膜外腔への薬液の広がりをリアルタイムに観察できるが，年長児ではより困難となる。年長児においては，穿刺前および穿刺後の超音波画像評価を行うのにとどまることが多い。

体位

小児では全身麻酔下に行うのが一般的である。体

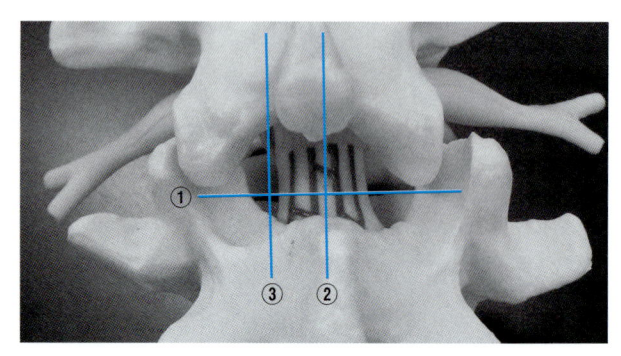

図2 脊椎モデルを用いての超音波プローブの当て方
①横断面，②正中矢状断面，③傍正中矢状断面

位は側臥位で胸膝位とする。胸膝位では棘突起間や椎弓間の間隙を広くするとともに，皮膚から脊柱管までの距離を短縮させるので，描出される脊柱管内部の描出性が向上する。

超音波プローブの位置と向き

硬膜外穿刺のための超音波画像評価では，脊椎および脊柱管の構造全体を把握するために，横断面像および矢状断面像を描出する。体表ランドマークとしては棘突起を用いる。横断面像を描出するには，上下脊椎の棘突起の間で，体軸と直交するようにプローブを当てる（図3A）。プローブの位置および傾きを調整して，脊柱管の内部を描出する。矢状断面像を描出するには，プローブを体軸と平行にして，棘突起上もしくは少し外側にずらして当てる（図3B）。棘突起上から外側にずらしたほうが，骨組織による影響が少なく，超音波が脊柱管内部まで到達しやすい。脊柱管の内部を描出するために，プローブを内側に向けて少し傾ける。

超音波プローブ周波数

7-12 MHz リニアプローブ。

小児の場合は皮膚から硬膜外腔までの距離が短いので，高周波のリニアプローブが適している。年長児の場合には，成人と同様にコンベクスプローブを用いることもある。

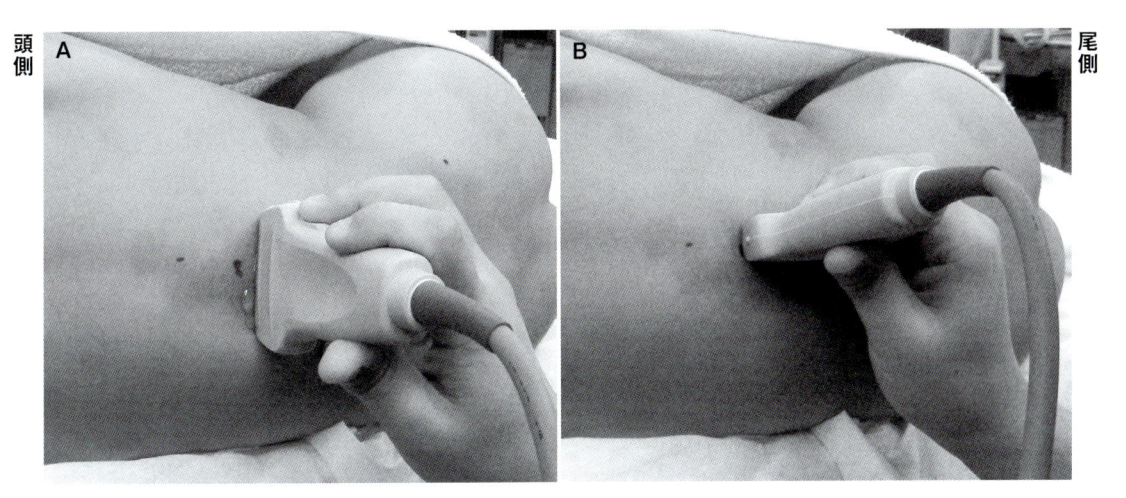

図3　超音波プローブの当て方
　　　（A）横断面像の描出，（B）矢状断面像の描出

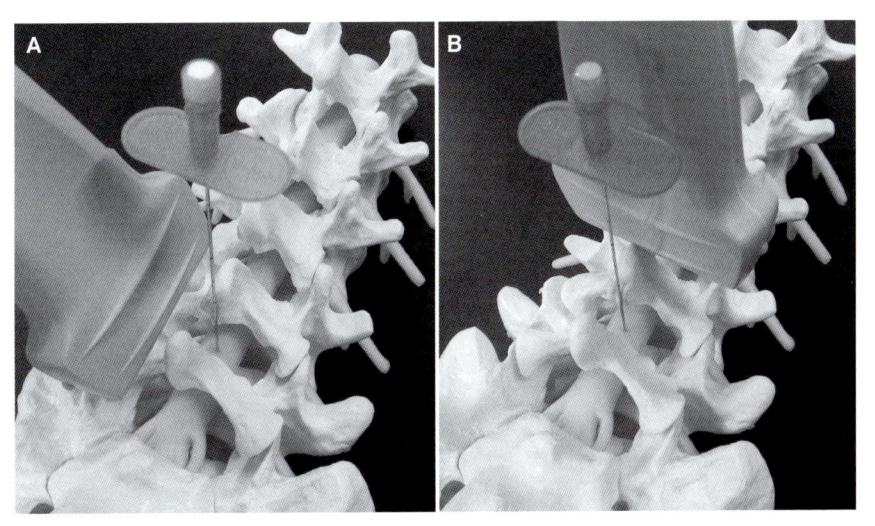

図4　正中法で穿刺する場合のプローブの当て方
　　　（A）矢状断面像の描出，（B）横断面像の描出

ブロック針穿刺法

　腰部硬膜外ブロックの正中法では，棘突起の間にTuohy針を穿刺する。穿刺予定部位にプローブを当てて脊柱管の横断面像を描出し，皮膚から硬膜外腔までの距離を計測する。下位胸椎〜腰椎のレベルでは脊柱管内部を描出するにはプローブは体表面に対してほぼ垂直となることが多い。このときの超音波の方向を刺入方向の参考にする。

　正中法で刺入するブロック針に対して，プローブは交差法の位置に当てる。すなわち，穿刺部位の外側で体軸と平行にプローブを当て，内側に少し傾ける（図4A）。交差法ではブロック針の描出が困難であるが，抵抗消失法で用いる生理食塩液や局所麻酔薬が硬膜外腔に広がる様子を観察することができる。もう一つのプローブの当て方として，穿刺椎間から1椎間ずらした横断面像を描出する方法もある（図4B）。この場合もブロック針の描出はできないが，硬膜外腔を観察することができる。

穿刺前超音波画像評価

　腰部硬膜外ブロックでは穿刺前の超音波画像評価が重要である。横断面および矢状断面像を観察し，脊椎周囲組織の構造を把握する。画像所見をもとに

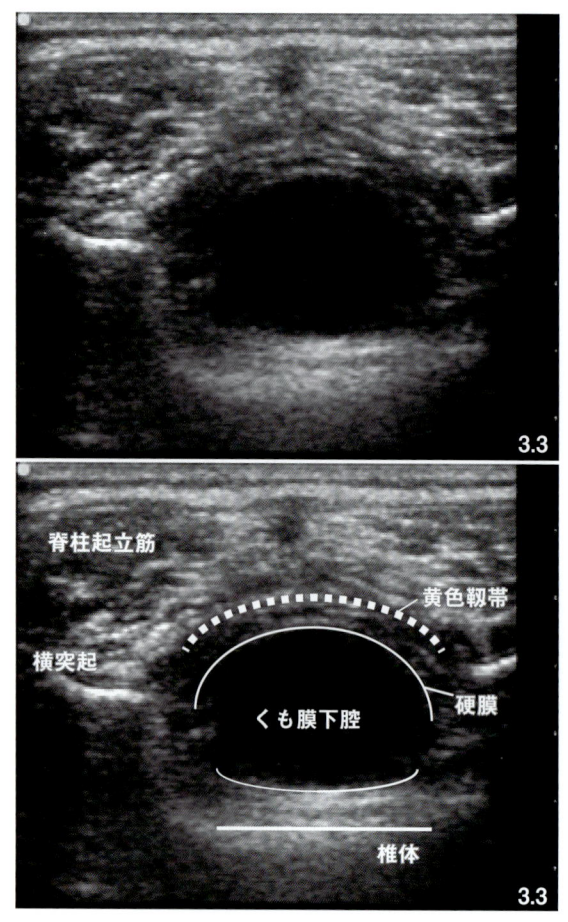

図5 穿刺前超音波画像・解剖（横断面）

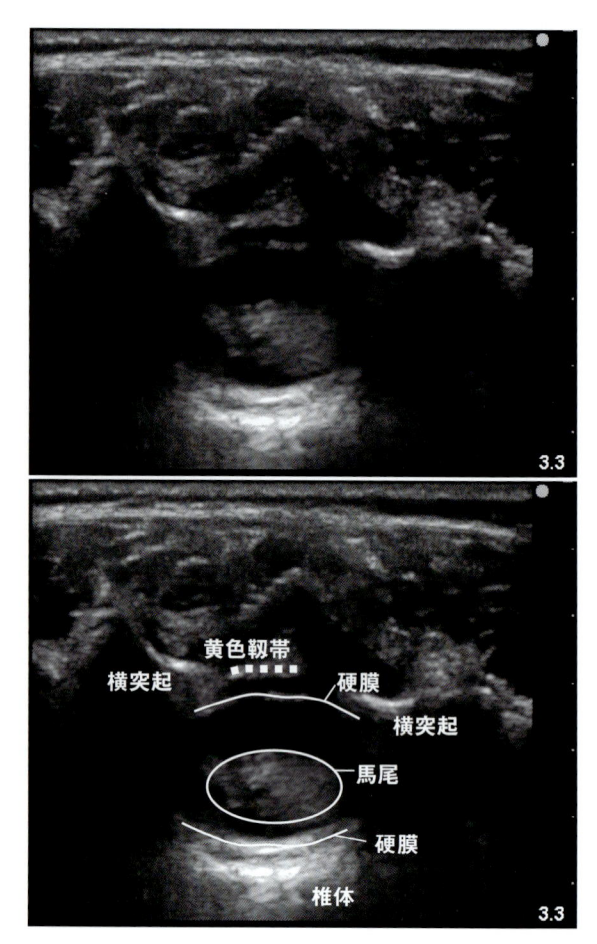

図6 穿刺前超音波画像・解剖（横断面）
くも膜下腔内部に馬尾が高エコー性に見える．

穿刺部位および刺入方向を決定し，さらに，皮膚から硬膜外腔までの距離を計測して穿刺時の参考にする．患者体位を胸膝位とすることにより脊椎の間隙が広くなり，皮膚から硬膜外腔までの距離が短縮する．

① 横断面像では，棘突起または棘間靱帯を中心として，左右対称の像が得られる（図5）．棘突起の左右外側には脊柱起立筋が低エコー性にみえる．棘突起の深部で左右外側に伸びる高エコー性構造物は，椎弓および横突起である．プローブを棘突起上に当ててしまうとアコースティックシャドウ（音響陰影）により脊柱管内部が描出されないので，棘突起間にプローブを当てて脊柱管の内部を描出する．棘間靱帯の深部には，何本かの高エコー像が描出される．比較的浅い部位での高エコー像が，黄色靱帯と背側の硬膜である．硬膜は黄色靱帯よりも明瞭に高エコー性に見えることが多い．

脳脊髄液で満たされるくも膜下腔は無エコー性に見え，その内部に脊髄または馬尾が高エコー性に見られることもある（図6）．さらにその深部に高エコー性に見られる構造物が，腹側硬膜および椎体後面である．これらが高エコー性に描出されない場合は，超音波が脊柱管内部まで到達していないと考えられるので，プローブの位置や向きおよび患者体位を調整する．

② 矢状断面像で，腰椎仙骨移行部から頭側に観察していくことにより，腰椎レベルを同定することができる．矢状断面像では棘突起や椎弓といった骨組織の影響が不可避であり，椎弓の深部は音響陰影となり描出されない．上下の椎弓をつなぐ高エコー像が黄色靱帯であり，椎弓間の深部には脊柱管の内部が描出される（図7）．脊柱管内部には高エコー性に硬膜が，無エコー性にくも膜下腔が

168　II 各論

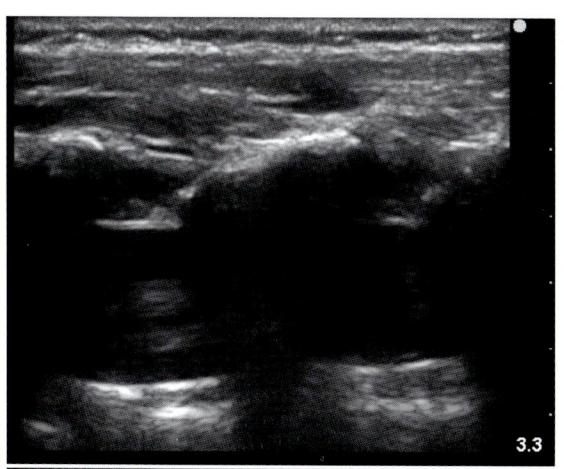

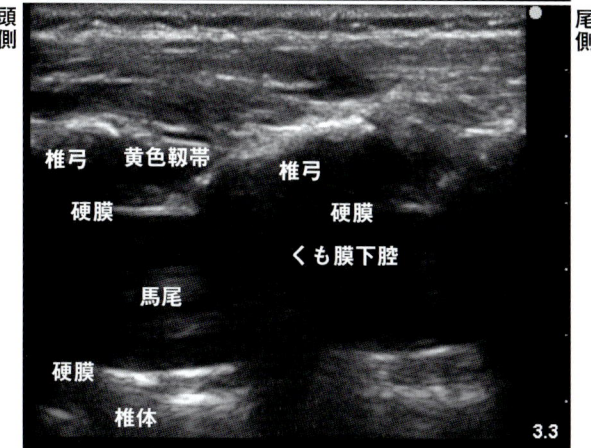

図7 穿刺前超音波画像・解剖（矢状断面像）
椎弓の深部は音響陰影となる．

確認できる．硬膜外腔は黄色靱帯と背側硬膜の間に低エコー性に見える．プローブを棘突起上よりも棘突起から少し外側にずらして当てたほうが，脊柱管内部の描出が容易となる．

ブロック針サイズ

19-18 G，50-70 mm の Tuohy 針．

局所麻酔薬投与量

穿刺部位や手術内容によって異なるので，ロピバカイン投与量の一例を示す[6]．

単回投与：乳児では 0.2% ロピバカインで 3 mg/kg（1.5 ml/kg）まで．小児では 0.2-0.5% ロピバカインで 4 mg/kg まで（総量 20 ml まで）．

Pit fall

○穿刺前評価で皮膚から硬膜外腔までの距離を計測しても，実際のブロック針の刺入長との間には多少の違いが出ることも多い．その原因としては，プローブによる皮膚の圧迫のために計測距離が短く見積もられることや，針の刺入経路が最短経路ではないことなどが考えられる．著者の経験でも，超音波による計測値よりもブロック針の刺入長の方が大きいことが多い．

持続投与：0.2% ロピバカインで 0.3-0.5 mg/kg/hr．

持続ブロック

小児の持続硬膜外麻酔は術後鎮痛に用いられることが多い．ブロック針は 19 または 18 G の Tuohy 針を用い，小児用の硬膜外カテーテルを留置する．超音波で硬膜外腔に挿入したカテーテルを観察できることもあるが，周囲組織とのエコーレベルが近く判別が困難なことも多い[4]．カテーテルから薬液を注入し，硬膜外腔に低エコー領域が広がれば，硬膜外腔に留置されていると判断できる．

実際の手技とプロトコール

全身麻酔下で側臥位とし，腰椎の穿刺前超音波走査を行う．棘突起の位置や超音波画像所見をもとに穿刺椎間のレベルを決定する．穿刺前評価の所見をもとに，針の穿入部位を決め，刺入方向をイメージする．プローブを体表面に対して垂直に当て，脊柱管内部の横断面像が描出されれば，ブロック針も同様に体表面に対して垂直に刺入すればよい．超音波で計測した皮膚から硬膜外腔までの距離をもとに，抵抗消失法による確認を行いながら針を進めていく．プローブの操作は助手が行い，施術者はブロック針の操作と抵抗消失法の手技を行う．超音波画像を観察していると，プランジャーの抵抗消失と同時

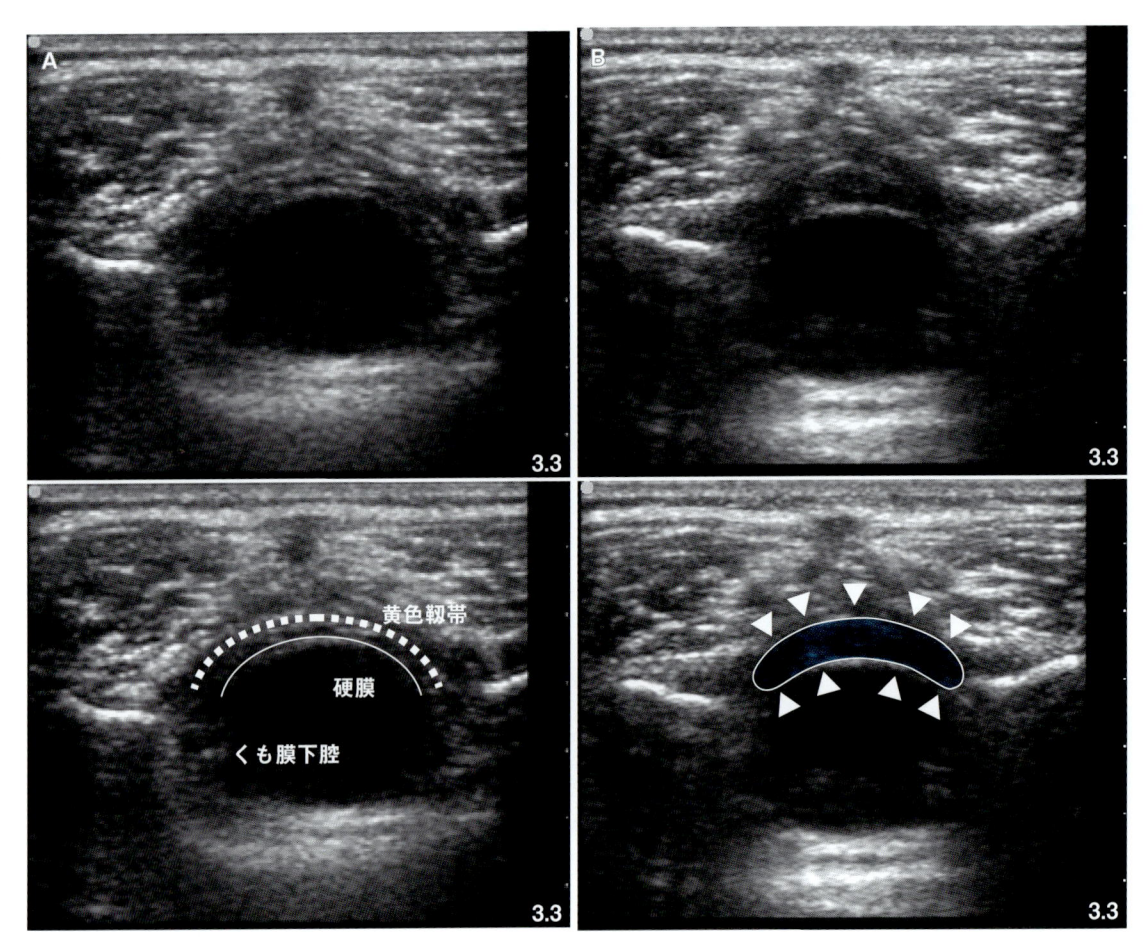

図8 局所麻酔薬注入前後の超音波画像
(A) 注入前，(B) 注入後

注入後，硬膜外腔（▷）に低エコー性に広がる．
薬液は硬膜外腔内を頭尾側に広がってしまうため，静止画像よりもリアルタイムの観察のほうが分かりやすい．

に生理食塩液が硬膜外腔に広がる様子を観察できる（図8）．また，硬膜外腔に挿入したカテーテルの一部を，超音波画像で観察できることもある．

合併症

神経障害，硬膜外血腫，局所麻酔薬アレルギー，局所麻酔薬中毒，硬膜外膿瘍

(図1, 3は，堀田訓久．腰部硬膜外ブロック．小松　徹，佐藤　裕，瀬尾憲正，廣田和美編．超音波ガイド下脊柱管・傍脊椎ブロックと超音波画像ポケットマニュアル．東京：克誠堂出版；2010. p.173-9 より引用)

文献

1) Marhofer P, Bösenberg A, Sitzwohl C, et al. Pilot study of neuraxial imaging by ultrasound in infants and children. Paediatr Anaesth 2005；15：671-6.

2) Kil HK, Cho JE, Kim WO, et al. Prepuncture ultrasound-measured distance：an accurate reflection of epidural depth in infants and small children. Reg Anesth Pain Med 2007；32：102-6.

3) Willschke H, Marhofer P, Bösenberg A, et al. Epidural catheter placement in children：comparing a novel approach using ultrasound guidance and a standard loss-of-resistance technique. Br J Anaesth 2006；97：200-7.

4) Rapp HJ, Folger A, Grau T. Ultrasound-guided epidural catheter insertion in children. Anesth Analg 2005 ; 101 : 333-9.
5) Willschke H, Bosenberg A, Marhofer P, et al. Epidural catheter placement in neonates : sonoanatomy and feasibility of ultrasonographic guidance in term and preterm neonates. Reg Anesth Pain Med 2007 ; 32 : 34-40.
6) Dalens BJ. 第45章小児の区域麻酔. ロナルド D. ミラー編. 武田純三監訳ミラー麻酔科学. 東京：メディカル・サイエンス・インターナショナル：2007. p.1367.

（堀田　訓久）

❷ 仙骨硬膜外ブロック

はじめに

　小児の仙骨硬膜外麻酔は，下腹部，会陰部，下肢の手術がよい適応であり，小児患者では腰部硬膜外麻酔よりも多用される区域麻酔法である。仙骨硬膜外麻酔の手技は体表ランドマーク法でも比較的容易であるが，超音波ガイド下に行うことにより，手技の妥当性を画像所見として確認することができる。すなわち，仙骨硬膜外腔やブロック針を描出し，局所麻酔薬が投与される様子をリアルタイムに観察することができる[1]。ブロック経験の少ない研修医を指導する場合などには，局所解剖の理解を深めることもでき，超音波を用いる有用性が高いと考えられる。また，体表ランドマーク法で失敗して仙骨裂孔が触知困難になった症例において，超音波ガイド法を用いてブロックに成功したという報告もある[2]。

解 剖（図1）

　仙骨は5つの仙椎が癒合して一つの骨を形成しており，脊椎の中でも特殊な形態をしている。仙骨背面の正中仙骨稜は棘突起が癒合したものであり，形成不全や個人差が見られることがある。正中仙骨稜の下端は仙骨裂孔であり，仙骨管が尾側で開放する部位にあたる。仙骨裂孔は左右の仙骨角に挟まれ，仙尾靱帯によって覆われている。仙骨角は中間仙骨稜の下端にあたる。仙骨硬膜外ブロックでは，仙骨裂孔から刺入したブロック針で仙尾靱帯を貫き，その腹側の硬膜外腔に局所麻酔薬を投与する。骨癒合の完成していない乳幼児の場合は，成人と比較して超音波で仙骨管内の描出が容易であり，仙骨硬膜外腔やくも膜下腔を観察することができる。馬尾や髄液を内部に含む硬膜嚢の下端の位置は，新生児ではS4レベルであるが，成長とともにS2レベルとなる。左右の後上腸骨棘を結ぶラインはS2の棘突起の位置に相当し，硬膜嚢下端の体表ランドマークとされる。新生児や乳児においては硬膜嚢下端の位置を超音波で確認できることが多い。特に新生児は身体が小さく，硬膜嚢下端から仙骨裂孔までの距離が短いので，超音波で位置を確認する意義が大きい。

適 応

　全身麻酔で行う下腹部，会陰部，下肢手術における補助鎮痛および術後鎮痛がよい適応である。

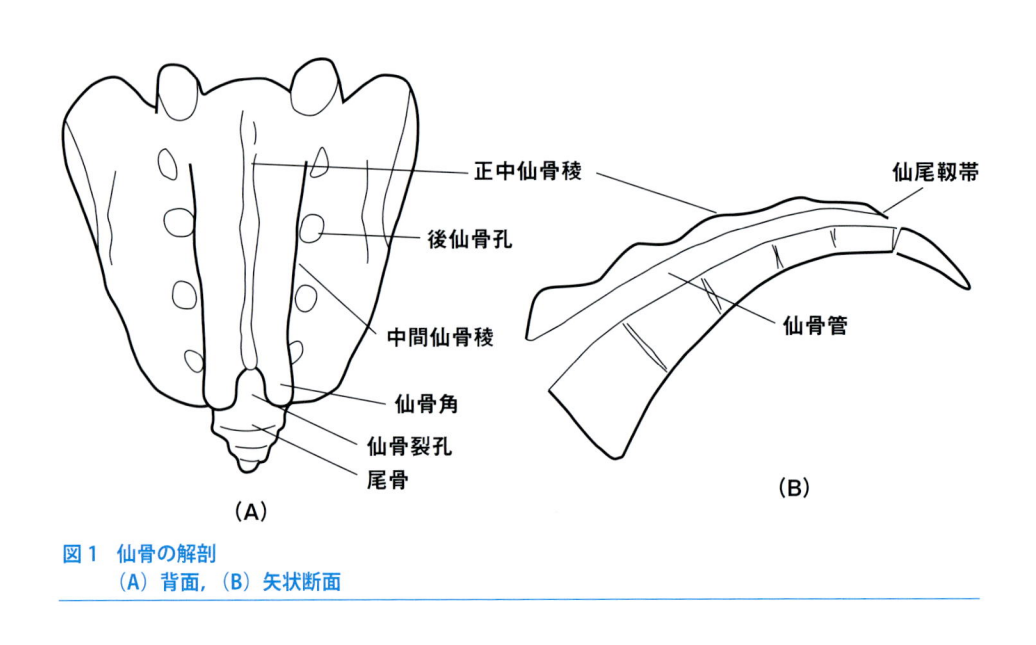

図1　仙骨の解剖
　　（A）背面，（B）矢状断面

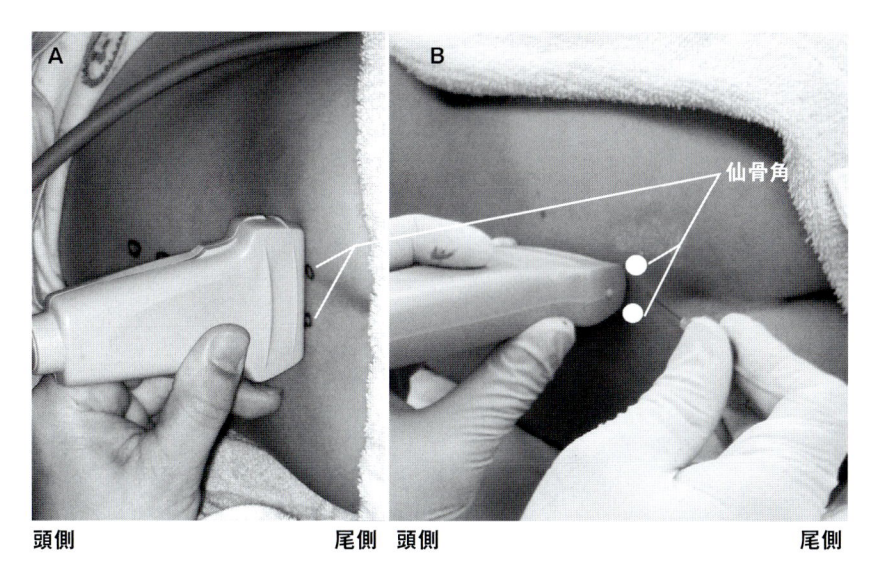

図2　超音波プローブの当て方・体表ランドマーク・ブロック針の穿刺方向
　　　（A）交差法の当て方，（B）平行法の当て方

体表のマーキングは左右の仙骨角を示す．

体　位
　側臥位で胸膝位とするか，腹臥位として下腹部に枕を入れる．

超音波プローブの位置と向き
　ブロック針は仙骨裂孔から頭側に向けて刺入する．超音波プローブの当て方の違いにより，交差法と平行法がある．プローブを当てる際の体表ランドマークは，左右の仙骨角とこれらに挟まれる仙骨裂孔である．
交差法
　左右の仙骨角を結ぶライン上にプローブを当てる（図2 A）．仙骨裂孔の横断面像が描出される．
平行法
　尾骨の頭側で，仙骨裂孔および正中仙骨稜上にプローブを当てる（図2 B）．仙骨管の矢状断面像が描出される．

超音波プローブ周波数
　7-12 MHz リニアプローブ．

ブロック針穿刺法
　左右の仙骨角に挟まれる仙骨裂孔を刺入点として，頭側に向けてブロック針を進める（図3）．仙骨裂孔の横断面像を描出しているときには交差法となり，矢状断面像を描出しているときには平行法となる．これらの穿刺法の利点と注意点については後述する．

穿刺前超音波画像評価
　仙骨管の横断面像および矢状断面像を観察し，仙骨管の全体像を把握する．
横断面像の描出
　仙骨裂孔は左右の仙骨角に挟まれる．尾骨の頭側で仙骨角の骨隆起を探す．左右の仙骨角を結ぶライン上にプローブを当て，仙骨裂孔の横断面像を描出する．左右の仙骨角による高エコー像とそれらに挟まれる仙尾靱帯の帯状の高エコー像を確認する．仙尾靱帯の深部に存在する明瞭な高エコー像が仙骨であり，仙尾靱帯と仙骨の間の低エコー領域が硬膜外腔となる（図4 A）．プローブを頭尾側に動かして調整を行い，硬膜外腔の前後の幅が十分に描出されるようにする．プローブを尾側へ移動させると硬膜外腔の幅が狭くなっていき，仙尾靱帯が尾骨に付着

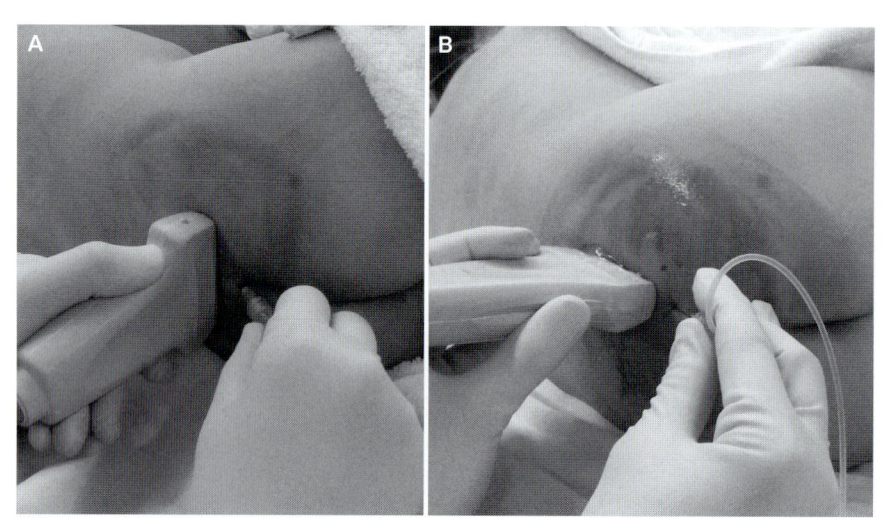

図3　ブロック針の穿刺方向
　　　（A）交差法，（B）平行法

いずれの場合も，針を仙骨裂孔から頭側に向けて刺入する．

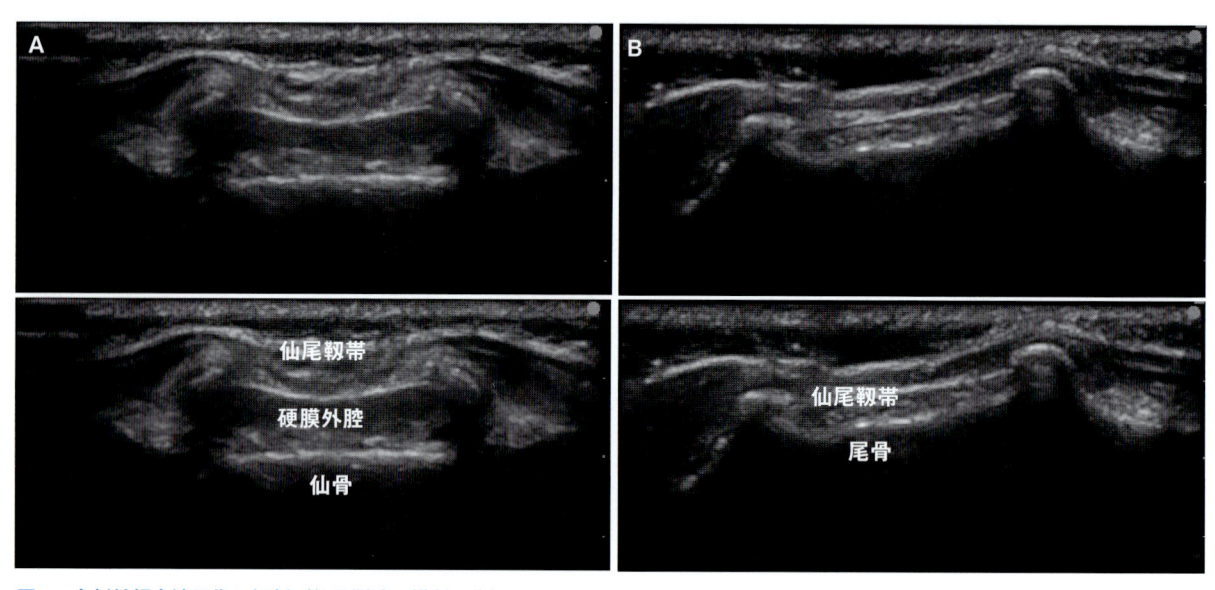

図4　穿刺前超音波画像・解剖（仙骨裂孔の横断面像）

（B）は仙尾靱帯の尾骨付着部レベル．

するところで硬膜外腔が描出されなくなる（図4B）．

矢状断面像の描出

正中仙骨稜上にプローブを当て，仙骨管の矢状断面像を描出する（図5A）．横断面像だけでなく矢状断面像も観察することで，仙骨管の全体像を把握するのに役立つ．皮下組織の深部には，正中仙骨稜の高エコー像と尾側に続く仙尾靱帯が観察される．仙尾靱帯は帯状の高エコー性構造物で尾側端が尾骨に付着する．これらの組織と高エコー性の仙骨に挟まれる楔形の低エコー領域が硬膜外腔である．仙骨管の頭側には硬膜嚢が存在する．硬膜嚢はS2レベル付近が下端となる無エコー像である（図5B）．仙骨裂孔から硬膜嚢下端までの距離が短い新生児や

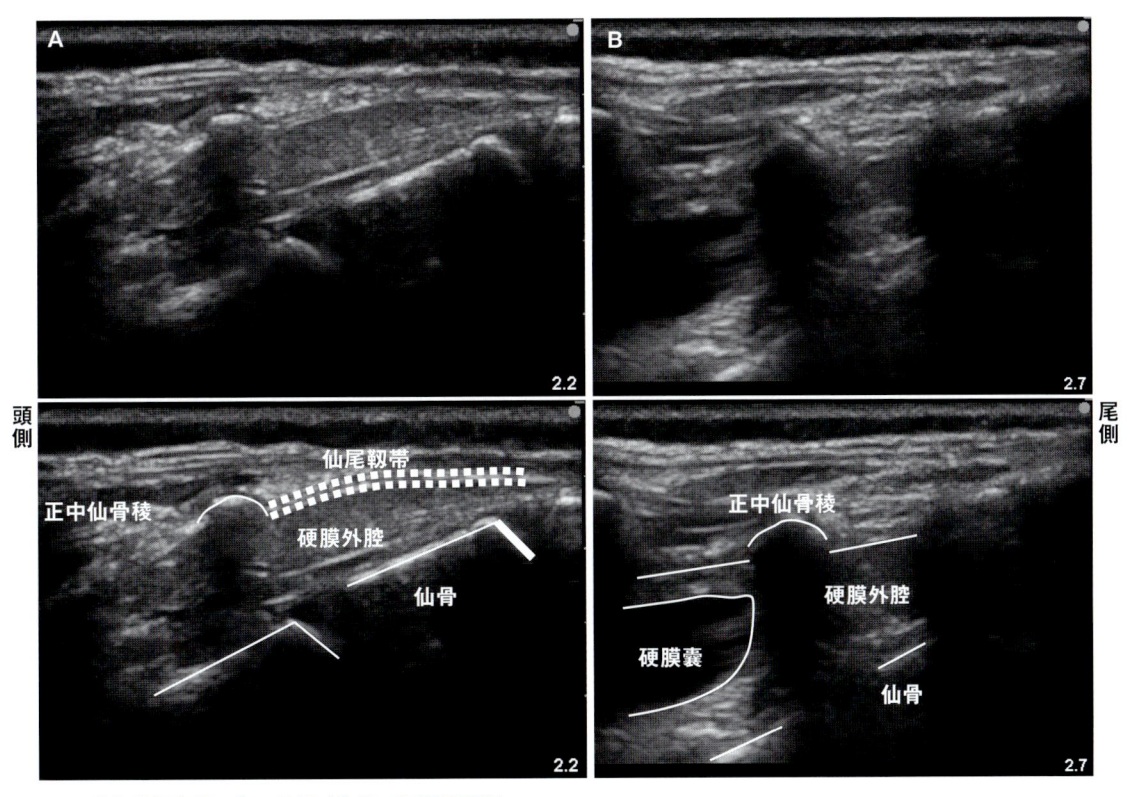

図5 穿刺前超音波画像・解剖（仙骨の矢状断面像）

乳児では，硬膜穿刺を防止するために硬膜嚢の下端の位置を確認し，必要に応じて体表にマーキングを行うとよい。

ブロック針サイズ

23 G 注射針，30 mm 程度。
鈍針を使用しなくても，仙尾靱帯を貫通する感触は得られる。

局所麻酔薬投与量

0.5-1.0 ml/kg（20 ml まで）。

単回投与ブロック

鼠径ヘルニアや停留精巣といった小手術では，補助鎮痛および術後鎮痛法として単回投与ブロックが行われる。

持続ブロック

開腹手術のような術後痛の強い手術では，術後の持続鎮痛法としてカテーテルを用いた持続ブロックを行うことができる。仙骨裂孔から挿入したカテーテルを目的の脊椎レベルまで進めて用いる。

実際の手技とプロトコール

全身麻酔下で患者を側臥位または腹臥位とし，穿刺前の超音波画像評価を行う。このときに，左右の仙骨角や硬膜嚢下端の位置を体表にマーキングしてもよい。消毒を行い，清潔操作で超音波プローブの操作や穿刺手技を行う。

交差法

超音波プローブの位置は，左右の仙骨角を結ぶライン上とする。仙骨裂孔の横断面像を描出し，仙骨角，仙尾靱帯，硬膜外腔，仙骨を観察する。硬膜外腔の前後の幅（仙尾靱帯から仙骨までの距離）が十分得られるようにプローブの位置を調整する。プ

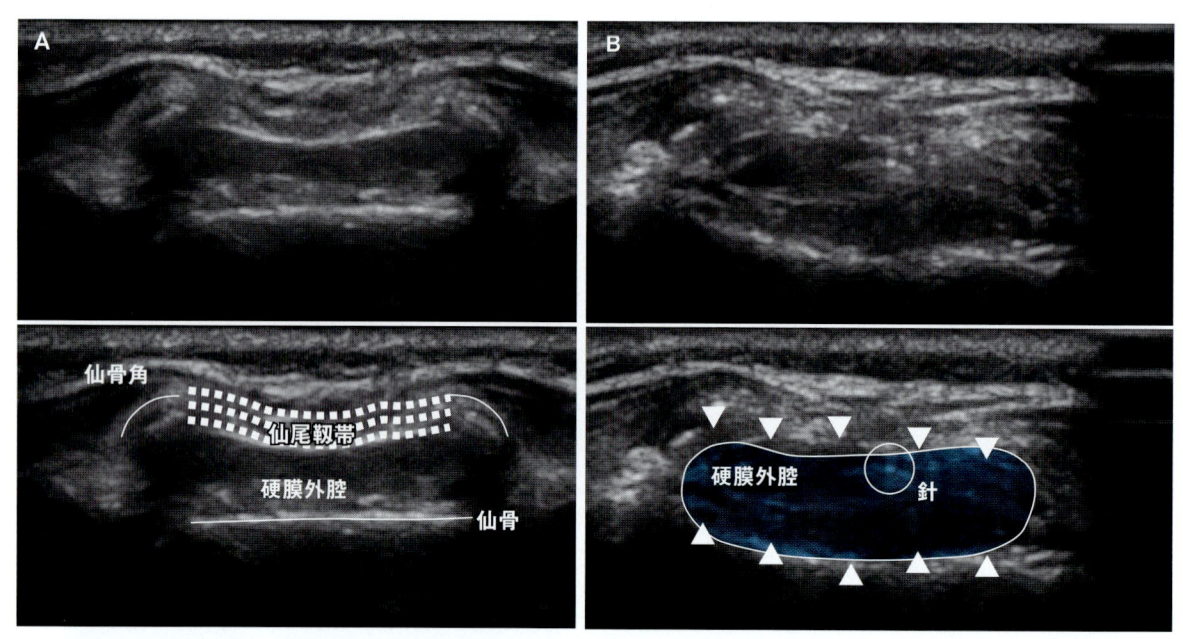

図6 局所麻酔薬注入前後の超音波画像（仙骨裂孔の横断面像）
（A）局所麻酔薬注入前，（B）局所麻酔薬注入後

（B）では仙骨硬膜外腔に低エコー性の局所麻酔薬が広がる．

ローブ尾側にあたる仙骨裂孔を刺入部位として，ブロック針を頭側に向けて刺入する．超音波画像ではブロック針の刺入に伴う周囲組織の動きやブロック針の高エコー像が見られるが，針先の深さを正確に評価するのは困難である．ブロック針の刺入抵抗が低くなり，仙尾靱帯を貫通した感触が得られたら吸引試験を行い，局所麻酔薬を1-2mlずつ分割投与する．低エコー性の薬液が硬膜外腔に広がる様子が観察されればよい（図6）．もし，皮下組織内に薬液が広がった場合には，さらに針を進めて硬膜外腔に薬液を投与する．

平行法

超音波プローブの位置は尾骨の頭側で正中仙骨稜のライン上とする．仙骨管の矢状断面像を描出し，正中仙骨稜と尾側に続く仙尾靱帯を確認する．プローブの尾側にあたる仙骨裂孔を刺入部位として，頭側に向けてブロック針を刺入する．針の先端を描出しながら，先端が仙尾靱帯を貫通して硬膜外腔に達するまで進める（図7A）．シリンジを吸引し，問題なければ局所麻酔薬を1-2mlずつ分割投与する．薬液が硬膜外腔に低エコー性に広がればよい（図7B）．

筋膜間や神経鞘内に薬液を注入する他の末梢神経ブロックと異なり，仙骨硬膜外ブロックでは薬液は粗な結合組織内を広がり，局所には長くとどまらない．そのため，薬液投与時に低エコー性の広がりを観察することができても，投与後に薬液の浸潤範囲を明確に評価するのは困難なことが多い．

◆ 硬膜外カテーテルの挿入

小児用の硬膜外カテーテルセットを用いて，仙骨裂孔から硬膜外カテーテルを挿入し，術後鎮痛のための持続ブロックを行うことができる（図8）．平行法でTuohy針を刺入し，仙尾靱帯を貫通して硬膜外腔に到達したところで，生理食塩液を投与して硬膜外腔へ広がることを確認する．Tuohy針を通して硬膜外カテーテルを挿入する．カテーテル挿入時に，超音波画像でカテーテルを確認できることもある．

手技のコツ

〈交差法・平行法の利点と注意点〉

仙骨硬膜外ブロックは交差法と平行法のいずれの方法でも実施可能であり，それぞれの手技の特徴を

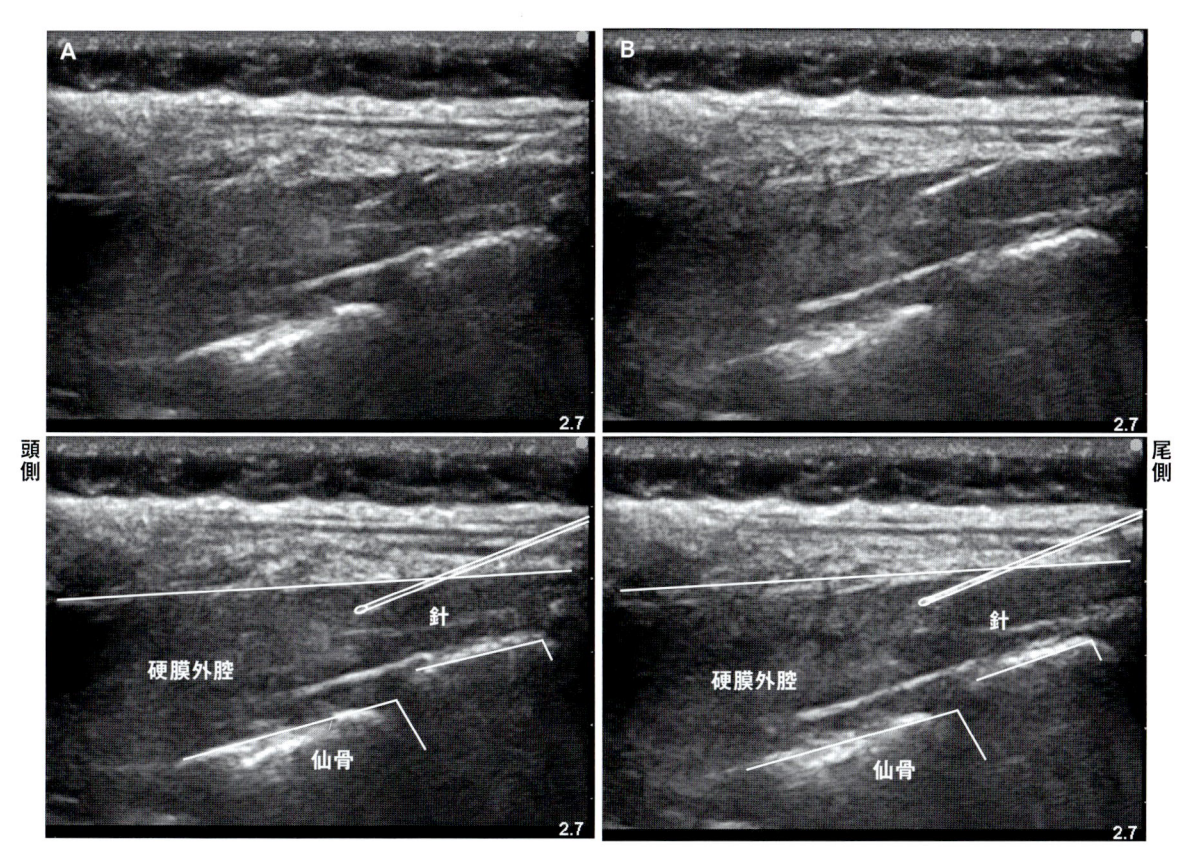

図7 局所麻酔薬注入前後の超音波画像（仙骨の矢状断面像）
（A）局所麻酔薬注入前，（B）局所麻酔薬注入後

ブロック針の先端は仙骨硬膜外腔に到達している．局所麻酔薬は速やかに頭側へ広がるため，薬液の広がりは静止画像では分かりにくい．

理解して選択すればよい．交差法の利点はブロック針を脊柱の中心線上に刺入するのが容易な点であるが，欠点としては針先の深さが分かりにくい点である．仙骨硬膜外ブロックでは，ブロック針が靱帯を貫通する感触も重要な指標となるので，交差法の場合には，ブロック針が靱帯を貫通した感触が得られたところで薬液を投与して，画像上の薬液の広がりを確認すればよい．したがって針先が描出されていなくても，適切なブロックかどうかを判断することは可能である．針先を描出するためのプローブの調整は不要であり，結果的に短時間で実施できる利点もある．

　一方，平行法では針の全長を描出できる利点があり，針先が仙尾靱帯を貫通する様子をリアルタイムに観察することもできる．しかしながら，ブロック針の全長を常に描出し続けるのは容易でなく，プ

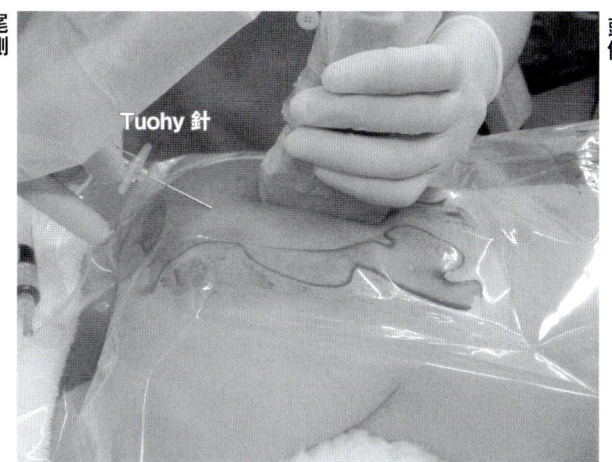

図8 Tuohy針を用いた硬膜外カテーテルの挿入
患者体位は腹臥位で行っている．

5 小児の脊柱管領域

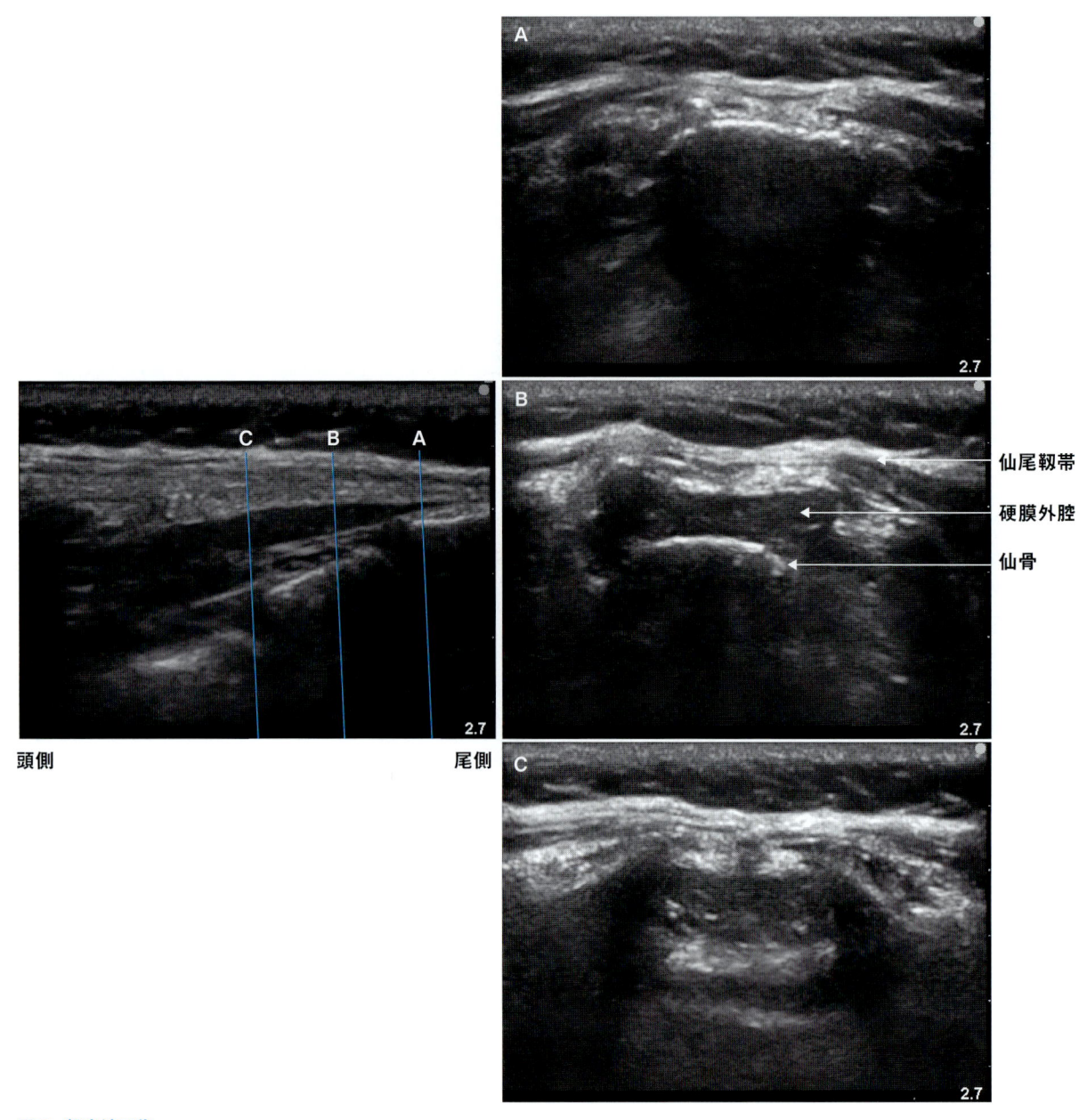

図9 超音波画像

仙骨裂孔の横断面像はプローブを当てる部位の違いにより，仙骨硬膜外腔の描出され方が異なる．
A：仙尾靱帯と尾骨の付着部レベル
B：仙骨の高エコー像が描出されて硬膜外腔の境界が明瞭
C：硬膜外腔腹側の境界が不明瞭

> **Pit fall**
>
> ○仙骨硬膜外腔の矢状断面像では，仙骨椎体は断続した高エコー性に抽出されるのに対し，椎間にあたる部分は低エコー性に抽出される（図9）。プローブを90°回転させて仙骨裂孔の横断面像を描出すると，典型像では硬膜外腔の腹側は仙骨の高エコー像が見られるが，仙骨の椎間を見ている場合には，低エコー像となるため，硬膜外腔腹側の境界が不明瞭となる。このような場合は，プローブを頭側または尾側へ少し移動させて，仙骨の高エコー像を描出するとよい。

ローブのわずかな動きによりブロック針の像を見失いやすい。したがって，交差法と同様に針が靱帯を貫通した感触が得られたところで薬液を投与してみるのも一法である。ブロック針の先端が常に描出されているのが最も望ましいが，部分的な針の描出でも投与した局所麻酔薬の広がりは画像上視認できるので，硬膜外腔に薬液が広がるのを確認できればよい。

合併症

神経障害，硬膜外血腫，局所麻酔薬アレルギー，局所麻酔薬中毒，硬膜外膿瘍。

（図1，2は，堀田訓久．仙骨硬膜外ブロック．小松　徹，佐藤　裕，瀬尾憲正，廣田和美編．超音波ガイド下脊柱管・傍脊椎ブロックと超音波画像ポケットマニュアル．東京：克誠堂出版；2010．p.180-8より引用）

文献

1) Roberts SA, Guruswamy V, Galvez I. Caudal injectate can be reliably imaged using portable ultrasound--a preliminary study. Paediatr Anaesth 2005 ; 15 : 948-52.
2) Schwartz D, Raghunathan K, Dunn S, et al. Ultrasonography and pediatric caudals. Anesth Analg 2008 ; 106 : 97-9.

（堀田　訓久）

索 引

○和文

あ
アコースティックシャドウ　3, 7, 8

い
異方性　27

お
横隔神経　63
黄色靱帯　9, 111, 112, 114, 115, 116, 166, 168, 169
横突間筋　138
横突起　4, 5, 9, 129, 130, 135, 137, 138
音響陰影　3, 5, 7, 8
音響インピーダンス　7, 23, 28

か
外頸動脈神経　43
下頭斜筋　82, 83, 84, 85, 86
下頭斜筋下縁　82
下甲状腺動脈　44, 52, 53, 54
下殿動脈　161, 162
関節突起　35, 130, 135, 137
関節柱　73, 75, 76, 77, 78, 79, 80

き
胸内筋膜　89
胸部傍脊椎ブロック　5
胸部交感神経幹　43
胸膜　3, 5
棘間靱帯　111, 114, 168
棘突起　9, 36
筋　24
筋外膜　24
筋線維　23
筋線維束　23, 24
筋周膜　24
筋内膜　24
筋膜　24

く
くも膜下腔　9

け
頸横神経　63

頸胸神経節　43
頸神経根ブロック　68
頸神経叢　63, 64, 65
頸神経点　58, 59, 60
経仙骨孔ブロック　147
頸長筋　5, 43, 52, 53, 54, 55
頸椎椎間関節　4, 73
頸椎椎間関節ブロック　73
頸部交感神経幹　43, 52, 54
腱　26
腱傍組織　26
腱鞘　26
減衰係数　7

こ
高エコー性　7, 23, 30
交感神経幹　5
硬膜　9
硬膜外腔　3, 4
硬膜外ブロック　3, 4, 97, 104, 111
後咽頭血腫　43, 49
後枝内側枝　4
後仙骨孔　20, 147, 148, 149, 153, 157
根動脈　68

さ
鎖骨上神経　63
坐骨神経ブロック　159

し
上関節突起　4, 129
上頸神経節　43
上頸心臓神経　43
上・下関節突起　9
小後頭神経　63
上甲状腺動脈　44
上殿動脈　161
上肋横突靱帯　89, 90, 91
深筋膜　24
深頸神経叢ブロック　57, 63
深頸筋膜　43, 52, 53, 54, 55, 57, 63, 66

す
水浸模型　11

せ
星状神経節ブロック　5, 25, 43, 52
正中仙骨稜　20
脊髄くも膜下ブロック　111
脊髄神経後枝内側枝ブロック　129
脊柱管麻酔　35
脊椎水浸模型　11, 30
節後線維　43
節前線維　43
浅筋膜　24
浅頸神経叢ブロック　57
浅頸筋膜　43, 57
仙骨角　173, 175
仙骨管　4
仙骨硬膜外腔　4
仙骨硬膜外ブロック　4, 35, 172
仙骨ブロック　141
仙骨裂孔　4, 20, 141, 142, 143, 144, 145, 146, 149, 172, 173, 174, 175, 176
仙腸関節　154, 155, 156, 157
仙腸関節ブロック　154
仙尾靱帯　35, 141, 142, 143, 144, 145, 146, 172, 173, 174, 175, 176, 177

た
大後頭神経ブロック　81
大坐骨孔　159, 161
大耳介神経　63
大腰筋　119, 120, 121, 123, 124, 125, 126
大腰筋筋膜　120, 126
大腰筋筋溝　4
大腰筋筋溝ブロック　11, 119

ち
中頸神経節　43
中頸筋膜　43
中間仙骨稜　20

181

つ
椎間関節　4, 36
椎間関節ブロック　4
椎弓　9
椎弓間隙　97, 99, 100, 104, 105
椎弓根　9
椎前葉　43, 57

て
低エコー性　7, 8, 23, 24

な
内頸動脈神経　43
内頸動脈内膜剝離術　63
内肋間膜　89, 90, 91, 92, 94, 95

は
灰白交通枝　43
白交通枝　43
馬尾神経　9
反回神経麻痺　49, 53, 55

ひ
尾骨　173

ほ
傍脊椎腔　5

傍脊椎神経ブロック　40
傍脊椎（肋間神経）ブロック　89
ホルネル徴候　43

む
無エコー性　30

よ
腰神経叢　5
腰神経叢ブロック　4, 25, 119
腰神経根ブロック　133
腰椎椎間関節ブロック　129
腰部硬膜外ブロック　165
腰部椎間関節　4
翼状筋膜　43

り
梨状筋　159

ろ
肋間神経血管隙　92

○欧文

A
anisotropy　27

C
camel hump sign　17, 18, 32
CTガイド下　3, 4

E
enhanced needle visualization　40

F
frog eye　21

H
horse head sign　17, 18, 32

L
lung sliding sign　16

N
neuraxial block　35

S
swoosh テスト　4

T
trident sign　17, 19, 32

W
whoosh テスト　4

X
X線透視下　3

＜御断り＞

　著者らは本書の内容の正確さに最大限の注意を払いましたが，超音波ガイド下神経ブロックの技術の習得はチャレンジと考えます。施行者の技量に依存する新しい多くの医用技術と同様に，この技法を実際の患者さんに応用するに当たっては，十分なインフォームドコンセントのもとで適応を厳格にして細心の注意をもって行うよう希望します。この本の内容に従った臨床応用の結果については，施行者が一切の責任を負うことをあらかじめ付記します。

超音波ガイド下脊柱管・傍脊椎ブロック　〈検印省略〉

2011年11月 1日　第1版第1刷発行

定価（本体 10,000 円＋税）

編集者　小松　徹，佐藤　裕，白神豪太郎
　　　　瀬尾憲正，廣田和美
発行者　今井　良
発行所　克誠堂出版株式会社
　　　　〒113-0033　東京都文京区本郷 3-23-5-202
　　　　電話 (03) 3811-0995　振替 00180-0-196804
　　　　URL http://www.kokuseido.co.jp

ISBN978-4-7719-0385-2 C3047 ¥10000E　　　印刷　日経印刷株式会社
Printed in Japan　© Toru Komatsu, Yutaka Satoh, Gotaro Shirakami, Norimasa Seo, Kazuyoshi Hirota, 2011

・本書の複製権・翻訳権・上映権・譲渡権・公衆送信権（送信可能化権を含む）は克誠堂出版株式会社が保有します。
・ JCOPY ＜（社）出版者著作権管理機構　委託出版物＞
　本書の無断複写は著作権法上での例外を除き禁じられています。複写される場合は，そのつど事前に（社）出版者著作権管理機構（電話 03-3513-6969, Fax 03-3513-6979, e-mail: info@jcopy.or.jp）の許諾を得てください。